Johannes Rigler

Das Medizinische Berlin

Johannes Rigler

Das Medizinische Berlin

ISBN/EAN: 9783742807472

Hergestellt in Europa, USA, Kanada, Australien, Japan

Cover: Foto ©Lupo / pixelio.de

Manufactured and distributed by brebook publishing software
(www.brebook.com)

Johannes Rigler

Das Medizinische Berlin

DAS

MEDICINISCHE BERLIN.

Dargestellt

von

Dr. Johannes Rigler,
pr. Arzt etc.

Berlin.
Verlag von Elwin Staude.
1873.

Vorwort.

Aufgefordert von der Verlagshandlung, eine Beschreibung des „medicinischen Berlin" zu geben, unterzog ich mich freudig einer Arbeit, deren Nützlichkeit ich keineswegs verkannte, deren Schwierigkeiten jedoch ich anfänglich weit unterschätzte.

Ich bin mir bewusst, Fleiss und Sorgfalt nicht gespart zu haben, danke es jedoch nur der freundlichen Unterstützung, die ich allerseits fand, wenn das kleine Werk brauchbar und zuverlässig, in erster Linie, sowohl dem einheimischen, wie fremden Arzte als ein sicherer Führer und Rathgeber sich bewähren sollte.

In dem raschen Strom des Lebens ist es unmöglich, einen Ruhepunkt für die Darstellung des sich unaufhörlich Entwickelnden festzuhalten, so änderte sich Manches, gewissermassen unter der Feder, und erforderte berichtigenden Nachtrag. Sollte auch sonst noch Irrthümliches hier und da sich vorfinden, so bitte ich um gütige Nachsicht, und würde dankbar jede Berichtigung entgegennehmen.

Berlin, im Juli 1873.

Dr. Johannes Rigler.
pr. Arzt etc.

Inhalts-Verzeichniss.

Seite

Seite

Einleitung.[1])

„Der Staat muss durch geistige Kräfte ersetzen, was er an physischen verloren hat.“ Dies Königliche Wort, welches Friedrich Wilhelm III. am 10. August 1807 zu Memel sprach, als Froriep und Schmalz ihm mit der Bitte nahten, die Universität von Halle, die durch das Machtwort des französischen Gewaltherrschers am 20. October 1806 aufgelöst war, nach Berlin zu verlegen, bezeichnet einen Wendepunkt in der Geschichte unseres Vaterlandes, die Morgenröthe eines neuen Tages. Die geistige Wiedergeburt des politisch so hart bedrängten Landes sollte sich vollziehen, und wie einst Halle die Erhebung vorbereitet hatte, so nahm alsbald Berlin, als Universität, an der Wieder-Erhebung des Staates den hervorragendsten Antheil. Die Zeit der Trübsal war auch eine Zeit der Freudigkeit und der Begeisterung; wie Niebuhr sagt: „so schön, dass wer dieselbe und das Jahr 1813 erlebte, sich glücklich preisen durfte“.

Seit einem Jahrhundert schon hatten die preussischen Herrscher in ihrer Hauptstadt eine Reihe von Anstalten der

---

[1]) cfr. „Die Gründung der Königlichen Friedrich-Wilhelms-Universität zu Berlin. Von Rud. Köpke. Berlin 1860.“ Desgl. „Urkunden zur Geschichte der Jubelfeier der Königlichen Friedrich-Wilhelms-Universität zu Berlin im October 1860, im amtlichen Auftrage herausgegeben von Dr. Ferd. Ascherson. Berlin 1863.

Wissenschaft und des Unterrichts gestiftet, die zunächst praktischen Zwecken dienend, zuletzt in ihrer Gesammtheit den Kreis des Wissens beinahe ganz umfassten. Ausser der Societät der Wissenschaften, welche auf Veranlassung der Kurfürstin Sophie Charlotte, nach Leibnitz's Plan, von Friedrich III., 1700, gestiftet, und von Friedrich dem Grossen, 1743, zu einer Königlichen Akademie erhoben wurde, war eine medicinische und wesentliche Theile einer philosophischen Facultät vorhanden, aber Vollständigkeit und Zusammenhang fehlte, und wie einst im 12. Jahrhundert in den Städten des romanischen Südens sich um die einzelnen Vertreter der Wissenschaft zahlreiche Zuhörer sammelten, — so ähnlich waren die Zustände Berlins am Ende des 18. und im Beginn des 19. Jahrhunderts.

Für keine Wissenschaft war jedoch aus praktischen Gründen bereits mehr gethan und besser gesorgt, als für die Medicin. Das Collegium medico-chirurgicum, im Jahre 1724 begründet, bildete, gestützt auf das 1713 gestiftete Theatrum anatomicum, eine Lehranstalt, an der öffentliche Vorlesungen und Privat-Collegia gehalten wurden; ihm lag die Prüfung sämmtlicher Aerzte der Monarchie, mit Ausnahme Schlesiens, ob, während eine besondere Abtheilung jährlich 16 junge Aerzte für das Heer ausbildete. Waren Anfangs nur 7 Professoren bei diesem Institut thätig, vermehrte sich mit den Jahren ihre Zahl. Im Jahre 1806 lehrten hier bereits 20 Docenten: ja auch den Naturwissenschaften und der Philosophie war eine Stelle eingeräumt, die enge Grenze der Fachschule war somit bereits überschritten, und die Form einer Universitäts-Facultät anticipirt.

Im Jahre 1802 hatten Reil und Hufeland vorgeschlagen, den rein wissenschaftlichen Unterricht den Universitäten zu überlassen, der Berliner Lehranstalt aber den doppelten Zweck einer ersten Bildungs-Akademie und einer letzten Vollendungs-Schule vorzubehalten, ausserdem sie mit einer chirurgischen Klinik, einem Krankenhaus und einer Entbindungs-Anstalt zu versehen. Auch die Charité (im Jahre 1726 begründet) war eine Bildungsschule geworden, und diesen Anstalten schloss sich, 1790, die Thierarzneischule an.

So war die Stätte vorbereitet, reiche wissenschaftliche Hilfsmittel standen ausser den angeführten zu Gebote, doch viel blieb noch zu thun, bis sich Wilhelm von Humboldt's Idee zu verwirklichen begann, und „das allgemein Menschliche hier seinen Brennpunkt fand", bis deutscher Art und Wissenschaft hier das unantastbare Palladium errichtet wurde, bis sich die fürstlichen Hallen Lehrern und Lernenden öffneten, und der kastalische Quell in voller Kraft die Fülle der Erkenntniss erguss, und empfängliche Gemüther mit geistigem Segen durchströmte. Aber guter, redlicher und ernster Wille hatte im Geist bereits den Grundstein gelegt, und die tüchtigsten Kräfte förderten rüstig den Bau. Unter den grössten Drangsalen, die wohl je ein staatliches Gemeinwesen erschütterten, wurde, ruhig und unbeirrt, das grosse Werk vollendet, um die ewigen Güter der Menschen: Wahrheit, Recht und Freiheit zu retten. Aus den Trümmern erhob sich, was ahnungsvoll dem hohen Geist des grossen Kurfürsten vorgeschwebt: „ein Sitz der Musen, die Burg der erhabensten Herrscherin der Welt, der Weisheit."

Nach langen Zweifeln und Vorbereitungen vollzog Friedrich Wilhelm III. im Jahre 1809 die Gründungsakte, und am 15. October 1810 wurde die Universität als die erste „Königlich" Preussische eröffnet.

Unter allen Bildungs-Anstalten Europas nahm die Berliner Hochschule von Anfang an einen ganz ausgezeichneten Rang ein; fortdauernd ihn behauptend, entwickelte sie sich zum Segen für die Hauptstadt, für das Vaterland, ja für die Welt! Von Anfang an wirkten Männer an ihr, die es verstanden, jugendliche Seelen zu begeistern, und wie überhaupt in den Wissenschaften, so doch vor Allem in der Natur- und Heilkunde führte Berlin eine neue Aera ein. —

Was wir heut als etwas Selbstverständliches empfinden: die freie Forschung und die exakte Methode der Beobachtung war keineswegs stets unserer Wissenschaft eigenthümlich. Der Sieg der Wahrheit und der Vernunft über das mystische Dunkel der Speculation und der Scholastik, deren Einfluss sich, selbst noch im Beginn dieses Jahrhunderts, kaum die tüchtigsten und selbstständigsten Geister gänzlich zu entziehen vermochten, musste erst durch frische Geistesthat errungen werden, und Berlin war hauptsächlich die Stätte, wo sich jener bedeutungsvolle Umschwung vollzog; so triumphirte es, als eine Stadt der Intelligenz, in der Zeit der tiefsten Erniedrigung, siegreich in den Waffen des Geistes, und wenn es jetzt auch äusserlich den Rang der Hauptstadt Deutschlands erworben, gebührte ihm dieser, in geistiger Beziehung, bereits vor mehr denn 50 Jahren.

„Es neigen sich die Menschen wie die Pflanzen unwillkürlich dahin, woher ihnen das Licht zuströmt, den Sinnen aber folgt in Kurzem das Herz ganz unaufhaltsam nach!"

Um die Bedeutung unserer Hochschule für die Neugestaltung der Medicin recht würdigen zu können, bedarf es eines kurzen Rückblickes auf die Entwickelung der Heilkunde in Deutschland.

Bis zur Reformation standen in ihr Aristoteles und Galen als die einzig maassgebenden Autoritäten da; mit dem sich den Fesseln dumpfer Ueberlieferung entringenden Geiste freierer Forschung traten Vesal, Paracelsus, van Helmont an ihre Stelle. Anatomie, Physik und Chemie begannen sich zu entwickeln, die Summe der Kenntnisse vergrösserte sich mehr und mehr, doch mit der Erweiterung trat auch Zersplitterung ein. Boerhave vereinigte noch ein Mal in seinem umfassenden Geiste das gesammte naturwissenschaftliche und medicinische Wissen, es klärend und sichtend, alsbald jedoch, und bereits unter den Schülern dieses „gemeinsamen Lehrers Europa's" begann die Spaltung. Vermuthung trat an die Stelle der Erfahrung; künstliche Systeme verdrängten die ruhige Beobachtung; der Schwindelgeist der Naturphilosophie, dieses Spiels des Scharfsinns mit Hypothesen, verwirrte mehr und mehr jede nüchterne und einfache Anschauungsweise, jedoch nur, um endlich die Krisis herbeizuführen, aus der Naturwissenschaft und Medicin regenerirt erstanden.

In dieser Zeit nun, während zuerst eine gesunde Reaktion anfing sich geltend zu machen, wurde die Berliner Universität gestiftet, und Hufeland[1]), welcher überzeugend und kräftig zur Begründung derselben mitgewirkt hatte, inaugurirte in glückverheissender Weise die medicinische Facultät.

Man hat mit Recht auf die Uebereinstimmung der Richtung und der Denkart Hufeland's mit den grossen Meistern des 18. Jahrhunderts, Hermann Boerhave's, Friedrich Hoffmann's und Albrecht von Haller's aufmerksam gemacht; gleich ihnen zeichnete sich Hufeland aus durch die einfache Grösse seines Geistes, durch die Klarheit und die Schärfe seines Urtheils, durch die treue und unbefangene Art seiner Beobachtung. Neben ihm waren es besonders Rudolphi, ein Mann von seltenster Vielseitigkeit, der als unermüdlichster Gegner der naturphilosophischen Richtung, von bedeutungsvollstem

---

[1]) Dr. Chr. W. Hufeland's Leben und Wirken für Wissenschaft, Staat und Menschheit, dargestellt von Dr. F. L. Augustin. Potsdam 1837.

Einfluss, speciell auch für Joh. Müller, wurde, der „grossartige" Reil, der ausgezeichnet durch Energie und rastloses Streben zu den tüchtigsten Männern seiner Zeit gehörte, Link, Berends, von Graefe, welche in gleicher Geistesrichtung würdig sich anschlossen. Es würde weit den uns gebotenen Raum überschreiten, wollten wir versuchen, die Bedeutung jedes Einzelnen für die Entwickelung unserer Wissenschaft annähernd erschöpfend darzustellen.

Aus der Reihe klangvoller Namen, die des Weiteren in den Annalen der Facultät verzeichnet wurden, wollen wir hier nur zwei noch hervorheben, deren Träger ganz besonders den Ruhm „des medicinischen Berlin" in alle Welt verbreiteten, und den unauslöschlichen Stempel ihres Geistes der hiesigen Facultät aufdrückten, es waren dies: Johannes Müller und Schönlein.[1])

Beide ausgezeichnet durch die sichere Ruhe und reiche Vollendung des Wissens, unermüdlich im Erforschen und Beobachten, waren, jeder in seiner Art, entscheidend für die Neugestaltung der Heilkunde. Joh. Müller, mit seltener Virtuosität die Fortschritte der Anatomie, Physik und Chemie für die Physiologie benutzend, sicherte die Methode der exakten Forschung, Schönlein hingegen, weniger der Theorie, als der Praxis zugeneigt, verband mit dem Streben, die Medicin als Naturwissenschaft zu behandeln und geltend zu machen, eine besondere Begabung für den klinischen Unterricht. Er war der Erste in Deutschland, welcher die physikalischen Hilfsmittel der Diagnose in Gebrauch nahm und gebrauchen lehrte. —

---

[1]) Joh. Müller. Eine Gedächtnissrede von Rud. Virchow. Berlin 1858 und: Gedächtnissrede auf Joh. Lucas Schönlein von Rud. Virchow. Berlin 1865.

Wie vordem Leyden, Wien, Göttingen und Würzburg die grösste Anziehungskraft auf einheimische und ausländische Mediciner übten, so trat Berlin mehr und mehr in den Vordergrund, zumal sich hier, mit vielleicht alleiniger Ausnahme von Prag und Wien, das reichste Beobachtungsmaterial darbot.

Naturgemäss erfuhren alsbald auch die Specialfächer eine bedeutende Ausbildung. Die Chirurgie förderten Dieffenbach, der geniale Operateur, welcher die plastischen Operationen und die Tenotomie zur hohen Geltung brachte; von Graefe, Rust, Jüngken, von Langenbeck, Namen, die inhaltreich an jedes ärztliche Ohr klingen. Die Augenheilkunde, welche in Jüngken ihren Neu-Begründer dankbar verehrt, erreichte durch Graefe eine nicht geahnte Vollendung. Romberg und Griesinger fesselten eine andächtige Schaar aufmerksamer Schüler um sich, und alle die hervorragenden Geister, die gleichzeitig vor und nach den genannten wirkten und lehrten, streuten fruchtbringenden Samen aus, der reichen Segen wirkte.

Ausser von Langenbeck sind aus älterer Zeit nur noch — ehrwürdig durch ihre Jahre, bewunderuswerth durch die Geistesfrische, die sie sich zu erhalten wussten — Jüngken, Romberg und Ehrenberg am Leben, betreffs der Anderen aber gilt das Wort Lope de Vega's:

— „sie sind nur fern. Todt nur
Ist, wer vergessen wird. Sie aber werden,
Ich weiss es — nie vergessen sein von uns."

In der inneren Medicin war Schönlein's Nachfolger Frerichs, welcher, zuvor als Chemiker, Physiologe und pathologischer Anatom thätig und schaffend, mit dem vollen Rüstzeug der exakten Forschung, das Feld der klinischen Medicin betrat; ihm zur Seite stellte sich Traube, mehr die physikalische Richtung verfolgend; — die pathologische Anatomie wurde durch Virchow zu glänzendster Entwickelung gebracht, und zahlreiche berühmte Namen weist seine Schule auf.

In jedem Zweig der Heilkunde, wie in den Hilfswissenschaften entfaltete sich ein reges kräftiges Leben. In der Geburtshilfe und Gynäkologie begegnen wir den Namen E. von Sieboldt's, Kluge's, Busch's, Martin's und Schöller's, in der Anatomie und Physiologie den Schlemm's, Robert Froriep's, Reichert's und du Bois-Reymond's, in der Staatsarzneikunde dem Casper's, welcher in Liman und Skrzeczka würdige Nachfolger fand. Wohin wir den Blick auch wenden mögen, überall sehen wir die vorzüglichsten und tüchtigsten Kräfte in edlem Wettstreit, die Wissenschaft und ihre Zwecke zu fördern. Eine glorreiche Vergangenheit reichte der Gegenwart die Hand zu schönem Bunde, und bei aller Verschiedenheit der individuellen Neigungen und Fähigkeiten erstand dennoch, harmonisch in allen seinen Theilen, der stattliche Bau der „deutschen Medicin“! Und wie der Regenbogen, die goldene Himmelsbrücke, unwandelbar feststeht für den Blick des Menschen, wenngleich fortwährend neue Tropfen ihn bilden, weil dieselbe strahlende Sonne sie alle durchleuchtet, so finden wir auch hier, trotz aller Bewegung und allen Fortschrittes, eine bemerkenswerthe Stetigkeit der Richtung und der Grundsätze, — die ewige Sonne der Wahrheit durchdrang die Geister alle in gleicher Art mit ihren Strahlen, — sie wird auch ferner uns die Himmelsbrücke bauen, auf welcher der Geist aufsteigt zu dem Endziel alles menschlichen Strebens: in das Reich des Guten und des Wahren! —

Medicinisches Studium.

Erster Abschnitt.

Die Universität.

Die Königliche Fürsorge, welcher wir die Entstehung der Berliner Hochschule verdanken, wusste ihr auch äusserlich die würdigste Stätte zu bereiten. Das stattliche Gebäude, welches Friedrich Wilhelm III. in seiner Cabinets-Ordre vom 16. August 1809 der neu zu begründenden Lehranstalt zum bleibenden Eigenthum gab, ist in dem Mittelpunkt und schönsten Theile der Stadt belegen. In den Jahren 1754—1764, als Palais für den, im Jahre 1802 verstorbenen, Prinzen Heinrich, unter specieller Aufsicht Friedrich des Grossen, durch Joh. Boumann, theils in antikem, theils in romanischem Stil erbaut, enthält es, ausser der Aula, einige 20 grosse Auditorien, Museen, Laboratorien, Amtslocale und Dienstwohnungen. Die Hauptfacade, mit 6 korinthischen Säulen und Pilastern geziert, trägt die Inschrift:

Universitati literariae Fridericus Guilelmus III. Rex.
A. CIƆIƆCCCVIIII.

Am 15. October 1810 eröffnete Hufeland die Reihe der medicinischen Vorlesungen. Die Facultät hatte in den ersten Semestern: 6 ordentliche Professoren, 1 ausserordentlichen Professor und 7 Privat-Docenten, wohingegen sie zur Zeit 13 ordentliche (Jüngken, Ehrenberg, von Langenbeck, Reichert, Romberg, Martin, Bardeleben, Virchow, Frerichs, du Bois-Reymond, Hirsch, Traube, Liebreich), 13 ausserordentliche Professoren (Gurlt, Liman, Skrzeczka, Jos. Meyer, Hartmann, Schweigger, Lewin, Albrecht, Westphal, Munk, Waldenburg, Lucae, Bernstein) und 32 Privat-Docenten zählt, von denen, mit Ausnahme der Professoren Ehrenberg und Romberg, in dem Lektions-Catalog für das Winter-Semester 1872/73 insgesammt: 132 Vorlesungen und klinische etc. Uebungen angekündigt wurden.

Immatrikulirte Studenten hatte die Facultät im ersten Jahre ihres Bestehens: 117; 1813/14 nur 7, 1817/18 bereits wieder: 396; 1871/72: 503, unter den letzteren 112 Ausländer.

An den medicinischen Vorlesungen betheiligten sich ausserdem während des letzten Jahres: 108 Eleven des Friedrich-Wilhelm's Institut und 86 Zöglinge der medicinisch-chirurgischen Akademie, so dass, bei einem Totalbestand von 2603 Studirenden, sich die Zahl der Mediciner auf 697 bezifferte.

Promotionen fanden im vergangenen Jahre: 135 statt.

Das Rektorat der Universität verwaltet z. Z. Professor Dr. Gneist, Dekan der medicinischen Facultät ist Professor Dr. Virchow.

Die Ausbildung in der Medicin, Chirurgie und Geburtshilfe findet in Preussen, seit Aufhebung der medicinisch-chirurgischen Lehranstalten im Jahre 1848, nur, in allen drei

Fächern der Heilkunde gemeinsam, auf den Universitäten statt, und bedarf es zum Beginn der Studien, der Immatrikulation, zu dieser, in Gemässheit der C. Verf. d. d. 23. Juni 1825, ohne jede Ausnahme, der Beibringung eines Maturitäts-Zeugnisses. Seit dem Jahre 1826 (C. O. d. d. 26. Nov. 1825 und M. Verf. d. d. 7. Jan. 1826) umfasst das medicinische Studium eine Zeitdauer von 4 Jahren, und werden nur diejenigen zu dem Facultäts-Examen behufs Erlangung der Doctorwürde und zu den Staatsprüfungen zugelassen, welche sowohl das Quadriennium absolvirt, als auch nach Schluss des vierten, resp. vor Beginn des siebenten Studien-Semesters auf einer der Landes-Universitäten ein Tentamen bestanden haben, welches 1826 eingeführt, früher als Tentamen philosophicum bezeichnet, und bei der philosophischen Facultät gemacht wurde, an dessen Stelle seit 1. October 1861 jedoch das Tentamen physicum trat.

Das Tentamen wird, unter dem Vorsitz des jedesmaligen Dekans der medicinischen Facultät, durch eine Commission vollzogen, welche von dem Minister der geistlichen, Unterrichts- und Medicinal-Angelegenheiten stets für ein Jahr ernannt wird.

Die Prüfung erstreckt sich vorzüglich auf die Physik, Chemie, Anatomie und Physiologie, ohne jedoch die beschreibenden Naturwissenschaften gänzlich auszuschliessen.

Die Gebühren für das Tentamen physicum betragen: 10 Thaler in Gold.

Ueber die Einrichtung des Studiums hat die hiesige Facultät einen Studienplan entworfen, der, ohne obligatorisch zu sein, da auf den Preussischen Universitäten allgemein dem Princip der Lehr- und Lern-Freiheit gehuldigt wird, dem Studirenden Rathschläge an die Hand giebt. Derselbe lautet:

a. für Diejenigen, welche ihr Studium mit dem Sommer-Semester beginnen:

I. Semester (Sommer).	II. Semester (Winter).
Physik. Unorganische Chemie. Botanik. Osteologie und Syndesmologie. Encyclopaedie der medicinischen Wissenschaften.	Organische Chemie. Zoologie. Menschliche Anatomie. Secirübungen.
Mathematische Vorlesungen. Logik, Psychologie. Mineralogie und Geologie.	Anthropologie. Physikalische Geographie. Meteorologie. Medicinische Naturgeschichte.

III. Semester (Sommer).	IV. Semester (Winter).
Mikroskopische Anatomie. Entwickelungsgeschichte. Physiologie (allgem. Theil). Vergleichende Anatomie.	Secir-Uebungen. Physiologie (spec. Theil). Allgemeine Pathologie und Therapie. Pharmacie.

Chemische, histologische, physiologische, botanische Uebungen.

V. Semester (Sommer).

Pathologische Anatomie.
Specielle Patholog. u. Therapie.
Chirurgie.
Augenheilkunde.
Arzneimittel-Lehre.

Physiologische und pathologische Chemie, Toxicologie.

VI. Semester (Winter).

Specielle Patholog. u. Therapie.
Gynaekologie u. Geburtshilfe.
Psychiatrie.
Akiurgie.
Besuch der medicinisch-propädeutischen Klinik mit Auscultations- u. Percussions-Uebungen, Besuch der chirurgischen Klinik als Auscultant.

Formulare.
Theoretische Vorträge über Syphilis, Haut- u. Nervenkrankheiten.

VII. Semester (Sommer).

Patholog.-anatomischer Cursus.
Verband-Lehre.
Geburtshilfliche Operationen und Uebungen am Phantom.
Besuch der medicinischen, chirurgischen und geburtshilflichen Klinik als Praktikant.
Ophthalmologische und psychiatrische Klinik.
Special-Kliniken f. Kinderkrankheiten, Syphilis u. Hautkrankheiten.

VIII. Semester (Winter).

Geschichte der Medicin und der Volkskrankheiten.
Gerichtliche Medicin und öffentliche Gesundheitspflege.
Besuch der medicinischen, chirurgischen, geburtshilflichen und gynaekologischen Klinik und der medicinischen Poliklinik als Praktikant.

Chirurgischer und ophthalmologischer Operations-Cursus. Pathologisch-histologische Uebungen.
Ohren- und Zahn-Heilkunde. Laryngoscopie. Electrotherapie. Balneologie.

b. für Diejenigen, welche ihr Studium mit dem Winter-Semester beginnen:

I. Semester (Winter).	II. Semester (Sommer).
Unorganische Chemie. Osteologie und Syndesmologie. Menschliche Anatomie. Secirübungen. Encyclopädie der medicinischen Wissenschaften.	Physik. Organische Chemie. Botanik. Zoologie. Vergleichende Anatomie.
Mathematische Vorlesungen. Logik, Psychologie. Mineralogie und Geologie.	Anthropologie. Physicalische Geographie. Meteorologie. Medicinische Naturgeschichte.

III. Semester (Winter).	IV. Semester (Sommer).
Physiologie (spec. Theil). Secirübungen. Mikroskopische Anatomie.	Physiologie (allgem. Theil). Entwickelungs-Geschichte. Pathologische Anatomie. Pharmacie.

Anthropologie.

Chemische, histologische, physiologische, botanische Uebungen.

V. Semester (Winter).

Allgemeine Pathologie.
Arzneimittellehre.
Specielle Pathologie u. Therapie.
Chirurgie.
Gynaekologie und Geburtshilfe.

Physiologische und pathologische Chemie. Toxicologie.

VI. Semester (Sommer).

Specielle Pathologie u. Therapie.
Akiurgie.
Augenheilkunde.
Besuch der medicinisch-propädeutischen Klinik mit Auscultations- u. Percussions-Uebungen; Besuch der chirurgischen Klinik als Auscultant.
Geburtshilfliche Operationen und Uebungen am Phantom.

Formulare. Theoretische Vorträge über Syphilis, Haut- und Nervenkrankheiten. Psychiatrie.

VII. Semester (Winter).

Akiurgie.
Verband-Lehre.
Besuch der medicinischen, chirurgischen und geburtshilflichen Klinik als Praktikant.
Ophthalmologische und psychiatrische Klinik.
Special-Kliniken für Kinderkrankheiten, Syphilis u. Hautkrankheiten.

VIII. Semester (Sommer).

Geschichte der Medicin.
Geschichte und Geographie der Krankheiten.
Gerichtliche Medicin und öffentliche Gesundheitspflege.
Besuch der medicinischen, chirurgischen, geburtshilflichen und gynaekologischen Klinik und der medicinischen Poliklinik als Praktikant.

Chirurgischer und ophthalmologischer Operationscursus. Pathologisch-histologische Uebungen. — Ohren- und Zahn-Heilkunde Laryngoscopie. Electrotherapie. Balneologie.

Die Meldung zu den Facultäts-Prüfungen behufs Erlangung der Doktorwürde (Tentamen medicum und Examen rigorosum) ist erst zwei Semester nach bestandenem Tentamen physicum, inclusive etwaiger Nachprüfungen, zulässig. Dieselbe ist bei dem jedesmaligen Dekan der Facultät zu bewirken. Das Tentamen medicum besteht aus einem schriftlichen und einem mündlichen Theil. Das schriftliche Tentamen wird von dem Dekan, in dessen Wohnung, mit dem Candidaten vorgenommen, indem er demselben eine Aufgabe aus der theoretischen oder praktischen Medicin ex tempore zu bearbeiten giebt. Das mündliche Tentamen geschieht gleichfalls durch den Dekan. Ist der Candidat in der Vorprüfung würdig befunden, bestimmt der Dekan den Termin zum Examen rigorosum, zu welchem der Candidat persönlich die betreffenden Mitglieder der Facultät einladet. Zur Abhaltung dieses Examens sind aus den ordentlichen Professoren zwei Commissionen von je 6 Mitgliedern gebildet, die abwechselnd die Prüfung übernehmen.

Auf das Examen rigorosum folgt die öffentliche Disputation in deutscher oder lateinischer Sprache, mit welcher der Akt der Promotion verbunden ist. Die dazu benöthigte Dissertation soll eine selbstständige wissenschaftliche Leistung in sich begreifen. Sie kann Alles zu ihrem Gegenstande aus dem weiten Gebiet der Naturwissenschaften haben, was in Beziehung zur Heilkunde steht, muss jedoch vor dem Druck zur Genehmigung der Facultät, d. h. dem Dekan, eingereicht werden.

Die Förmlichkeiten der Promotion sind bekannt, und gegen früher wesentlich vereinfacht.

Die Promotions-Gebühren incl. der Unkosten für die Facultäts-Prüfungen betragen: 125 Thaler Gold, und 5 Thaler Cour. für die Universitäts-Bibliothek.

In Gemässheit der Gewerbe-Ordnung für den Norddeutschen Bund d. d. 21. Juni 1869 ist, laut Verfügung vom 11. November ejusd. ann., die Promotion nicht mehr obligatorisch behufs Zulassung zu den Staatsprüfungen, doch müssen alle diejenigen, welche als Medicinal-Beamte angestellt zu werden wünschen, promovirt sein.

Von 421 im Jahre 1871/72 in Preussen approbirten Aerzten waren 91 nicht promovirt; doch ist die Zahl der in Berlin sich zu den Staatsprüfungen meldenden nicht Promovirten verhältnissmässig bisher stets eine verschwindend kleine geblieben.

In Betreff der Zulassung zu den Staatsprüfungen ist durch Allerh. Ordre d. d. 30. Juni 1861 und C.-Verf. d. d. 5. März 1861 bestimmt, dass zwar das Studium auf ausländischen Universitäten angerechnet werden soll, dass jedoch mindestens 1½ Jahr das Studium auf inländischen Universitäten betrieben sein muss. Desgleichen muss, laut C.-Verf. d. d. 22. October 1860, jeder Candidat bei der Meldung zum Staatsexamen nachweisen, dass er die medicinische und chirurgische Klinik während zweier Semester als Praktikant besucht hat, und in der geburtshilflichen Klinik bei vier Geburten selbstständig thätig gewesen ist.

Ein Reglement d. d. 16. März 1844 setzt den Modus der Meldung zu den Vorlesungen, Entrichtung, Stundung, resp. Erlass des Honorars etc. fest.

Von der medicinischen Facultät werden jährlich einige Preis-Aufgaben gestellt, für welche ein Königlicher und zwei, von dem hiesigen Magistrat gestiftete, Preise à 75 Thaler disponibel sind. —

Für den praktischen Unterricht in den Naturwissenschaften und in der Medicin bestehen bei der Universität Sammlungen, Institute, Laboratorien und Klinische Anstalten, bei deren

Besprechung uns Gelegenheit geboten wird, den hervorragenden Lehrern unserer Wissenschaft abermals, und zwar auf dem Hauptfelde ihrer Thätigkeit und ihres Wirkens zu begegnen; hier erscheint uns als erwünschte Pflicht nur Desjenigen besonders zu gedenken, welcher, nach Niederlegung seines Amtes, als Direktor der chirurgischen und ophthalmiatrischen Klinik, seine Lehr-Thätigkeit auf die Vorlesungen an der Universität beschränkte, und als ein Nestor der Wissenschaft, noch fortgesetzt zahlreiche Zuhörer durch seinen Vortrag zu fesseln weiss. Es ist dies: der Geheime Ober-Medicinal-Rath Professor Dr. Jüngken, welcher seit 55 Jahren der hiesigen Facultät angehört, und sich nicht allein in der Wissenschaft, sondern auch in den Herzen seiner Schüler ein unvergängliches Andenken zu sichern wusste.

Johann Christian Jüngken ist geboren am 12. Juni 1793 zu Burg bei Magdeburg, studirte in Göttingen, ging im Jahre 1815, nach kürzerem Aufenthalte in den Lazarethen zu Brüssel, nach Berlin, vollendete hierselbst seine Studien, und wurde durch Hufeland am 3. Mai 1817, auf Grund seiner Dissertation „de pupillae artificialis per coreoncion Graefianum conformatione" in doctorem promovirt.

Im October desselben Jahres vertheidigte er specimen pro venia docendi, und wählte das Thema: „Nunquam lux clara ophthalmiae neonatorum caussa est occasionalis". Von einer längeren Reise (eine Beschreibung derselben findet sich im 2. Bande von Graefe's und Philipp von Walther's Journal für Chirurgie und Augenheilkunde) über München, Wien etc. nach Italien, wo damals ein besonders reges wissenschaftliches Leben auf allen Gebieten der Heilkunde herrschte, nach Berlin zurückgekehrt, begann Jüngken 1818 seine Lehrthätigkeit als Privat-Docent, und erwarb sich schnell die allgemeinste Beachtung und einen ausserordentlichen Ruf als Ophthalmolog und Operateur.

Am 19. Mai 1828 eröffnete er die ophthalmiatrische Klinik,

die erste ihrer Art in Berlin, welche auf Rust's Antrag begründet war, und alsbald zu hoher Berühmtheit gelangte. Nach dem Tode Rust's, im Jahre 1840, wurde Jüngken, erst provisorisch, alsbald, dem allgemeinem Verlangen gemäss, definitiv, die Leitung auch der chirurgischen Klinik übertragen.

Seine überaus umfassende Thätigkeit, als Direktor beider Anstalten, als Lehrer, gesuchter Operateur und Arzt, erschütterte vorübergehend seine Gesundheit, jedoch nur, um dieselbe gekräftigter aus dem Sturm hervorgehen, und ihn die Jahre seines höchsten Ruhmes voll und ganz geniessen zu lassen.

Vielfach wurde er zu Consultationen nach ausserhalb berufen; so 1834 von Leopold I. nach Belgien, wo eine verheerende Augen-Epidemie die Armee befallen hatte (von 60,000 Mann waren 14,000 erblindet!), 1851 vom Kaiser Nicolaus nach Petersburg, 1852 nach Wien etc.

Nachdem er 40 Jahre hindurch die ophthalmiatrische, und 28 Jahre die chirurgische Klinik geleitet, legte er das Direktorat beider, am 1. October 1868, nieder, nicht ohne dass ihm zuvor, bei Gelegenheit seines 50jährigen Doktor-Jubiläums der schönste Ausdruck der allgemeinen Liebe und Achtung, aus ärztlichen und nichtärztlichen Kreisen, in vollstem Maasse zu Theil geworden war.

Für alle Zeiten bleibt es als das unvergängliche Verdienst Jüngken's bestehen, dass er eine wirklich wissenschaftliche Cultur der Augenheilkunde begründete; dass er dieselbe den Fesseln roher Empirie entriss, in denen sie bis dahin zumeist befangen war. Er führte sie auf die Basis der allgemeinen Heilkunde zurück, machte sie zum Gemeingut aller Aerzte, und während sein glänzendes operatives Talent, sowie die sichere Ruhe seiner Hand mit Recht die allgemeine Bewunderung erregten, wusste er durch die klare und ansprechende Art seines Vortrages in ganz besonderer Weise anzuregen und zu belehren.

Von seinen literarischen Arbeiten seien hier erwähnt:

Die Lehre von den Augen-Operationen nebst Abbildungen. 2 Bde. Berlin 1829.

Die Lehre von den Augen-Krankheiten. Berlin 1832. 3. Auflage. 1842.

Die Augen-Diätetik, oder die Kunst, das Sehvermögen zu erhalten und zu verbessern. 1. Aufl. 1870, 2. in demselben Jahre.

Wiesbaden als Kurort. Berlin 1867.

Wildbad Gastein, Willdbad am Schwarzwald, Pfeffers und Ragatz. Eine balneologische Novelle. Berlin 1869.

Der Krieg und die Mittel, seine feindlichen Folgen für Gesundheit und Leben zu bekämpfen etc. Berlin 1870. Ec. Ec.

Ausser den angeführten veröffentlichte Jüngken eine grosse Reihe kleinerer Aufsätze in der Berliner Klinischen Wochenschrift, in Göschen's Deutscher Klinik, sowie in zahlreichen anderen Zeitschriften. —

Von den mit der Universität verknüpften Sammlungen etc. haben für das medicinische Studium besondere Wichtigkeit:

a. Das zoologische Museum.

Der Zeit nach fällt die Bildung dieses Museums mit der Gründung der Universität zusammen. Bereits am 23. April 1810 war, auf Anregung des Grafen Centurius von Hoffmannsegg, Professor Dr. Illiger aus Braunschweig, durch Wilhelm von Humboldt, als Direktor der erst zu begründenden Sammlung, berufen, und ihm zunächst eine kleinere Anzahl auf der Kunstkammer befindlicher zoologischer Gegenstände überwiesen. Die Eröffnung des Museums fand im Jahre 1814 statt, 1836—1842 erzielte es seine jetzige Gestalt. Auf Illiger folgte Lichtenstein als Direktor, und verwaltete bis 1857 mit dem gleichen Geschick, wie sein Vorgänger, die Anstalt, auf deren Erweiterung ganz ausserordentliche Summen verwendet wurden, so dass sie sich schnell zu einer der grossartigsten und trefflichsten ihrer Art entwickelte. Zur Zeit enthält dieselbe: 192,864 Nummern.

Das Museum, im östlichen Flügel der Universität belegen, ist Dienstags und Freitags von 12—2 Uhr dem Publikum geöffnet, an den übrigen Tagen bedarf es, zur Besichtigung, der Erlaubniss des zeitigen Direktors, Professor Dr. Peters. Erster Custos ist Dr. Cabanis, zweiter Custos von Martens.

Eine besondere Abtheilung des Museums bildet die im anderen Flügel der Universität untergebrachte Insektensammlung.

Erster Custos dieser letzteren ist Dr. Gerstäcker, zweiter Hopffer. Die Sammlung, welche weit über 90,000 Arten in mehr als 300,000 Exemplaren enthält, ist nur wissenschaftlicher Betrachtung zugänglich, da sämmtliche Präparate, um nicht durch das Tageslicht Schaden zu leiden, in festen Schränken verwahrt werden müssen. —

Professor Dr. Wilhelm Carl Hartwig Peters ist geboren am 22. April 1814 zu Coldenbüttel in Eiderstedt, widmete sich 1834, erst in Kopenhagen, dann in Berlin, medicinischen und naturwissenschaftlichen Studien, und unternahm nach Beendigung derselben auf Anregung Johannes Müller's, zu dem er von Anfang seines Berliner Aufenthalts an, in nähere Beziehung getreten war, eine 18monatliche Reise nach dem südlichen Frankreich und Italien, namentlich um die Fauna des Mittelmeeres zu erforschen. Ende 1840 kehrte er nach Berlin zurück, und wurde als Gehilfe am anatomischen Institut der Universität angestellt. Den ihm 1841 gemachten Antrag, die Expedition des Santus, als Arzt und Naturforscher, zu begleiten, lehnte er ab, allein, als diese in Angola ihr Ende gefunden, entwarf er einen Plan zur Durchforschung der noch unbekannten Gegenden von Mozambique, dessen Ausführung auf Verwendung Alexander von Humboldt's, Joh. Müller's etc. von Friedrich Wilhelm IV. beschlossen wurde. Im Jahre 1842 ging Peters, ohne jede Begleitung, über Lissabon nach dem transäquatorialen Afrika, hielt sich bis 1847 in Mozambique auf, besuchte Zanzibar, die Comoren und Madagascar, machte 1844 einen Abstecher nach dem Capland, besuchte, vor seiner Rückkehr, mehrere Küstenplätze Indien's und nahm den Weg von Bombay über Egypten, Frankreich, Spanien und Portugal nach Deutschland. Im Jahre 1848 wurde Peters Prosektor am anatomischen Institut zu Berlin, einige Jahre darauf ausserordentlicher, 1857, nach Lichtenstein's Tode, ordentlicher Professor der Zoologie, und Direktor der zoologischen Sammlung. Seit 1851 ist er auch Mitglied der Akademie der Wissenschaften.

Peters hat durch seine Forschungen und Sammlungen die Kunde der Thierwelt nach vielen Seiten hin wesentlich gefördert.

Von seinen Werken ist vor Allem zu nennen die „naturwissenschaftliche Reise nach Mozambique". Bd. 1—3. Berlin 1852 bis 1864. Ausserdem verfasste er eine Reihe von Abhandlungen, die in Müller's Archiv, in den Schriften der Akademie zu Berlin, sowie in anderen Zeitschriften veröffentlicht wurden.

b. Die anatomisch-zootomische Sammlung.

Die Sammlung, welche sich im westlichen Flügel der Universität befindet, ist täglich in den Vormittagsstunden, nach vorheriger Anfrage, zu besichtigen. Direktor ist Geh. Rath Professor Dr. Reichert, erster Assistent: Professor Dr. Hartmann, zweiter Assistent: Dr. Dönitz, dritter Assistent: Dr. Fritsch.

Die Grundlage des anatomisch-zootomischen Museums bildete die durch den Staat für 100,000 Thaler im Jahre 1803, angekaufte Sammlung des Geh. Rath Dr. J. G. Walther.

Dieselbe zählte 3070, grösstentheils der menschlichen

Anatomie angehörige Nummern, und war bis zum Jahre 1809 in dem Hause, Unter den Linden No. 21, aufgestellt, wurde 1810 in die Universität, 1837 in die jetzigen Räume verlegt.

Als Direktorium fungirte bis zum Jahre 1810 das Direktorium der Akademie der Wissenschaften und der jedesmalige Direktor der Pépinière. Unter ihnen stand der erste Professor der Anatomie nebst dem ersten General-Chirurg.

Seit 1810 ist die Direktion mit der des anatomischen Theaters verbunden. — Gehilfen bei dem Museum waren u. A.: Henle, Brücke, Helmholtz, du Bois-Reymond etc.

Fortwährend vergrösserte sich durch Geschenke und Ankauf die Sammlung, welche augenblicklich etwa 24,000 Nummern, darunter höchst bemerkenswerthe und werthvolle aufweist.

Der Etat besteht in einem von der Regierung ausgesetzten jährlichen Fixum, und fortdauernd bewilligten ausserordentlichen Geldzulagen.

Seit zwei Jahren ist als Präparator Herr Wickersheimer angestellt, der durch eine neue eigenthümliche Präparir-Methode ganz Vorzügliches leistet.

c. Das mineralogische Museum.

Dasselbe befindet sich gleichfalls in der Universität, in Räumen, unterhalb des zoologischen Museums, und ist Mittwochs und Sonnabends von 2—4 Uhr geöffnet.

Direktor ist: Professor Dr. Rose, erster Assistent: Dr. Sadebeck, zweiter: Dr. Dames.

Das Museum zerfällt in drei Abtheilungen, von denen nur eine, die rein mineralogische, dem Publikum zugänglich ist; die geologische und paläontologische Sammlung, welche dem Professor Dr. Beyrich unterstellt sind, können wegen Raummangels nicht aufgestellt werden. — In der mineralogischen Abtheilung sind besonders beachtenswerth die Meteoriten und die Crystallsammlung.

Das Museum ist aus einer älteren Sammlung, die früher in dem Münzgebäude aufgestellt war, hervorgegangen, und besteht in seiner jetzigen Form seit 1814. Erster Direktor des Museums war der Geh. Bergrath Karsten, darnach Professor Weiss, auf den 1857 Professor Rose folgte.

Auf die Erhaltung und Vermehrung der Sammlung werden seit 1816 jährlich etwa 1300 Thaler verwendet; ausserdem wurden reiche Geschenke derselben zu Theil; so im Jahre 1860 die bedeutende Mineralien-Sammlung Alexander von Humboldt's etc.

Das Museum ist zur Zeit eines der reichhaltigsten und bedeutendsten, und enthält viele ganz ausgezeichnete und äusserst seltene Stücke. —

Professor Dr. Gustav Rose, einer deutschen Gelehrtenfamilie entstammend, der Bruder des berühmten Chemikers Heinrich Rose, welcher am 27. Januar 1864 hierselbst verstarb, ist geboren am 28. März 1798 zu Berlin, betrat in Schlesien die bergmännische Laufbahn, studirte dann vom Herbst 1816 an hierselbst, und promovirte 1820. Nachdem er, gleich seinem älteren Bruder Heinrich, ein Jahr bei Berzelius in Stockholm verbracht, ward er 1822 Custos der Mineralien-Sammlung der Universität in Berlin, 1826 ausserordentlicher, 1839 ordentlicher Professor der Mineralogie, 1857 Direktor des mineralogischen Museums. Der Akademie der Wissenschaften gehört er, als Mitglied, seit 1834 an.

Ausser vielen einzelnen Abhandlungen in Fachzeitschriften, unter denen besonders die bereits in Gilbert's Annalen der Physik, 1823, erschienene: über den Feldspath, Albit, Labrador etc. hervorzuheben, veröffentlichte er die, als erstes Lehrbuch ausgezeichneten: Elemente der Crystallographie, 2. Aufl. Berlin 1838 — den Bericht über den mineralogisch-geognostischen Theil der von ihm, 1829, mit Alexander von Humboldt und Ehrenberg gemachten Reise nach dem Ural, dem Altai und dem Caspi'schen Meere (Berlin 1837—42) die Abhandlung über das Cristallisations-System des Quarzes. Berlin 1846 — das cristallochemische Mineral-System. Leipzig 1852 — die Beschreibung und Eintheilung der Meteoriten, Berlin 1863 etc. etc.

d. Die pharmakologische Sammlung.

Auf Veranlassung des Ministers von Altenstein wurde im Jahre 1832 die von Professor Dr. Martius in Erlangen eingerichtete Sammlung, Droguen und pharmaceutische Präparate enthaltend, behufs Gebrauches bei den pharmaceutischen Prüfungen für 1000 Thaler angekauft, in der Hof-Apotheke aufbewahrt, und im Jahre 1836 der Universität überwiesen. Seitdem befindet sie sich im östlichen Flügel der Universität, 2 Treppen hoch, und dient zum Unterricht der Studirenden der Medicin, sowie der Pharmacie.

Die Aufsicht über die pharmakologische Sammlung führte zuerst: Link, nach seinem Tode: Mitscherlich, seit 1871 Professor Dr. Liebreich.

Ein kleiner Jahres-Etat von etwa 100 Thalern steht der Sammlung zur Verfügung. —

Professor Dr. Oscar Liebreich ist geboren am 14. Februar 1839 zu Königsberg; begann, nachdem er seine Vorbildung auf Gymnasien daselbst und in Berlin, bis zur Secunda, erhalten, unter Fresenius in Wiesbaden chemische und physikalische Studien, und setzte dieselben später in Berlin fort; von 1857 bis 1859 verweilte er auf einer Reise in Afrika; liess sich darnach in Berlin, nach abgelegtem Maturitäts-Examen, bei der philosophischen Facultät immatrikuliren; ging später zum medicinischen Studium über, welches er in Königsberg, Tübingen und Berlin absolvirte, promovirte hierselbst 1865, wurde 1868 Privat-Docent für medicinische Chemie und Arzneimittellehre, 1867 chemischer Assistent am pathologischen Institut, 1871 ausserordentlicher, und 1872 ordentlicher Professor.

Ausser einzelnen Artikeln in verschiedenen Zeitschriften und Journalen, wie: „über das Protagon" in Liebig's chemischen Annalen Bd. 134 pag. 29 ff., „über die Entstehung der Myelinformen", in Virchow's Archiv „über die Suevern'sche Desinfektion", in den städtischen Jahresberichten der Stadt Berlin etc. etc., ist sein Werk über das Chloralhydrat., Berlin 1869. 3. Aufl. 1871, besonders zu erwähnen. —

c. Der Universitäts-Garten und das Herbarium.

Im westlichen Theil des hinter der Universität befindlichen und derselben zugehörigen Kastanienwäldchens belegen, wurde der Universitätsgarten im Jahre 1821, unter specieller Leitung Link's und Otto's, auf Königliche Kosten begründet; war anfänglich mit dem bereits unter dem grossen Kurfürst angelegten botanischen Garten in Schöneberg verbunden; wurde später jedoch von demselben getrennt, und seine Unterhaltung der Universität überwiesen. Der Etat beläuft sich gegenwärtig jährlich auf etwas über 1200 Thaler. Die Direktion führt der Direktor des botanischen Gartens in Schöneberg, und der Professor der Botanik: Braun. Als Universitäts-Gärtner fungirt seit 1838 Herr Sauer.

Der Garten, eine Zierde der Stadt, ist täglich von 6 Uhr früh bis 6 Uhr Abends geöffnet. In demselben werden etwa 1000 verschiedene Pflanzen, darunter 650 officinelle cultivirt. Zum Unterricht liefert der Garten jährlich mehr als 60,000 Exemplare. —

Das im Jahre 1818 begründete Herbarium befand sich anfänglich im botanischen Garten zu Schöneberg; war später in verschiedenen Localen in der Stadt untergebracht, und wurde 1857 nach der Universität, aus dieser, vor einem Jahre, nach der Privat-Wohnung des Professor Garcke (Grosse Friedrichstrasse No. 143) verlegt. Die Gesammtzahl der Pflanzen, welche dasselbe enthält, beläuft sich auf mehr als 100,000 Arten.

f. Die Königliche Bibliothek.[1])

Durch Edikt vom Jahre 1659 begründet, zählte die Bibliothek, bei dem Tode des grossen Kurfürsten, bereits 1618 Handschriften und etwa 20,000 Bände; war mit einer Naturalien- und Apparaten-Sammlung verbunden und im Schlosse untergebracht.

König Friedrich I. vermehrte die Sammlungen mit grossem Eifer, überwies der Bibliothek bestimmte jährliche Einnahmen und befahl (1699), dass von jedem in der Monarchie erscheinenden Werke zwei Pflicht-Exemplare der Anstalt unentgeltlich einzureichen seien, wie die gleiche Einrichtung, in damaliger Zeit bereits, in Frankreich, betreffs der Königlichen Bibliothek in Paris, bestand. — Weniger, als sein Vorgänger, sorgte König Friedrich Wilhelm I. für die Bibliothek; ihre Einnahmen, welche im Anfange des Jahrhunderts jährlich etwa 1000 Thaler betragen hatten, sanken mehr und mehr, und beliefen sich 1725 auf nur 82 Thaler; 1730 auf 27 Thaler 11 Silbergr.

Trotz dieser Ungunst der Verhältnisse vermehrte sich dennoch der Bestand an Werken, so dass die Bibliothek im Jahre 1735 etwa 72,000 Bände zählte.

---

[1]) cfr. Geschichte der Königlichen Bibliothek zu Berlin von Fr. Wilcken. Berlin 1828.

Friedrich der Grosse, welcher im Beginn seiner Regierung die Bibliothek gleichfalls wenig förderte, wendete ihr, vom Jahre 1770 an, seine vollste Aufmerksamkeit zu und überwies ihr bedeutende Summen. Die starke Vermehrung der Sammlung machte grössere Räume erforderlich. Daher befahl der König die Errichtung des jetzigen Gebäudes am Opernplatz, welches 1774—1780 erbaut und am 15. März 1784 für die allgemeine Benutzung eröffnet wurde. Gegen die vom König selber gewählte Inschrift:

„Nutrimentum spiritus"

machte zwar der gelehrte Quintus Icilius Einwendung, fand aber damit kein Gehör.

Friedrich Wilhelm II. vermehrte gleichfalls die Sammlung, doch nur in geringem Grade; während Friedrich Wilhelm III. viel Sorgfalt auf die Vergrösserung derselben anwendete und auch den Etat in entsprechender Weise normirte.

Gegenwärtig enthält die Bibliothek mehr, als 700,000 Bände, und über 15,000 Manuscripte, unter diesen auch einige von arabischen Aerzten.

Die medicinischen Werke, mehr als 60,000 Bände, füllen zwei grosse Säle; vortreffliche anatomisch-pathologische etc. Abbildungen sind vorhanden.

An der früheren Bestimmung, die Pflicht-Exemplare betreffend, hat die neuere Gesetzgebung nichts geändert, nur dass die Verleger an die Königliche Bibliothek ein Exemplar einzureichen haben, während das zweite an die Universitäts-Bibliothek der Provinz, in welcher der Verleger wohnt, zu überweisen ist.

Betreffs der Benutzung der Bibliothek schreibt ein Reglement, welches bei den Dienern der Anstalt zu erhalten ist, das Nöthige vor. Durchschnittlich werden jährlich etwa 30,000 Werke entliehen.

Ober-Bibliothekar ist der Geh. Reg.-Rath Dr. Pertz, erster Custos Dr. Sybel. Zur Beschaffung neuer Werke weist der Etat jährlich die Summe von etwa 15,000 Thrln. auf.

Mit der Bibliothek ist ein Lesezimmer (Custos: Dr. Rose) verbunden, welches täglich von 9—4 Uhr geöffnet, und zumeist stets von 2—300 Lesenden besucht ist.

Auch ist ein Journal-Zimmer (Custos: Dr. Trautwein von Belle), in welchem 662 Journale, darunter 72 medicinische (56 deutsche, 8 englische, 7 französische, 1 italienisches) und 113 naturwissenschaftliche Zeitschriften ausliegen, vorhanden. Dasselbe ist täglich von 10—2, Sonnabends von 10—1 Uhr geöffnet, meist aber nur schwach besucht. Die Localität ist ungünstig; der Eintritt nur den Räthen der Ministerien, Professoren und Docenten der Universität, Predigern an hiesigen Kirchen, allen Militairs vom Stabsofficier aufwärts, den Mitgliedern der Hufeland'schen Gesellschaft, endlich, auf besondere Erlaubniss des Cultus-Ministers, oder des Ober-Bibliothekars, gestattet. Fremde werden besonders berücksichtigt. —

g. Die Universitäts-Bibliothek.

Auf Anregung des damaligen Königlichen Ober-Bibliothekar Fr. Wilcken wurde im Jahre 1829 durch den Minister von Altenstein eine eigene Bibliothek für die Universität begründet. Am 20. Februar 1831 vom König bestätigt, erhielt die Anstalt eine Dotation von jährlich 500 Thalern, sowie anderweite laufende Einnahmen. Anfänglich in den Räumen der Königlichen Bibliothek aufgestellt, zählte die Universitäts-Bibliothek bereits im Jahre 1839 mehr als

20,000 Bände und vergrösserte sich durch Vermächtnisse, so u. A. durch die, 1155 Nummern zählende, Sammlung balneologischer Schriften Osann's; die 4000 Nummern zählende medicinische Bibliothek des Geh. Med.-Rath Dr. Barez; endlich durch die Ueberweisung sämmtlicher, im Besitz der Medicinal-Abtheilung des Ministeriums befindlichen medicinischen Werke, 3881 an Zahl, im Jahre 1843 etc. etc., so dass ihre Uebersiedelung in geräumigere Localitäten erforderlich wurde, und sie zuerst nach Unter den Linden No. 76, im Jahre 1854 nach der Taubenstrasse No. 29 verlegt werden musste.

Gegenwärtig enthält die Bibliothek mehr, als 100,000 Bände.

Auch eine beträchtliche Anzahl werthvoller Urkunden befindet sich in der Sammlung.

Die Bibliothek ist täglich, ausser am Sonnabend, von 12—2 Uhr geöffnet, und wird jährlich durchschnittlich von mehr, als 1000 Lesenden benutzt.

Direktor der Anstalt ist der Geh. Reg.-Rath Dr. Pertz, erster Custos: Professor Dr. Koner, zweiter Custos: Dr. Ascherson.

Der Etat weist eine jährliche Einnahme von 3—4000 Thalern auf.

Reiche Vermächtnisse fielen in letzter Zeit der Bibliothek abermals zu, unter diesen, im Jahre 1870, die Sammlung balneologischer Schriften des Dr. H. Helfft etc. Der Bestand vermehrte sich auf's Neue in solchem Maasse, dass die bisherigen Räume die Menge der Werke nicht mehr in sich aufnehmen konnten, und z. B. der, 12,000 Bände umfassende, Bücherschatz, welchen der am 3. August 1867 verstorbene Professor Dr. Boeckh der Anstalt gleichfalls durch Vermächtniss überwies, anderweitig untergebracht werden musste. Unter solchen Umständen wurde der Bau eines neuen Gebäudes für die Universitäts-Bibliothek beschlossen, und geht derselbe, in der Dorotheenstrasse No. 9 belegen, baldiger Vollendung entgegen. —

Laboratorien der Universität.

a. Das physiologische Laboratorium.

Bis zum Jahre 1858 war das physiologische Laboratorium nur ein Theil des anatomischen Museums. Der Apparat beschränkte sich auf das Nothwendigste, und wies allein für die Physiologie der Sinne, von Müller's Studien her, einige Vollständigkeit auf. Ein besonderes Zimmer war 1853 dem damaligen Privat-Docenten Dr. du Bois-Reymond, welcher gleichzeitig als Assistent am Museum fungirte, für physiologische Arbeiten angewiesen; mit der Zeit traten einige Nebenräume hinzu, und bildeten nach Müller's Tode und nach Spaltung der von ihm innegehabten Professur in die drei gesonderten Lehrzweige: der Anatomie und vergleichenden Anatomie, der Physiologie und der pathologischen Anatomie, diese Räumlichkeiten eine selbstständige Lehranstalt, deren

Leitung dem Professor Dr. du Bois-Reymond übertragen wurde, entsprachen jedoch, im westlichen Flügel der Universität, 2 Treppen hoch, belegen, von Anfang an keineswegs ihrem Zwecke. Den fortgesetzten Bemühungen des Professor Dr. du Bois-Reymond ist es gelungen, dass endlich einem Uebelstande abgeholfen werden soll, welcher unserer Hochschule nicht eben zur Ehre gereichte. Die Unterhandlungen wegen Errichtung eines eigenen Neubaues für das Laboratorium, seit langer Zeit angeknüpft, haben zu dem erfreulichen Resultat geführt, dass demnächst an der Stelle der ehemaligen Artillerie-Werkstätten in der Dorotheen-Strasse mit dem Bau eines entsprechenden Laboratoriums, sowohl für die Physiologie, als auch für die Physik begonnen werden soll. Für jede der beiden Anstalten sind, vorläufig für die nächsten zwei Jahre, die Baugelder in Höhe von 150,000 Thalern jährlich bereits bewilligt, und steht zu erwarten, dass die neuen Lehr-Anstalten sich den Schwester-Instituten für Chemie, Anatomie und pathologische Anatomie würdig zur Seite stellen werden.

Trotz der armseligen äusseren Beschaffenheit des bisherigen Laboratoriums, welches das Experimentiren mit Hunden, sowie mit grösseren Thieren, aus localen Rücksichten unmöglich machte, gingen aus demselben dennoch höchst werthvolle Arbeiten hervor, wie auch eine Reihe der tüchtigsten Physiologen hier ihre Ausbildung fand: Pflüger in Bonn, Heidenhain in Breslau, Albert von Betzold, welcher in Würzburg verstarb, Kühne in Heidelberg, Rosenthal in Erlangen, Herrmann in Zürich.

Der Etat ist jährlich auf etwa 1200 Thaler festgesetzt. Assistent ist Dr. Boll. Praktikanten sind auf dem Laboratorium nur in geringer Anzahl des Raummangels wegen, zulässig.

Den Vorlesungen und Demonstrationen wohnten in den letzten Semestern durchschnittlich je 140—150 Zuhörer bei.

Professor Dr. du Bois-Reymond, Geh. Med.-Rath etc., geboren am 7. November 1818 zu Berlin, studirte zuerst Theologie; entsagte jedoch bald diesem Studium und widmete sich den Naturwissenschaften. Nachdem er sich 1838 in Bonn vorzüglich mit Geologie beschäftigt hatte, wandte er sich in Berlin unter der Leitung Johannes Müller's auf das Eifrigste der Anatomie und Physiologie zu und begann bereits im Jahre 1841, auf Rath seines Lehrers, Untersuchungen über thierische Elektricität, die fortan Hauptgegenstand seiner Studien blieben.

Als erstes Ergebniss seiner Arbeiten veröffentlichte er 1843 in Poggendorff's Annalen, Band 58, seine Abhandlung: Ueber den sogenannten Froschstrom und die elektromotoriscen Fische. Vollständiger theilte er die Resultate langjähriger Versuche später in seinem Hauptwerke: „Untersuchungen über thierische Elektricität" Band I., Berlin 1848, Band II. Abth. I. 1849, Abth. II. 1860, mit, in denen er über das elektrische Verhalten von Muskeln und Nerven, sowie über die wichtigsten Vorgänge im menschlichen Körper ein ganz neues Licht verbreitete.

Auf Reisen, die er 1850 nach Paris, 1852 und 1855 nach London unternahm, wusste er seinen von französischen und englischen Forschern anfänglich angezweifelten Entdeckungen gebührende Anerkennung zu verschaffen. Bereits 1851 in die Berliner Akademie der Wissenschaften gewählt, deren beständiger Sekretair er seit 1867 ist, wurde du Bois-Reymond 1858 an seines Lehrers Stelle zum ordentlichen Professor für Physiologie an der Universität ernannt. —

Du Bois-Reymond ist einer der namhaftesten Vertreter der sogenannten physikalischen Schule in der Physiologie, welche letztere, um seinen eigenen Ausdruck zu gebrauchen, die Bestimmung hat: „Die Physik und Chemie der Lebensvorgänge zu sein."

Von seinen Schriften sind, ausser den angeführten, noch hervorzuheben:

Die Gedächtnissrede auf Paul Erman, Berlin 1853, desgl. auf Joh. Müller, Berlin 1860. Ueber das Barrenturnen, Berlin 1862. Herr Rothstein und der Barren, Berlin 1863. Voltaire in seiner Beziehung zur Naturwissenschaft, Berlin 1868. Rektorats-Rede über den deutschen Krieg, Berlin 1870. Leibnitz'sche Gedanken in der neueren Naturwissenschaft, Berlin 1871.

b. Das chemische Laboratorium.

Im Jahre 1749 begründete die Akademie der Wissenschaften ein chemisches Laboratorium. Dasselbe, sowie die Wohnung des akademischen Chemikers, wurde in dem von der Akademie im Jahre 1708 für 2100 Thaler angekauften Hause, Dotheenstrasse No. 10, untergebracht. Ursprünglich war das betreffende Gebäude, welches der 1702 errichteten alten Sternwarte gegenüber lag, nur zur Wohnung des akademischen Astronomen bestimmt gewesen; wurde 1765 gründlich erneuert und ausgebaut, um schliesslich dem akademischen Chemiker allein zur Verfügung gestellt zu werden, nachdem 1836 die neue Sternwarte in der Lindenstrasse No. 103 hergestellt war.

Seit Begründung der Universität war der akademische Chemiker gleichzeitig stets Lehrer an der Universität, und wurde dadurch die Universität der Sorge für besondere Localitäten zum Unterricht in der Chemie anfänglich auch überhoben, so wurde dennoch sehr bald der Bau eines neuen chemischen Laboratoriums als Nothwendigkeit erkannt und endlich beschlossen. Breslau, Königsberg, Greifswald und Halle, denen sich schliesslich Bonn hinzugesellte, waren in dieser Hinsicht mit gutem Beispiel vorangegangen: hier blieb es dem Ministerium von Mühler unter der regsten Theilnahme des Unterstaats-Sekretair Dr. Lehnert und der Geh. Reg.-Räthe Dr. Knerck und Dr. Olshausen vorbehalten, ein Institut zu schaffen, welches nach Umfang und Einrichtung zu den ausgezeichnetsten seiner Art gehört.

Die Reihe berühmter Männer, welche an dem alten Laboratorium lehrten und wirkten, schliesst mit dem Geh. Ober-Med.-Rath Professor Dr. Mitscherlich ab, welcher im Herbst 1863 verstarb. An seine Stelle wurde 1864 Professor Hofmann aus London berufen, und war gerade die Wahl dieses hervorragenden Coryphäen eine um so glücklichere, als er bei dem von ihm geleiteten Bau des chemischen Laboratoriums in Bonn Erfahrungen gesammelt hatte, welche für die Aufgabe, die seiner hier wartete, von ganz besonderem Nutzen waren.

Die Akademie trat der Regierung den zur Erbauung des Universitäts-Laboratoriums nöthigen Grundbesitz für 24,000 Thaler ab. Ausserdem übernahm die Regierung den Umbau des Hauses Dorotheenstrasse No. 10 und die Herstellung eines eigenen kleineren Laboratoriums für die Akademie in diesem Hause.

So lange die Stellung des chemischen Akademikers und die des Universitätslehrers in derselben Persönlichkeit vereinigt bleiben, bilden beide Laboratorien ein geschlossenes Ganzes, als welches sie auch äusserlich sich darstellen, wenngleich der eine und zwar grössere Theil der Baulichkeiten der Universität, der andere der Akademie angehört.

Um Um- und Ausbau durchzuführen, war der Ankauf eines Nachbar-Grundstückes erforderlich und wurde derselbe 1864 für 120,000 Thaler bewirkt.

Der Architekt der Universität, Baurath A. Cremer, begann im Mai 1865 den Bau; Baumeister Zastrau vollendete ihn im Mai 1869. Die Gesammtkosten betrugen 318,000 Thaler.

Die Hauptfront des Gebäudes befindet sich in der Georgenstrasse No. 34—36.

Als Backstein-Rohbau, auf Granitsockel, in klaren schönen Verhältnissen errichtet, stellt das Laboratorium einen Monumentalbau ersten Ranges dar. Aus dem offenen Vestibul in der Mitte gelangt man auf einer Granittreppe zu den drei im ersten Stock belegenen Laboratorien. Unmittelbar hinter dem Treppenhaus und den Mittelbau der Anstalt bildend, befindet sich das Auditorium von 40 Fuss im Quadrat, bei 37 Fuss Höhe, welches Platz für mehr als 250 Zuhörer bietet. Ausser diesem steht noch ein zweiter kleinerer Hörsaal zur Verfügung. Die drei Laboratorien für quantitative und qualitative Analyse, sowie für Experimental-Untersuchungen, besonders auf dem Gebiete der organischen Chemie, enthalten etwa 100 Arbeitsplätze, die augenblicklich von 105 Praktikanten benutzt werden. Ausser den erwähnten Räumlichkeiten finden sich noch eine Bibliothek; ein Zimmer für Wägungen; ein anderes für Verbrennungen; ein metallurgisches Laboratorium mit Schmelzöfen; ein Zimmer für Gas-Analyse etc. etc. vor.

Von den vier Assistenten wohnen Dr. Sarnow, Dr. Tiemann und Dr. Biedermann im Gebäude, während der Assistent für die Vorlesungen ausserhalb derselben domicilirt ist.

Auch zwei Diener mit Familie haben Amtswohnungen inne.

Trotz der Grossartigkeit der Anlage ist der Andrang zu dem Institut so bedeutend, dass in den letzten Semestern mehrfach Meldungen zu den praktischen Uebungen zurückgewiesen werden mussten. Unter den Studirenden finden sich viele Ausländer, namentlich Engländer und Amerikaner; auch eine junge Russin ist als eifrige Laborantin thätig.

Das Privat-Laboratorium des Professor Dr. Hofmann ist in dem Seitenflügel des Hauses Dorotheenstrasse No. 10, die Dienstwohnung in letzterem selber untergebracht.

Der Etat beträgt jährlich etwas über 5000 Thaler.

Professor Dr. Aug. Wilh. Hofmann ist geboren am 8. April 1818 zu Giessen. Er studirte ebendaselbst neuere Sprachen und wandte sich später der Jurisprudenz zu, bis ihn der Neubau des chemischen Laboratoriums in Giessen, welcher seinem Vater, einem geschätzten Architekten, übertragen war, mit Liebig in Berührung brachte und dem Studium der Chemie zuführte. Auf Grund seiner Dissertation: „chemische Untersuchung der organischen Basen im Steinkohlentheeröl“ wurde er zum Dr. phil. promovirt betheiligte sich als Gehilfe an den Arbeiten seines grossen Meisters und blieb in dieser Stellung bis 1845, um sich dann als Privat-Docent in Bonn zu habilitiren. Bereits im Herbst desselben Jahres erhielt Hofmann einen Ruf nach London, wo unter dem Protektorat des Prinzen Albert eine chemische Schule errichtet war und bereits im November 1845 unter dem Namen „Royal College of Chemistry“ eröffnet wurde. Später wurde diese Lehr-Anstalt, welche aus Privatmitteln begründet war, als besondere Abtheilung mit der Royal School of Mines verbunden. Eine Reihe tüchtiger Chemiker, welche hernach theils als Lehrer, theils als Leiter grosser industrieller Unternehmungen thätig waren, ging aus Hofmann's Unterricht hervor: er verstand es in seltenster Weise, das allgemeine Interesse für seine Wissenschaft zu erwecken und durch anregende Vorträge, denen mit gleicher Aufmerksamkeit die Arbeiter London's, wie die Königin England's, in Osborne und Windsor Castle, lauschten, zu nähren.

Seine Forschungen auf wissenschaftlichen, wie auf praktischen Gebieten, in welchen letzteren ihm Fragen der Technik und der öffentlichen Gesundheitspflege entgegentraten, gewannen ihm schnell eine höchst einflussreiche Stellung und die allgemeinste Anerkennung. Schon 1851 war er Mitglied der Royal Society geworden und 1861 Präsident der Londoner chemischen Gesellschaft. Dabei wurden ihm von englischen und ausländischen Universitäten und wissenschaftlichen Corporationen reichliche Auszeichnungen zu Theil.

Nach 20jährigem Aufenthalt verliess Hofmann das gastliche Albion, das ihm zu einem zweiten Vaterland geworden war, und folgte, 1862 unter sehr ehrenvollen Bedingungen dem Rufe nach Bonn, wo unter seiner Leitung durch Baurath Dieckhoff, das prachtvolle neue Laboratorium errichtet wurde. Noch während des Baues wurde Hofmann an Mitscherlich's Stelle nach Berlin berufen, wo seiner die gleiche Aufgabe, wie in Bonn, wartete.

Im Jahre 1864 nahm Hofmann seinen bleibenden Aufenthalt in Berlin; wurde zum Professor der Chemie am Friedrich-Wilhelms-Institut und zum Mitglied der wissenschaftlichen Deputation für die Medicinal-Angelegenheiten ernannt, und begründete 1868 die deutsche chemische Gesellschaft, die sich des schnellsten Aufblühens erfreute.

Die Zahl der von Hofmann vorliegenden Arbeiten ist sehr bedeutend. Dieselben gehören den verschiedensten Zweigen der Wissenschaft, besonders aber dem Gebiete der organischen Chemie an. Für die praktischen Zwecke besonders wichtig wurden seine ausgedehnten Forschungen über die aus dem Steinkohlentheeröl gewonnenen Farbstoffe, deren sich alsbald eine weitverzweigte Industrie bemächtigte.

Auch auf anderen Gebieten der technischen Chemie, hat sich Hofmann vielseitig und mit grösstem Erfolge versucht. In seiner „Einleitung in die moderne Chemie", in deutscher Sprache zuerst 1866 erschienen, gab er ein didaktisches Werk, welches bereits in der fünften deutschen Ausgabe erschienen und in verschiedenen fremden Sprachen übersetzt vorliegt; den Schüler an die Quellen der heutigen chemischen Auffassung zurückführt und eine Aufgabe der Zeit in erspriesslichster Weise löste. Die, theils für den vorliegenden Zweck besonders erdachten experimentalen Versuche und die für die letzteren construirten sogenannten Hofmann'schen Röhren haben einen festen Platz in der chemischen Lehrmethode gefunden.

c. Das physikalische Laboratorium.

Bei der Begründung der Universität wurden zwar sofort für eine physikalische Apparaten-Sammlung 500 Thaler jährlich auf den Etat gesetzt, dennoch existirte dieselbe erst von der Mitte der dreissiger Jahre an Anfangs als Privat-Eigenthum des Professor Magnus, aus dessen Besitz sie 1863 in den der Universität überging, nachdem sie bereits 1844 in Räumen der Universität aufgestellt war.

Die Sammlung enthält zur Zeit etwa 600 Nummern. Mit derselben wurde Ostern 1871 ein physikalisches Laboratorium verbunden, welches täglich von 10—3 Uhr geöffnet ist, und in welchem 10—20 Praktikanten arbeiten.

Direktor der Sammlung ist der Geh. Med.-Rath Professor Dr. Helmholtz, erster Assistent: Dr. Weber (für das Laboratorium), zweiter Assistent: Dr. Glan (für die Vorlesungen).

Der Geh. Medic.-Rath Professor Dr. Hermann Ludwig Ferdinand Helmholtz ist geboren am 31. August 1821 zu Potsdam, studirte seit dem Herbst 1838 als Eleve des Friedrich-Wilhelms-Instituts zu Berlin, Medicin; fungirte nach seiner Promotion, im Herbst 1842, zuerst als Unterarzt in der Charité, hernach als Militairarzt bei dem 1. Garde-Regiment in Potsdam. Im Herbst 1848 kehrte er als Lehrer der Anatomie an der Kunst-Akademie nach Berlin zurück, wurde aber bereits im Juli 1849 als Professor der Physiologie nach Königsberg versetzt. Im

Herbst 1855 erhielt er die Professur der Anatomie und Physiologie zu Bonn, die er 1858 mit der der Physiologie zu Heidelberg vertauschte. Seinen wissenschaftlichen Ruf begründete Helmholtz mit der Schrift „Ueber die Erhaltung der Kraft" Berlin 1847. Den von ihm erfundenen Augenspiegel beschrieb er in einer besonderen Schrift. Berlin 1861. — Seine bedeutendsten Werke sind: Handbuch der physiologischen Optik. Leipzig 1856 bis 1866 und „die Lehre von den Ton-Empfindungen", Braunschweig 1862, zwei Arbeiten, welche auf ihrem Gebiete bahnbrechend waren. Messungen über die Fortpflanzungsgeschwindigkeit in den Nerven, sowie Untersuchungen über Gegenstände der Optik, Akustik und Elektricitätslehre hat er vielfach in Zeitschriften, wie besonders in Joh. Müller's Archiv, in Poggendorff's Annalen, in Crelle's Journal für Mathematik etc. etc. mitgetheilt.

Medicinische Lehr-Anstalten der Universität.

a. Die Anatomie.

Die Gründung des Theatrum anatomicum fand unter der Aegide der Societät der Wissenschaften bereits im Jahre 1713 statt. Dasselbe wurde 1724 dem Collegium medico-chirurgicum übergeben, einer Unterrichts-Anstalt, welche, wie wir bereits in der Einleitung erwähnten, besonders zur Ausbildung von Militair-Chirurgen diente. Die Anstalt befand sich anfänglich in dem Königlichen Stallgebäude in der Dorotheen-Strasse, kam 1810 in den Besitz der Universität, und wurde im Jahre 1828 nach einem Grundstück hinter der Garnisonkirche verlegt, welches für 30,000 Thaler angekauft und für die Zwecke der Anatomie eingerichtet war.

Auf J. G. Walter, dem als zweiter Professor der Anatomie Knape zur Seite stand, folgte nach Gründung der Universität: Rudolphi, als Direktor der Anstalt, während Knape in seiner Stellung verblieb; auf Rudolphi folgte 1833 Johannes Müller, und nach dessen Tode (1855) C. B. Reichert.

Knape starb 1831; seine Stelle blieb unbesetzt. — In der Reihe der Prosektoren finden wir u. A. die Namen: Rosenthal, Schlemm, Henle, Reichert, Peters und Lieberkühn verzeichnet.

Zur Zeit bekleidet Professor Dr. Hardtmann die Prosektur; als Assistenten fungiren Dr. Dönitz und Dr. Fritsch.

Die früher mit der Professur der Anatomie verbundene Professur der Physiologie wurde im Jahre 1858 von dieser getrennt.

Da dem raschen Aufschwung, den in kurzer Zeit die Berliner Verhältnisse auf jedem Gebiete nahmen, auch die Räume des Anatomie-Gebäudes bald nicht mehr entsprachen, trug die Fürsorge des damaligen Prinz-Regenten, bei Gelegenheit der Jubelfeier der Universität, im Jahre 1860, einem dringenden Bedürfniss Rechnung, indem durch Allerh. Cabinets-Ordre Platz und Mittel (180,000 Thaler) zur Errichtung einer neuen Anatomie der Universität überwiesen, und die Geh. Regierungs-Räthe Dr. Knerk und Dr. Esse, Professor Dr. Reichert und Bau-Rath Cremer commissarisch mit der Ausführung des Baues betraut wurden. Derselbe wurde schnell gefördert, und im Garten der Thierarzneischule erhob sich das stattliche neue Gebäude, als Ziegel-Rohbau, im Innern auf das Zweckmässigste und Trefflichste eingerichtet.

Ausser zwei grossen, gut ventilirten Secirsälen, steht eine Reihe von Zimmern für die Staatsprüfungen, für mikroskopische und chemische Arbeiten etc. zur Verfügung. Das Auditorium ist stattlich und geräumig. In demselben finden auch die anatomischen Vorlesungen für Künstler, sowie für die Lehrer der Militair-Turnanstalt, statt.

Auch das Institut für Staatsarzneikunde und eine Morgue, sind in dem Anatomie-Gebäude untergebracht.

Der Inspektor und Castellan Rothe, sowie der Anatomie-Diener Apel, wohnen in der Anstalt, in welcher sich aus Henke's Nachlass auch eine kleine Bibliothek, sowie eine Sammlung von Präparaten zum Bedarf der Vorlesungen befindet.

Der Etat weist eine Jahres-Einnahme von etwa 6000 Thlrn. auf, aus dem sämmtliche Beamten, mit Ausnahme des Direktors, besoldet werden.

Die Zahl der Zuhörer bei den demonstrativen Vorlesungen beträgt in jedem Semester durchschnittlich 2—300; an den Secir-Uebungen, welche nur im Wintersemester abgehalten werden, betheiligten sich im letzten Semester gegen 300 Praktikanten.

Während noch Ende der vierziger Jahre durchschnittlich jeden Winter kaum 300 Leichen benutzt wurden, beträgt deren Anzahl jetzt, abgerechnet die Kinder-Leichen, etwa 500. Für die praktischen Uebungen bei den Vorlesungen werden wöchentlich 6—7 Leichen injicirt.

Carl Bogislav Reichert, Dr., Kaiserlich Russischer Staatsrath, Geh. Med.-Rath und Professor, Mitglied der Akademie der Wissenschaften etc. etc., ist geboren am 20. December 1811 zu Rastenburg; studirte ½ Jahr in Königsberg, hernach 4 Jahre in Berlin, wo er als Eleve dem Friedrich-Wilhelms-Institut angehörte. Im Jahre 1836 (Dissert. inaug.: De arcubus embryonum sic dictis branchialibus) promovirt, absolvirte er 1839 die Staatsprüfungen in Königsberg, wo er als Compagnie-Chirurg beim 1. Inf.-Reg. fungirte; kam darnach in gleicher Eigenschaft zum 1. Garde-Regiment nach Potsdam und wurde von dort im Sommer 1840 durch Joh. Müller zum Ersatz des nach Zürich als Professor berufenen Prosektor Henle nach Berlin, zuerst als Assistent, ½ Jahr später, als Prosektor berufen. Am 10. Juli

1841 habilitirte sich Reichert als Privat-Docent, und folgte im Herbst 1843 dem Ruf nach Dorpat als Professor der Anatomie und vergleichenden Anatomie. Von dort siedelte er 1853 als Professor der Physiologie nach Breslau über; richtete daselbst das neue physiologische Laboratorium ein, und folgte im Herbst 1858 dem Ruf nach Berlin, als Professor der Anatomie und vergleichenden Anatomie, sowie als Direktor der anatomisch-pathologischen Sammlung.

Reichert verfasste eine grosse Reihe selbstständiger Schriften und kleinerer Aufsätze, welche letzteren sich theils in den Abhandlungen und Monatsberichten der Akademie der Wissenschaften, theils in Müller's Archiv, theils in dem Archiv für Anatomie und Physiologie von Reichert und du Bois, und in den Sitzungsberichten der naturforschenden Freunde befinden.

Von grösseren Schriften seien hier nur erwähnt:

1) Ueber die Visceralbogen der Wirbelthiere etc., mit 3 Tafeln, Berlin 1837, von Wiebel gewidmet.

2) Vergleichende Entwickelungsgeschichte des Kopfes der nackten Amphibien, nebst den Bildungs-Gesetzen des Wirbelthierkopfes im Allgemeinen und seinen hauptsächlichen Variationen durch die einzelnen Wirbelthierklassen etc. Königsberg 1838.

3) Ueber die Entwickelung des befruchteten Säugethier-Eies. Preisschrift für die Akademie der Wissenschaft. Berlin 1843.

4) Die monogene Fortpflanzung. Jubelschrift bei Gelegenheit der Jubelfeier der Kaiserlichen Universität Dorpat. Dorpat 1852.

5) Der Bau des Gehirns. Leipzig 1859 und 1860 etc. etc.

Ausserdem betheiligte sich Reichert an der Herausgabe des anatomisch-pathologischen Atlas zu Frerich's Werk über Leberkrankheiten, an Bidder's Schrift: Zur Lehre von dem Verhältniss der Ganglienkörper zu den Nervenfasern. Leipzig 1847, und leitete die Abfassung zahlreicher Dissertationen.

b. Die Unterrichts-Anstalt für Staatsarzneikunde.

Der praktische Unterricht in der gerichtlichen Medicin wurde an der hiesigen Universität im Jahre 1833 eingeführt, und zuerst durch den gerichtlichen Physikus und Professor der Staatsarzneikunde Dr. Wilhelm Wagner abgehalten, welcher mit unermüdlichem Eifer auf die Errichtung einer eigenen Unterrichts-Anstalt für die Staatsarzneikunde gedrungen und bei dem Staatsminister Freihern von Altenstein die bereitwilligste Unterstützung bei Durchführung seiner Pläne gefunden hatte. Durch Ministerial-Rescript, d. d. 4. August 1832, wurde der Zutritt zu den gerichtlichen Obduktionen akademischen Zuhörern gestattet und im Princip festgestellt, dass der gerichtliche Physikus stets auch Lehrer an der Universität sein solle. Anfangs fanden die gerichtlichen Obduktionen, deren Zahl im ersten Jahre des Bestehens der Anstalt nur 32 betrug, in einem, sehr wenig seiner Bestimmung entsprechenden Local, auf dem Koppen'schen Armenkirchhof statt; erst nach Errichtung des Leichenhauses für die Charité siedelte im Jahre 1839 das Institut dorthin über, und blieb die Einrichtung auch noch weit hinter dem Ideal Wagner's zurück, war dennoch dem dringendsten Bedürfniss Rechnung getragen.

Nicht lange war es Wagner vergönnt, die Früchte seiner Bestrebungen zu geniessen; mit seiner Ernennung zum Regierungs-Medicinal-Rath ging das Lehr-Material auf Casper, seinen Nachfolger im Physikat, über, der seit 1855 bereits Vorlesungen über gerichtliche Medicin gehalten hatte, und nach Wagner's Tode auch zum Direktor des Instituts berufen wurde. Unter Casper's Leitung nahm die Anstalt ungemeinen Aufschwung; auch das an und für sich schon so reiche Unterrichts-Material wurde durch ihn in hohem Grade vermehrt, indem er es 1853 zu bewirken wusste, dass die Leichen von Verunglückten und Selbstmördern, welche von ihren Angehörigen nicht reclamirt wurden, Seitens der Anstalt zu Unterrichts-Zwecken benutzt werden durften. In Folge dieser, noch heut bestehenden, Einrichtung bietet sich hier eine Gelegenheit zur Belehrung, wie sie in gleicher Ausdehnung kaum anderswo gefunden wird.

Casper beschränkte sich hauptsächlich auf das Material, welches die Obduktionen, jährlich durchsshnittlich einige 50 darboten, ohne jedoch die gerichtlichen Untersuchungen an Lebenden, sowie an leblosen Substanzen, welche sich jährlich auf mehr als 300 beliefen, bei dem praktischen Unterricht ganz zu vernachlässigen. In gleicher Weise wird auch zur Zeit noch der Unterricht an dem Institut gehandhabt, und das sich darbietende Material nicht allein theoretisch, sondern auch praktisch, durch Hinzuziehen der Studirenden zu Schwurgerichts-Sitzungen etc. ausgenutzt. In neuerer Zeit hat auch die Direktion der Thierarzneischule mit dankenswerther Bereitwilligkeit die Bestrebungen des Instituts unterstützt, indem sie Gelegenheit darbot, sanitäts-polizeilichen Fragen der Thierarzneikunde praktisch näher zu treten.

Nach Casper's Tode (1864) traten der Geh. Med.-Rath Professor Dr. Liman und Professor Dr. Skrzeczka an seine Stelle, weil die grosse Vermehrung der amtlichen Geschäfte eine Theilung erwünscht erscheinen liess. War bis dahin bei den Sektionen ausser dem Physikus ein gerichtlicher Wundarzt zugegen, so verrichten jetzt beide Physiker dieselben gemeinsam, indem bald der Eine, bald der Andere, als erster, resp. als zweiter Gerichtsarzt fungirt, wobei der

Erste gleichzeitig die Zuhörer unterweist, und auf das Bemerkenswerthe des Falles aufmerksam macht; betreffs aller übrigen Amtsgeschäfte erledigt Professor Skrzeczka alle Sachen, welche das Aktenzeichen A-L., Professor Liman alle diejenigen, welche das Aktenzeichen L-Z. tragen.

Nach der Erbauung der neuen Anatomie siedelte die Anstalt für den praktischen Unterricht in der Staatsarzneikunde nach ersterer über und ist daselbst im Erdgeschoss des linken Seitenflügels untergebracht.

Die Zahl der Obduktionen betrug in den letzten Jahren durchschnittlich stets 120—130. Die Zahl der Studirenden, welche denselben beiwohnten, belief sich meist auf 30—40; unter ihnen befanden sich nur wenige Juristen, dagegen häufig Aerzte, welche sich zu den Physikats-Prüfungen vorbereiteten.

Ein eigener kleiner Etat von jährlich etwas über 100 Thlr. steht der Anstalt zur Verfügung.

Der Geh. Med.-Rath Professor Dr. Wilh. Christ. Ludwig Liman, gerichtlicher Physikus der Stadt Berlin etc., ist geboren am 16. Februar 1818 zu Berlin; studirte in Berlin, Bonn, Heidelberg und Halle; promovirte am 28. Juli 1842; absolvirte im Jahre darauf das Staatsexamen, und wurde nach Rückkehr von einer wissenschaftlichen Reise nach Wien und Paris in Berlin als Armenarzt angestellt, nachdem er zuvor noch, 1848, bei Gelegenheit des Hunger-Typhus nach Oberschlesien gegangen war. Im Jahre 1850 erledigte er die Physikats-Prüfung und wurde 1854 als Hilfsarbeiter in das Ministerium berufen. Im Jahre 1861 zum Assistenten des forensischen Instituts ernannt, habilitirte er sich als Privat-Docent an hiesiger Universität; wurde 1862 Substitut des Stadtphysikats, am 14. December 1864 ausserordentlicher Professor, und am 14. Januar 1865 gerichtlicher Physikus der Stadt Berlin. In demselben Jahre schied er aus dem Medicinal-Collegium aus, wurde Lehrer am Friedrich-Wilhelms-Institut. Seine Ernennung zum Geh. Medicinal-Rath erfolgte am 27. Mai 1872. — Zahlreiche kleinere Aufsätze, Gegenstände der forensischen Medicin betreffend, veröffentlichte er in Casper's und Horn's Vierteljahrsschrift für gerichtliche Medicin; ausserdem sind von seinen Werken hervorzuheben: Zweifelhafte Geisteszustände vor Gericht. Berlin 1869. Handbuch der gerichtlichen Medicin von Casper, neubearbeitet und vermehrt. Berlin 1872.

Professor Dr. Carl Skrzeczka, geboren 1833 zu Gumbinnen; studirte in Königsberg; promovirte daselbst; absolvirte in Berlin das Staatsexamen und wurde nach Rückkehr von einer längeren wissenschaftlichen Reise Assistent an der inneren Klinik in Königsberg. Einige Jahre später habilitirte er sich ebendaselbst als Privat-Docent für gerichtliche Medicin; wurde zum Stadtwundarzt und Polizeiarzt in Königsberg ernannt und als Hilfsarbeiter in das Medicinal-Collegium berufen. Im Jahre 1865 erhielt er den Ruf als Professor nach Berlin; wurde 1866 Hilfsarbeiter bei der wissenschaftlichen Deputation, bald darauf ausserordentliches, vor Kurzem ordentliches Mitglied derselben. An den Kriegen 1866 und 1870/71 nahm er in seiner Eigenschaft als Landwehrarzt Theil.

Skrzeczka veröffentlichte eine Reihe kleinerer Aufsätze in der Vierteljahrsschrift für gerichtliche Medicin, in Holzendorff's Strafrechtszeitung und in der Zeitschrift für das Criminalrecht.

c. Das pathologische Institut.

Zu Ostern 1856 stellte Professor Dr. Virchow bei Gelegenheit seiner Berufung an die hiesige Universität die Bedingung, dass ein eigenes Institut für pathologische Anatomie und Physiologie mit besonderer Berücksichtigung der pathologischen Chemie eingerichtet werde. Dem zu Folge wurde der Bau dieser Anstalt auf dem Unterbau des früheren Leichenhauses der Charité so schnell betrieben, dass schon im November 1856 die Vorlesungen beginnen konnten. Zum Bau waren 12,000 Thaler, zur ersten Einrichtung 2000 Thaler, zum regelmässigen Etat 600 Thaler bewilligt. Der bisherige Prosektor Dr. F. Hoppe wurde als Assistent mit einem Gehalte von 400 Thalern von Greifswald berufen, 1857 Dr. Grohé aus Würzburg, und nach dessen Berufung zum ausserordentlichen Professor in Greifswald, 1858, Dr. von Recklinghausen zum zweiten Assistenten, mit einem jährlichen Gehalte von 300 Thalern ernannt. Ausser diesen beiden, den anatomischen, Assistenten, wurde einige Jahre später noch ein dritter, chemischer Assistent berufen und seine Stelle, mit jährlich 200 Thalern dotirt. Seit seinem Bestehen wirkten als Assistenten an dem Institut, Dr. Hüter, Dr. W. Kühne, Dr. Klebs, Dr. Roth, Dr. Cohnheim; zur Zeit fungirt als erster anatomischer Assistent Dr. Wegener, als zweiter Dr. Ponfick, als chemischer: Dr. Salkowski.

Das Verhältniss der Charité zum Institut ist nicht fest abgeschlossen. Professor Virchow bekleidet neben seiner Professur das Amt eines Prosektors der Charité. Grund und Boden, auf welchem das Institut errichtet ist, gehört der Charité, das Gebäude selbst ist Eigenthum der Universität, dient jedoch auch der Charité zu ihren Zwecken, als Leichenhaus, ferner zu den Prüfungen der Physici etc.

Die Prosektur wurde vor 37 Jahren durch Rust begründet; zuerst von Phöbus, darnach durch Professor Froriep verwaltet. Nach dessen Abgang 1846 versah Virchow das Amt bis 1849; auf ihn folgte Reinhardt bis 1852, dann Dr. Heinrich Meckel bis 1856.

Nach Meckel's Tode wurde von der medicinischen Facultät eine eigene Professur für pathologische Anatomie beantragt, welche bis dahin Joh. Müller vertreten hatte, und in der Person Rudolph Virchow's diese Professur mit dem Prosektorat der Charité vereinigt.

Das pathologische Institut enthält Sektionssäle; Räume für mikroskopische und experimentelle Arbeiten; ein chemisches Laboratorium; eine pathologisch-anatomische Sammlung; eine kleine Bibliothek; ein Auditorium für etwa 140 Zuhörer, und einen Saal für besondere mikroskopische Demonstrationen, in dem 80—120 Zuhörer Platz finden.

Die pathologisch-anatomische Sammlung ist bereits von Phöbus angelegt, doch sind fortwährend Präparate an das Universitäts-Museum abgegeben, ältere cassirt.

Virchow fand, bei seiner Rückkehr von Würzburg, etwa 1100 Nummern, weniger, als er bei seinem Weggange von Berlin zurückgelassen hatte. Seitdem ist die Sammlung sehr bedeutend vermehrt, doch fehlt bis jetzt ein gedruckter Catalog.

Eine grosse Reihe wichtiger Arbeiten ist aus dem Institut hervorgegangen.

Die Zahl der Praktikanten im chemischen Laboratorium

beläuft sich durchschnittlich auf 15—20. Die Räume erweisen sich bereits als unzureichend; ein beträchtlicher Erweiterungsbau steht bevor, und sind, als erste Rate im Etat von 1872, 20,000 Thaler zu diesem Zwecke angewiesen.

Professor Dr. Virchow ist täglich in den Vormittagsstunden im Institut anwesend, und hält, ausser den demonstrativen und praktisch histologischen Cursen, Vorlesungen, im Winter 4 Mal wöchentlich, von 1—2 Uhr, über allgemeine Pathologie und Therapie, im Sommer, 6 Mal wöchentlich, von 11—12 Uhr, über pathologische Anatomie.

Professor Dr. Rudolph Ludwig Carl Virchow, ist geboren am 13. October 1821 zu Schivelbein in Pommern; er studirte in Berlin, wo er dem Friedrich-Wilhelms-Institut als Zögling angehörte; promovirte 1843, und ward 1844 als Assistent Froriep's, 1846 als Prosektor an der Charité angestellt; 1847 habilitirte er sich als Privat-Docent an der Universität, wurde jedoch Ostern 1849 in Folge seiner politischen Thätigkeit, welche ihn in Conflikt mit der Regierung brachte, von der Prosektur enthoben, später freilich, mit Verlust der Hälfte seiner Emolumente, provisorisch wieder angestellt. Im September 1849 ging er nach Würzburg und kehrte von dort, als Professor der pathologischen Anatomie und der allgemeinen Pathologie und Therapie, 1856 nach Berlin zurück. Als Anatom und Physiolog, hat Virchow sich besonders durch seine experimentellen mikroskopischen Untersuchungen, und durch Begründung der Cellular-Physiologie berühmt gemacht.

Von seinen Arbeiten sind hervorzuheben: Sein Antheil an dem Handbuch der speciellen Pathologie und Therapie, Erlangen 1854—62, 3 Bde. Gesammelte Abhandlungen zur wissenschaftlichen Medicin, Frankfurt a. M. 1856, 2. Aufl., Berlin 1862. Die Cellular-Pathologie, ibid. 1858, 2. Aufl., 1859, 4. Aufl. 1871 unter dem Titel: Vorlesungen über die Pathologie, ibid. 1862, 2. Bd.

Die krankhaften Geschwülste, Berlin 1863—67 etc. etc. Ausserdem betheiligte sich Virchow bei der Herausgabe mehrerer grösserer Werke, und verfasste eine bedeutende Anzahl kleinerer Schriften, Gedächtnissreden, unter denen die, auf Joh. Müller, Berlin 1858, und die auf Joh. Lucas Schönlein, Berlin 1858, besonders hervorzuheben sind.

Klinische Institute der Universität.

a. Das Universitäts-Klinikum für Chirurgie (und Augenheilkunde).

Das Klinikum, zu dessen Leitung der damals 23 Jahre alte Dr. Carl Ferdinand Graefe berufen wurde, war gleichzeitig mit der Universität begründet, zu 12 Betten eingerichtet, und mit 3000 Thalern jährlich dotirt. — Im October 1810 wurde dasselbe in der Gr. Friedrichstrasse No. 101 eröffnet; bereits im Jahre darauf nach der Behrenstrasse verlegt; dann im Lazareth der Garde du Corps in der Bauhofstrasse untergebracht, und nach mannigfachem Wohnungswechsel schliesslich 1817/18 obdachlos. Graefe beschränkte sich auf eine ambulatorische Klinik, liess es aber nicht an eindringlichen Vorstellungen fehlen, die endlich den Ankauf des Hauses Ziegelstrasse 5/6 zur Folge hatten, in welchem jedoch anfänglich nur die beiden unteren Stockwerke dem Klinikum eingeräumt wurden.

Graefe erweiterte die Anstalt bedeutend; führte die Einrichtung zweier Verpflegungsklassen für zahlende Kranke ein, und bewirkte eine Erhöhung des jährlichen Staatszuschusses auf 3300 Thaler. Unbemittelte, in gewisser Anzahl, fanden unentgeltlich Aufnahme. Seit 1824 zahlte die Charité, welcher durch das Klinikum die Armenkrankenpflege erleichtert wurde, an das letztere jährlich den Betrag von 1200 Thalern. Auch ausserordentliche Zuschüsse wurden hin und wieder der Anstalt gewährt. Im Jahre 1814 wurde bei der Klinik ein Assistent, bald hernach auch ein zweiter angestellt.

Nachdem am 4. Juli 1840 der Tod von Graefe's erfolgt war, wurde Dieffenbach zum Direktor des Klinikums berufen, und erhöhte durch die besonders anregende Art seines Unterrichts in hohem Maasse den Ruhm der Anstalt, welche schon zuvor einer der hauptsächlichsten Anziehungspunkte für alle Mediciner gewesen war.

Nach Dieffenbach's Tode (1847) wurde Langenbeck an dessen Stelle berufen und führte eine tiefgreifende Reorganisation der Anstalt durch.

Die medicinische Klinik, welche die beiden oberen Stockwerke des Hauses innegehabt hatte, war im Jahre 1828 nach der Charité verlegt worden; doch blieben ihre bisherigen Räume in der Ziegelstrasse insoweit mit ihr verbunden, dass dort zahlende innerlich Kranke untergebracht, und die medicinische Poliklinik unter der Leitung des Geh. Ober-Medic.-Rath Dr. F. Trüstedt, abgehalten wurde. Im Jahre 1850 ging diese gewissermaassen als Nebenabtheilung der medicinischen Klinik zu betrachtende Anstalt, auch „medicinisch-chirurgische Poliklinik" genannt, vollständig ein: die freiwerdenden Räumlichkeiten erhielt die chirurgische Klinik, welche dafür jedoch der medicinischen Poliklinik des Professor Dr. Romberg, welche, bisher in der Universität untergebracht war, die im linken Seitenflügel parterre belegenen Zimmer einräumen musste. Die Charité blieb pecuniair in gewisser Beziehung mit dem Klinikum verbunden. Bei der Verpflegung der zahlenden Kranken auf der medicinischen

Abtheilung in der Ziegelstrasse war ihr jährlich eine Beisteuer von circa 1000 Thalern zur Last gefallen, statt dieser übernahm sie nun gegen eine mässige Zahlung Seitens des Klinikums die Reinigung der Wäsche, Lieferung von Brennmaterial, Arzneien etc.

Gegenwärtig kann das Klinikum 130 Kranke aufnehmen, während unter Dieffenbach ihm nur 7 Betten für Kranke I., 9 Betten für Kranke II. Klasse, sowie 12 Betten für Unbemittelte zur Verfügung standen.

Der Verpflegungssatz ist für die I. Klasse 2 Thaler, für die II. 1½ Thaler pro Tag. Die beiden Abtheilungen bieten Raum für etwa 20 Kranke; auch finden in ihnen syphilitische Kranke Aufnahme, doch ist die Anzahl dieser letzteren stets nur gering. In der III. Klasse beträgt der Verpflegungssatz 25 resp. 17½ Sgr. Der geringere Betrag wird, wie in allen öffentlichen Krankenanstalten, für diejenigen Kranken entrichtet, deren Verpflegung aus öffentlichen Kassen bestritten wird. In die III. Klasse, ist der Direktor berechtigt, eventuell auch 12 Unbemittelte unentgeltlich aufzunehmen.

Die Aufnahme erfolgt auf Meldung und Vorausbezahlung Seitens der Kranken, resp. nach Beibringung der betreffenden Bescheinigung Seitens öffentlicher Krankenkassen; ohne Weiteres jedoch bei vorhandener Lebensgefahr des Patienten.

Die Anstalt hat 3 Assistenzärzte, die im Hause selbst wohnen; dieselben werden auf den Vorschlag des Direktors vom Ministerium ernannt. Die Befähigung zum akademischen Lehrfach ist in den letzten Decennien bei Auswahl derselben besonders massgebend gewesen, und eine Reihe ausgezeichneter Lehrer im Fache der Chirurgie ging aus dem Klinikum hervor: Gurlt in Berlin, der verstorbene Wagner, und dessen Nachfolger Schönborn in Königsberg, W. Busch in Bonn, Billroth in Wien, Lücke in Strassburg, Hüter in Greifswald u. A. waren Assistenzärzte im Königlichen Klinikum, und begannen hier ihre akademische Laufbahn. Zur Zeit fungiren als Assistenten Dr. Busch, Dr. Trendelenburg und Dr. Bose. Verwaltungs-Direktor ist der Geh. Reg.-Rath Dr. Esse. Die Hausverwaltung leitet ein Inspektor, für den Krankendienst sorgen 12 Wärter und Wärterinnen; das sonstige Dienstpersonal besteht aus 10 Personen.

Der durchschnittliche Krankenbestand beläuft sich auf 70—80 Männer, Frauen und Kinder. Während im Jahre 1840 nicht ganz 300 Kranke in der Anstalt aufgenommen wurden, betrug 1860 die Aufnahmeziffer 496, im Jahre 1869 sogar 802.

Der Gesammtkostenaufwand beträgt etwas über 20,000 Thaler jährlich; der Staatszuschuss beläuft sich auf etwa 4650 Thaler; das Uebrige bringt das Institut durch sich selbst auf.

Seit 1866 ist in dem kleinen, hinter dem Hauptgebäude belegenen, Garten eine Baracke errichtet, die im Sommer mit 9 Kranken belegt wird.

Das Auditorium, in welchem die klinischen und poliklinischen Uebungen abgehalten werden, befindet sich im linken Seitenflügel, 1 Treppe hoch. Dasselbe ist in hohem Grade unzweckmässig, und wie die ganze Anstalt, keineswegs denjenigen Anforderungen entsprechend, welche wir an eine Heil- und Lehr-Anstalt, geschweige denn an eine der bedeutungsvollsten, stellen müssen. Mit gerechtem Staunen erfüllt es die zahlreich, aus allen Gegenden der Erde, herbeieilenden medicinischen Gäste, dass die Universität Berlin, in der deutschen Kaiserstadt, dem Grossmeister der Chirurgie eine so unwürdige Wirkungsstätte bereitete. Es ist unmöglich, der Klinik zu erwähnen, ohne dieses traurigen Punktes zu gedenken, der nicht allein mit der Würde der Anstalt sondern auch mit ihren Zwecken, geradezu unvereinbar ist. Zwar erscheint, bei genauer Erwägung der Verhältnisse, die Sterblichkeit (dieselbe betrug 1869: 10¼ pCt.) keine abnorm hohe, dennoch würden die Erfolge noch günstigere sein, wenn gesunde und zweckmässige Räume den Kranken sich darböten und mit dem inneren Werthe das Aeussere in Einklang stünde.

Die Zahl der Zuhörer betrug in der Klinik durchschnittlich in den letzten Semestern stets etwa 200; die Poliklinik zählte mehr als 100 Praktikanten.

Die operative Chirurgie, namentlich die plastischen Operationen, werden, wie schon unter Dieffenbach, auch heut noch ganz besonders cultivirt. Die Augenheilkunde ist seit Begründung der ophthalmiatrischen Klinik in der Charité (1840) gänzlich in den Hintergrund getreten. Die Klinik wird täglich von 2 bis gegen 4 Uhr abgehalten und bietet die nach der Klinik unter Leitung des ersten Assistenten, Dr. Busch, stattfindende Poliklinik, welche durchschnittlich jährlich von 5—6000 Kranken frequentirt wird, treffliche Gelegenheit zur Ausbildung der Studirenden in den Verrichtungen der kleineren Chirurgie, wie solche hernach dem praktischen Arzte zumeist begegnen.

Wir wollen nicht von der Klinik Abschied nehmen, ohne noch einer Reliquie gedacht zu haben, welche im Auditorium sich befindet: es ist dies das alte Sopha, auf welchem Dieffenbach bei der Operation eines Lippenkrebses von plötzlichem Unwohlsein befallen, am 11. November 1847 verschied. Eine Ruptur des Herzens oder auch der Aorta machte seinem Leben ein schnelles Ende.

Um ungefähr ein Bild von der Thätigkeit der Klinik zu geben, sei hier Einiges aus dem statistischen Bericht der

Anstalt für das Jahr 1869, verfasst von Dr. Busch (Archiv für klinische Chirurgie, Band 13, Heft 1. Berlin 1871), mitgetheilt.

Im Laufe des Jahres wurden 296 grössere Operationen ausgeführt: unter ihnen sind 76 Tracheotomieen, 42 plastische und osteoplastische Operationen, sowie Tenotomieen: 112 Geschwülste wurden exstirpirt: Resectionen kamen 25, Herniotomieen 11 Mal vor. Von 802 Kranken starben 139, doch erklärte sich die hohe Ziffer aus der grossen Anzahl der an Diphtheritis erkraukten Kinder, von denen allein 62 verstarben.

Der Geh. Ober-Medicinal-Rath, Professor Dr. Bernhard von Langenbeck, Direktor der chirurgischen Universitäts-Klinik, Mitglied der wissenschaftlichen Deputation für das Medicinalwesen etc. etc., ist geboren am 9. November 1810 in Hannover. — Er studirte in Göttingen, beschäftigte sich während seiner Studienzeit hauptsächlich mit Anatomie und Physiologie, wurde jedoch gleichzeitig von seinem Onkel C. Joh. Martin Langenbeck, Professor der Chirurgie in Göttingen, in die Chirurgie eingeführt. Auf Grund seiner Dissertation „über die Retina“ anatomisch-physiologischen Inhalts, wurde er 1835 promovirt, erwarb sich darnach, als praktischer Chirurg im Bremer Lande einen bedeutenden Ruf; habilitirte sich 1838 als Privat-Docent für pathologische Anatomie in Göttingen, und wurde 1839 zum ausserordentlichen Professor ernannt. — Im Frühjahr 1842 zum Professor der Chirurgie in Erlangen an L. Stromeyer's Stelle, welcher nach München kam, bereits designirt, ging Langenbeck, durch ein unerwartetes Zwischenspiel in München, zwar dieser Stelle, welche Heyfelder erhielt, verlustig, wurde jedoch, durch Vermittelung des sächsischen Ministers von Wietersheim, nachdem derselbe bei ihm hospitirt hatte, als Günther nach Leipzig kam, an dessen Stelle nach Kiel berufen. Anfangs 1848 kam Langenbeck an des im November 1847 verstorbenen Dieffenbach's Stelle nach Berlin, fungirte jedoch, bevor er im October 1848 die hiesige Professur antrat, in dem inzwischen ausgebrochenen ersten dänischen Kriege als Generalstabsarzt der schleswig-holsteinschen Armee, wobei ihm die Gelegenheit geboten wurde, die Gelenksresectionen in die Feldchirurgie einzuführen.

Von Berlin aus verbreitete sich alsbald Langenbeck's wohlverdienter Ruhm, wir dürfen sagen: über die ganze civilisirte Welt. Kein anderer Name aus der deutschen Chirurgie erfreut sich, vorzüglich bei den englischen und französischen Chirurgen, annähernd eines so guten Klanges, wie der seinige, wozu allerdings wiederholte Reisen nach Paris und London das Ihrige beigetragen haben mögen.

Im Jahre 1864 begleitete Langenbeck als consultirender Generalarzt die Truppen nach Schleswig, und sammelte dort auf dem alten Felde seiner Thätigkeit neue Lorbeeren. Die ersten Fussgelenksresectionen im Kriege wurden hier von ihm verrichtet. In gerechter Würdigung seiner Verdienste wurde ihm, ausser zahlreichen anderweitigen Beweisen der Anerkennung, 1864 der Adel ertheilt. Auch 1866, wie 1870—71, widmete von Langenbeck seine Dienste der Armee, alle Beschwerden des Feldlebens theilend, war er in rastloser Thätigkeit stets bereit, die Wirksamkeit der Lazarethe mit Rath und That zu unterstützen, aus dem Reichthum seines Wissens mitzutheilen, anzuregen und zu fördern. Bei allen wichtigen Neuerungen, welche sich in dem Preussischen Kriegsheilwesen im Laufe der letzten Jahre vollzogen, war es von Langenbeck vergönnt, persönlich Antheil zu nehmen, da sich die Regierung in begründetem Vertrauen stets auch seines Rathes bediente.

B. von Langenbeck ist ohne Zweifel der grösste Meister in der organischen Plastik. Besondere Verdienste erwarb er sich um die Uranoplastik und Osteoplastik; er war der Erste, welcher die Transplantation des Periost bei der Operation der Gaumenspalte ausführte; der Erste, welcher die Sehnenstreckungen im Chloroform-Rausch vollzog und dieselben in die Praxis einbürgerte.

Bei seiner umfassenden amtlichen und praktischen Thätigkeit, welche letztere ihn häufig zu weiten Reisen veranlasst, fand von Langenbeck leider wenig Musse zu literarischer Beschäftigung. Er musste sich zumeist mit seiner persönlichen Einwirkung auf die Wissenschaft als Lehrer und als Mitglied wissenschaftlicher Vereine genügen lassen.

Nur einzelne Mittheilungen aus dem Schatze seiner Erfahrung wurden, theils von ihm selber, theils von Petruschky, Fock, Ohm und Wagner in der medicinischen Central-Zeitung, in Göschen's deutscher Klinik und in Langenbeck's Archiv für klinische Chirurgie veröffentlicht.

In letzterem findet sich auch (Jahrgang 1861 Bd. 2, p. 205 ff.) die vorzügliche, von ihm selbst verfasste Abhandlung: „über die pathologischen Verhältnisse der Gaumenspalte" nebst Beschreibung seiner Operations-Methode, die in das Englische und Französische übersetzt zu den klassischen Erzeugnissen in der Literatur der Chirurgie gehört und die allgemeinste Aufmerksamkeit erregte.

b. Die Poliklinik der Universität.

Dieselbe, am 15. October 1810 durch Hufeland eröffnet, befand sich in dem Universitäts-Gebäude, und umfasste drei Abtheilungen: eine medicinische, eine chirurgische und eine augenärztliche. Hufeland leitete unter Beihilfe Osann's und Unger's, den medicinischen Unterricht. Der chirurgischen Abtheilung stand Dr. Bernstein, der ophthalmiatrischen Dr. Flemming vor. Die Zuhörer wurden in hörende und prakticirende eingetheilt, letztere anfänglich jedoch nur in einer geringen Zahl zugelassen.

Eine klinische Apotheke wurde eingerichtet; Armen freie Arznei gegeben. Hufeland verzichtete auf Besoldung und bewirkte durch unermüdliche Vorstellungen, dass, mittelst

Allerh. Cab.-Ordre d. d. 17. August 1820, die Anstalt mit 1000 Thalern jährlich dotirt wurde. Bis zum Jahre 1833 blieb Hufeland in seiner Stellung als Direktor, dann folgte Osann.

Nachdem im April 1834 der erste Assistent Dr. Busse ausgetreten war, ging die chirurgische und ophthalmiatrische Abtheilung ein. Osann starb 1842, und nun erhielt zuerst provisorisch, später definitiv, Professor Dr. Romberg das Direktorat der Poliklinik, welche 1850 nach der Ziegelstrasse 5/6 verlegt wurde.

An Romberg's Stelle trat 1865 der Geh. Medic.-Rath Professor Dr. Griesinger, nach dessen Tode (1867) Professor Dr. Jos. Meyer als Direktor der Poliklinik berufen wurde.

Zwei armenärztliche Bezirke wurden 1820 und 1856 dem Institut überwiesen. Die Art des Unterrichts blieb von Anfang an dieselbe. Aus der Reihe der sich meldenden Kranken werden die instructivsten ausgewählt und in der Klinik durch den Direktor vorgestellt, während die übrigen, sowohl ambulante, als stationaire Kranke, letztere in ihren Behausungen, unter Aufsicht der Assistenten von Praktikanten behandelt werden.

Ueber die Thätigkeit der Anstalt berichten mehrfach: Hufeland's Journal der pr. Heilkunde, sowie „klinische Ergebnisse" (1846) und „klinische Wahrnehmungen" (1851) von Dr. Henoch.

Die Anstellung der Assistenten geschieht stets auf 2 Jahr. Die betreffenden Vorschläge macht der Direktor, die Bestätigung erfolgt Seitens des Ministeriums.

Seit 1854 zählt die Anstalt drei, seit etwa drei Jahren: vier Assistenten. Es sind dies z. Z. Dr. Schiffer, Dr. Lewandowsky, Dr. Wallmüller, Dr. Perl.

Die Zahl der Kranken, welche sich mit den Jahren ausserordentlich vermehrte, betrug in den ersten drei Decennien des Bestehens der Anstalt durchschnittlich jährlich etwa 1200, während dieselbe jetzt im gleichen Zeitraum mehr als 5000 beträgt. Der Etat weist etwa 2000 Thaler jährliche Einnahme auf. Der Direktor erhält 500, der erste Assitent 200, der zweite 100, der dritte und vierte, in Anbetracht ihrer armenärztlichen Functionen, jährlich je 150 Thaler Gehalt.

Die Poliklinik zählte in den letzten Semestern durchschnittilich stets einige 50 Zuhörer und einige 40 Praktikanten. Auch während der Ferien wird die Thätigkeit der Anstalt nicht unterbrochen, nur dass dann die klinischen Vorträge ausfallen, dafür aber die verminderte Anzahl der Praktikanten doppelt in Anspruch genommen wird.

Die praktischen Uebungen finden täglich von 1—2 Uhr statt. Das Auditorium ist zwar geräumig, aber in hohem Grade unfreundlich, wie auch die übrigen Räume der Poliklinik leider keineswegs etwas Einladendes haben.

Professor Dr. Joseph Meyer, geboren am 14. Juli 1818 in Stralsund, promovirte 1845 (Diss. inaug.: Systema amphibiorum lymphatic.), war lange Jahre Assistent an der medicinischen Klinik; wurde 1862 dirigirender Arzt der Neben-Abtheilung für innere Krankheiten auf der Charité, 1868 Direktor der medicinischen Universitäts-Poliklinik. Ueber Percussion und Auscultation des Herzens, über Cholera, Gefässneubildung, Oesophagus-Ruptur und Pleuritis hat Dr. Meyer einige Arbeiten veröffentlicht.

c. Das klinische Institut für Geburtshilfe und Frauenkrankheiten.

Am 26. Juli 1812 fasste die Facultät den Beschluss, eine Professur für Geburtshilfe zu errichten. Adolph Elias von Sieboldt wurde von Würzburg berufen; auf seinen Antrag im Jahre 1817 das Haus Oranienburgerstrasse No. 29 für 16,850 Thaler angekauft und als Entbindungs-Anstalt eingerichtet. Erster Assistent an dem neuen Institut war Dr. Carl Mayer. Die Anstalt war auf 8 Wöchnerinnen berechnet. Am 12. November 1817 wurde die erste Schwangere aufgenommen; am 26. November fand die erste Entbindung statt. — Am 12. Juli 1828 verstarb von Sieboldt; ihm folgte 1829 Busch, bis dahin Professor in Marburg. Während seines 20jährigen Direktorats vergrösserte Busch Ansehen und Umfang der Anstalt bedeutend. Auf seinen Antrag wurde zunächst im Jahre 1830 das Haus Dorotheenstrasse No. 5 (damals No. 2) für 52,000 Thaler angekauft, und die Anstalt dorthin verlegt. Im Jahre 1839 wurde der Seitenflügel angebaut, und erhielt die Anstalt ihre jetzige Gestalt. Mit der Klinik gewann auch die, von Anfang an mit ihr verbundene, geburtshilfliche Poliklinik grössere Ausdehnung. Im Jahre 1830 betrug die Zahl der poliklinischen Entbindungen 78; im Jahre 1841 dagegen 666.

Die Sammlung geburtshilflicher Instrumente, welche sich in der Anstalt befindet, war schon unter Busch eine der besten ihrer Art: die Beckensammlung, die bei seinem Antritt 4 Nummern aufwies, zählte bei seinem Tode einige 70.

Am 15. März 1858 starb Busch, und im October desselben Jahres trat Professor Dr. Ed. Martin, bis dahin in Jena, an seine Stelle.

Ursprünglich hatte die Anstalt nur einen Assistenten; seit 1829 waren deren drei angestellt, deren Geschäfte gegenwärtig so eingetheilt sind, dass der älteste, der Secundärarzt den Direktor vorwiegend in der Poliklinik zu vertreten; der zweite die Vorkommnisse in der Entbindungs-Anstalt zu überwachen; der dritte bei der ambulanten Klinik und in der stationären Frauenklinik der Charité die Protokolle zu führen hat.

Die Anstalt enthält in II. und III. Verpflegungs-Klasse 6 Zimmer für Wöchnerinnen, mit 25 Betten; 2 Zimmer für Schwangere, mit 18 Betten, ausserdem stehen noch 5 Zimmer für zahlende Kranke I. Klasse zur Verfügung. Im Benöthigungsfalle kann die Zahl der Pfleglinge auf mehr als 50 erhöht werden. Da die Räumlichkeiten dem Bedürfnisse längst nicht mehr genügen, ist ein Neubau bereits mehrfach beantragt.

Ausser der geburtshilflichen Klinik und Poliklinik erstreckt sich die Thätigkeit der Anstalt noch auf eine gynäkologische ambulante Klinik, in welcher auch die Krankheiten des zartesten Kindesalter zur Behandlung kommen.

Das Journal dieser Ambulanz, welche Dienstags, Donnerstags und Sonnabends von 9½—11 Uhr stattfindet, zählte vom October 1868 bis October 1869 ca. 867 Nummern.

Die jährliche Anzahl der Geburten in der Anstalt selbst, ist in den letzten Jahren ziemlich die gleiche geblieben; sie belief sich jährlich auf beiläufig: 400; doch wird diese anscheinend geringe Zahl nicht allein durch die geburtshilfliche Poliklinik auf ca. 1000 Fälle erhöht, sondern erhält dadurch einen für den Unterricht ausgezeichneten Werth, dass alljährlich eine erhebliche Anzahl (in der neuesten Zeit zwischen 30—40) besonders schwieriger, zum Theil schon vergeblich behandellter Geburtsfälle in die Entbindungsanstalt aus der Stadt und Umgegend eingeliefert wurde.

Betreffs der geburtshilflichen Poliklinik ist die Einrichtung getroffen, dass jede Wickelfrau ½ Thaler, jede Hebeamme 1 Thaler erhält, welche eine Entbindung in der Stadt auf der Anstalt rechtzeitig meldet, so dass Seitens der Anstalt ein Praktikant zur Beobachtung des Geburtsverlaufes zu der Kreissenden entsendet werden kann. Verläuft die Geburt nicht normal, ist der betreffende Praktikant angewiesen, dem Institut Mittheilung zu machen und den Secundärarzt oder einen der Assistenten zu Hilfe zu rufen.

Machen es besondere Umstände wünschenswerth, die Kreissende nach der Anstalt selber überzuführen, so findet dieselbe dort jederzeit freie Aufnahme. Ueberhaupt wird betreffs des Kostenpunktes eine sehr milde Praxis geübt. Schwangere, die sich in den letzten Monaten der Schwangerschaft melden und geneigt sind, bei den Handarbeiten behilflich zu sein, finden völlig freie Aufnahme und Verpflegung, dagegen werden diejenigen, welche 12 Thaler pro Monat entrichten, zu den Touchirübungen nicht herangezogen.

In der I. Klasse beträgt der Verpflegungssatz pro Monat 60 Thaler, und finden sich hier weniger geburtshilfliche, als zumeist gynäkologische Fälle vor.

Die Zahl der Entbindungen in der Poliklinik belief sich vom October 1868 bis October 1869 auf 594; insgesammt betrug die Zahl der klinischen und poliklinischen Entbindungen in jener Zeit 942; dabei kam 48 Mal die Wendung, 67 Mal die Applikation der Zange; 11 Mal Kephalothrypsie mit oder ohne Perforation; 7 Mal künstliche Frühgeburt vor; 2 Mal wurde der Kaiserschnitt an Verstorbenen, 1 Mal an einer Lebenden verrichtet.

Praktikanten zählte die Anstalt in jedem der letzten Semester durchschnittlich etwa 100.

Als Assistenten sind zur Zeit an derselben angestellt: Dr. Staude, Dr. P. Ruge und Dr. Löhlein; mit den Sektionen, mikroskopischen und chemischen Untersuchungen ist ein besonderer Hilfsassistent, Dr. C. Ruge, betraut.

Der Etat weist ein Jahres-Einkommen von etwa 10,000 Thalern aus Staatskassen und der eigenen Einnahme der Anstalt auf.

Ausser den Wohnungen für den Direktor und für die Assistenzärzte, sowie auch für das Unterpersonal (1 Hebamme, 1 Castellan, 3 Wärterinnen, 1 Wirthschafterin, 1 Portier etc.) enthält die Anstalt Localitäten für die ambulante gynäkologische Klinik und für die Sammlungen, ein Auditorium, ein höchst zweckmässiges kleineres Sectionszimmer, auch Badelokale mit 2 getrennten Cabinets. Eine eigene geburtshilfliche und gynäkologische Bibliothek ist im Entstehen. Die Beckensammlung zählt gegenwärtig über 110 normale und anomale Becken, zu denen noch 14 Nachbildungen aus Papier maché kommen. Die reichhaltige Präparaten-Sammlung ist gleichfalls der Beachtung in hohem Grade würdig.

Der Gebärsaal, mit 2 Geburtsbetten versehen, ist, wie sämmtliche übrigen Räumlichkeiten der Anstalt, hell und freundlich, und durch äusserste Sauberkeit ausgezeichnet.

Die Verwaltung ruht, wie dies, speciell bei Entbindungsanstalten von mittlerer Grösse, im Interesse der Sache, als das Richtigste erscheint, in der Hand des ärztlichen Direktors, und documentirt sich die erfolgreiche Oberleitung in den unter den schwierigen Verhältnissen ausserordentlich günstigen Mortalitäts-Verhältnissen.

Seit der Berufung des Geh. Medicinal-Rath Professor Dr. Martin hat nicht allein die ambulante gynäkologische Klinik an Frequenz der Kranken ausserordentlich zugenommen, sondern ist auch eine stationäre gynäkologische Abtheilung der Charité damit vereinigt, in welcher Montag, Mittwoch, Freitag von 10—11 Uhr der Unterricht ertheilt wird. Von derselben wird weiter unten ausführlicher die Rede sein.

Der Geh. Medicinal-Rath Professor Dr. Eduard Martin ist geboren am 22. April 1809 zu Heidelberg; studirte in Jena, Heidelberg, Göttingen, Berlin, und habilitirte sich im Jahre 1835 in Jena als Privat-Docent, nachdem er zuvor einen längeren Aufenthalt in Wien und Paris genommen. Schon in Heidelberg hatte er sich unter F. C. Nägele speciell mit der Geburtshilfe und Gynäkologie beschäftigt und war späterhin dieser Richtung treu geblieben. Im Jahre 1838 wurde Martin zum ausserordentlichen Professor und Subdirektor der Entbindungs-Anstalt in Jena; 1845 zum ordentlichen Professor und ersten Direktor der Anstalt ernannt; endlich im Jahre 1858 nach Berlin berufen.

Von seinen Arbeiten seien hier nur erwähnt: De pelve oblique ovata cum ancylose (1841). Beiträge zur Gynäkologie, 2. Heft, Jena 1848, 1849. Ueber Eierstockswassersuchten, 1851. Das Hebeammenlehrbuch, 1854, 2. Aufl., 1866. Ueber die Transfusion bei Neu-Entbundenen, 1859. Der gynäkologische Atlas, 1862. Ueber Neigungen und Beugungen der Gebärmutter, 1865, 2. Aufl. 1870. Eine Reihe grösserer und kleinerer Aufsätze befindet sich in der neuen Zeitschrift für Geburtskunde, in der Monatsschr. für Geburtskunde, in der Berl. klinischen Wochenschrift und in den Beiträgen zur Geburtskunde und Gynäkologie, herausgegeben von der Gesellschaft für Geburtshilfe zu Berlin, 1872.

Regelmässige Semestralberichte über die geburtshilfliche und gynäkologische Klinik und Poliklinik erscheinen seit Martin's Berufung halbjährig in der „Deutschen Klinik". Dieselben bieten einen leichten Ueberblick über die umfangreiche Thätigkeit der Anstalt.

Klinische Anstalten der Universität, welche mit dem Charité-Krankenhause in Verbindung stehen.

Das Charité-Krankenhaus.

Im Jahre 1710 liess König Friedrich I., im nordwestlichen Theil der Stadt, ein Haus in Fachwerk errichten, bestimmt, denen, bei dem befürchteten Vordringen der Pest bis Berlin, an dieser Krankheit etwa Erkrankenden eine Zufluchtsstätte zu bieten. Berlin blieb von der Pest verschont, und das Gebäude wurde, theils als Armen- und Arbeitshaus, theils als Garnison-Lazareth, Krankenhaus und Hospital benutzt.

Auf Vorschlag des Armen-Wundarztes Chr. Gottfr. Habermaass befahl Friedrich Wilhelm I., d. d. 18. November 1726, dass das Krankenhaus auch zum Unterricht der Militair-Chirurgen dienen solle, „damit dieselben praktisch zu geschickten Aerzten für die Armee gebildet, und die armen kranken und gebrechlichen Leute, sowohl von der Armee, als von der Bürgerschaft, allda sollten aufgenommen, und bestmöglichst curirt werden". Zum Inspektor der Anstalt wurde Habermaass ernannt, und „als ein öffentliches Werk der christlichen Liebe, Gutthat und Mildigkeit" erhielt das Haus von dem Könige selbst, 1727, den Namen: Charité.

Ausser schwerer erkrankten Soldaten fanden unbemittelte Kranke aus der Stadt, auf Ordre des Armen-Direktoriums, unentgeltlich Behandlung und Verpflegung; fremde Kranke hatten wöchentlich 12 Groschen an Kurkosten zu zahlen (resp. die Angehörigen oder die beziehungsweisen Heimathsbehörden); auch armen Schwangeren wurde alsbald die Anstalt zugänglich, während ein abgesonderter Pavillon für Aufnahme der an Krätze und Syphilis Leidenden diente. Auch eine eigene Apotheke wurde in der Anstalt errichtet, welche die Medicamente aus der Hof-Apotheke unentgeltlich empfing. Betrug die tägliche Anzahl der Kranken anfänglich nur etwa 70, so stieg dieselbe schnell, und schon im Januar 1736 belief sie sich auf 140 Männer und 112 Weiber, welche Zahl vorerst ziemlich feststehend blieb.

Ausser anderen Beneficien, aus denen der Charité 18 bis 19,000 Thaler jährliche Einnahmen erwuchsen, schenkte 1735 Friedrich Wilhelm I. der Anstalt ·100,000 Thaler; Privat-Geschenke und Vermächtnisse fielen ihr zu, so vom Grafen Wartensleben ein grosses Stück Ackerland, welches die Charité unmittelbar begrenzte und zu einem Obst- und Küchengarten eingerichtet wurde; vom Freiherrn von Grapendorf, 1746, 80,000 Thaler, wofür auf Befehl Friedrich des Grossen, welcher selber noch 40,000 Thaler hinzufügte, das von österreichischen Fürsten verpfändete, aus 7 Dörfern bestehende Amt Prieborn in Schlesien für die Charité eingelöst wurde. Die Verwaltung dieses Vermögens, welche bis dahin gemeinschaftlich mit den übrigen Armen-Fonds der Stadt geschehen war, wurde 1748 dem Armen-Direktorium entzogen, und erscheint die Charité nunmehr erst als eine selbstständige Stiftung.

Die mit der Zeit bedenklich werdende Baufälligkeit der alten Gebäude; die allmählig eintretende Ueberfüllung der Anstalt, die nach und nach für 500 Menschen eingerichtet, im August 1785 nicht weniger als 386 Kranke und 478 Hospitaliten barg, machte umfassende Neu- und Um-Bauten erforderlich. In den Jahren 1785—1797 wurden die beiden Seitenflügel errichtet; 1800 der Umbau des Mittelgebäudes in seiner jetzigen Gestalt vollendet.

Nachdem 1797 für die Hospitaliten ein anderes Unterkommen gefunden war, wurde das Hospital von der Charité getrennt, dafür jedoch wurden, als 1798 das in der Krausenstrasse belegene städtische Irrenhaus niederbrannte, die Geisteskranken nach der Charité verlegt.

Im Jahre 1800 war die Anstalt mit 680 Betten versehen; doch der abermals bald fühlbar werdende Raummangel, sowie der Uebelstand einer nicht durchzuführenden exakten Trennung der verschiedenen Arten von Kranken bewirkten, dass von 1831—1844 ein zweites, selbstständiges Gebäude, die neue Charité, mit einem Kostenaufwande von 160,000 Thalern errichtet wurde.

Desgleichen wurde 1836 und 1837 für 22,000 Thaler ein drittes isolirtes Gebäude, für besonders ansteckende (speciell Pocken-) Kranke, erbaut, welches Ende der fünfziger Jahre in eine Gebäranstalt verwandelt wurde, wogegen auf dem Oekonomie-Hof in einem der dort befindlichen Oekonomie-Gebäude eine besondere Station für Pocken- und Cholera-Kranke, und eine Begräbnisshalle hergestellt wurden. Ausserdem erfolgte die Erbauung eines Leichen- und eines Wasch-Hauses, des Sommer-Lazareths 1851, und endlich 1856 die Einrichtung des pathologischen Instituts, dem sich neuerdings die Aufstellung eines Krankenzeltes, einer Lazareth- und einiger Pavillon-Baracken anschloss.

Entbehrliche Parcellen des der Charité zugehörigen Landes wurden im Laufe der Zeit verkauft (wofür der Anstalt eine Einnahme von mehr als 130,000 Thaler erwuchs), der übrige Theil in freundliche Gärten verwandelt.

Ausgangs der fünfziger Jahre nahm die Anstalt äusserlich allmählig ihre jetzige Gestaltung an, in welcher sie mit allen Baulichkeiten und Gärten etc. einen Flächenraum von nahezu 48 Morgen Landes bedeckt.

Was die Wandlungen ihrer inneren Organisation anbetrifft, so fungirte anfänglich das im Jahre 1699 für das städtische Armenwesen eingesetzte Armen-Direktorium als Verwaltungs-Behörde, und war diesem zur speciellen Administration der Anstalt ein Ober-Inspektor unterstellt. Die ärztliche Behandlung leitete ein Arzt und ein Chirurgus, welchen als eigentlicher, im Hause wohnender Hausarzt, der Fähigste der bei dem Collegium medico-chirurgicum ausgebildeten Chirurgen beigeordnet war. Dem Hausarzt waren vier Barbiergesellen, die zu Feldscherern ausgebildet werden sollten, subordinirt.

Im Jahre 1770 wurde die Zahl der Hauschirurgen auf 2, der Feldscherer auf 6 vermehrt; nach Begründung der Pépinière (1795) trat zu diesen noch ein Stabs-Chirurgus Seitens der neubegründeten Anstalt hinzu; auch wurde nunmehr bestimmt, dass die Eleven der Pépinière ihr neuntes Studien-Semester als Sub-Chirurgen auf der Charité zubringen sollten. Von dem Jahre 1804 an betrug die Zahl dieser Sub-Chirurgen stets 19; dieselben bezogen ausser freier Station eine kleine monatliche Besoldung.

Bei Gelegenheit der Errichtung der medicinisch-chirurgischen Akademie für das Militair wurde das besondere Anrecht der militair-ärztlichen Bildungs-Anstalten auf die Charité durch Allerh. Cabinets-Ordre d. d. 27. Juli 1811 festgesetzt und dahin geregelt, dass die Charité zwar den Studirenden des Civilstandes offenen Zutritt zu dem klinischen Unterricht gewähren, dass aber die Ausschliesslichkeit des Vorrechtes bei der Besetzung assistenzärztlicher und der Subchirurgen-Stellen den militair-ärztlichen Bildungs-Anstalten verbleiben sollte.

War auch im Jahre 1798 bereits dem Chef des Ober-Collegium medicum die ärztliche Oberaufsicht über die Charité übertragen, so blieb im Uebrigen doch das Armen-Direktorium als Aufsichtsbehörde bestehen. Die Verwaltung führten neben dem Ober-Inspektor der erste Arzt und der erste Wundarzt, denen der zweite Arzt und der zweite Wundarzt als dirigirende Aerzte coordinirt waren — kein Wunder, wenn unter solchen Umständen eine einheitliche und energische Leitung ermangelte.

Die Kriegsjahre im Anfange unseres Jahrhunders brachten in Folge dessen die Anstalt auch ganz ungemein zurück; ihr Vermögen sank von 270,830 auf 97,917 Thaler herab, und erst als im Jahre 1818 ein auskömmlicher Staatszuschuss gewährt werden konnte, die Anstalt ganz von der Armen-Direktion getrennt, und vorläufig dem Minister von Altenstein unterstellt wurde, bahnte sich eine bessere Zeit für die Charité an. Eine Reihe von Conflikten, theils mit der Stadt wegen der unentgeltlichen Verpflegung der Armen, theils mit der Militair-Medicinal-Behörde wegen Benutzung der Charité zu Unterrichtszwecken der Universität war erst zu überwinden, bevor auf Rust's Antrag, 1829, die Special-Direktion der Anstalt dem Geh. Medic.-Rath Dr. Kluge, ohne officielle Ernennung desselben zum Direktor, übertragen, und mit der Oberaufsicht ein besonderes Curatorium, 1830, betraut werden konnte. Das Curatorium bestand aus Räthen der Ministerien des Innern und des Unterrichts, einem Rathe des Polizei-Präsidiums und einem Mitgliede des Medicinalstabs, denen als Präsident der Geh. Ober-Medicinal-Rath Dr. Rust vorgesetzt und ein Justitiarius, sowie ein Rechnungsbeamter beigeordnet waren.

Dem Curatorium, vor Allem aber den persönlichen Bemühungen seines Präsidenten dankt die Anstalt viele und grosse Verbesserungen betreffs der Krankenpflege, Erweiterung und zweckmässigeren Einrichtung der Kranken- und Wirthschafts-Räume, der definitiven Regelung der Beziehung zur Armen-Direktion, welcher jährlich 100,000 freie Verpflegungstage gewährt wurden.

Auch die klinischen Anstalten wurden in dieser Zeit bedeutend erweitert und besser organisirt: zwar bestand ein medicinisch und chirurgisch-klinischer Unterricht schon seit den ersten Anfängen des Charité-Krankenhauses; desgleichen konnten seit 1769 Studirende auch die Gebäranstalt frequentiren, dennoch liess dieser gesammte Lehr-Apparat noch sehr Viel zu wünschen übrig. Es fehlte ihm an jeder Regelmässigkeit und Ordnung und es begann die Charité in Wirklichkeit erst 1814 sich zu einer Lehranstalt auszubilden, nachdem Kluge regelrechte klinisch-praktische Uebungen in der Gebäranstalt eingerichtet hatte.

Im Jahre 1816 eröffnete Rust die chirurgische; 1828 Bartels die medicinische Klinik. Im selben Jahre wurde auch die ophthalmiatrische Klinik errichtet. Im Jahre 1825 wurde die Klinik für Syphilis durch Kluge; 1830 die Klinik für Kinderkrankheiten durch Barez begründet. Die Klinik für psychische Krankheiten unter Ideler bildete den Beschluss, ausserdem wurde auch nun die Prosektur an der Charité errichtet.

Nach Kluge's Tode wurde die Special-Direktion der

Charité interimistisch auf den Geh. San.-Rath Dr. Wolff und den Ober-Inspektor Esse übertragen; der Einfluss des Curatoriums schwand mehr und mehr, und nachdem letzteres 1846 aufgelöst war, wurde die Anstalt dem Ministerium der geistlichen, Unterrichts- und Medicinal-Angelegenheiten direkt unterstellt.

An die Spitze der Verwaltung trat der frühere Major Hirsch, dem der Ober-Inspektor zur Seite blieb, dergestalt, dass dem Ersteren die allgemeine Direktion, dem Letzteren die specielle Verwaltung der Anstalt übertragen wurde. Im Jahre 1849 nahm Major Hirsch seine Entlassung, und da es wünschenswerth erschien, neben das rein administrative auch ein ärztliches Element in der Direktion zu haben, wurden 1850 der Geh. Med.-Rath Dr. Horn zum ärztlichen, der bisherige Ober-Inspektor Esse zum Verwaltungs-Direktor ernannt. Beide waren zu gemeinsamem Wirken coordinirt, und zum Ausgleich etwaiger Differenzen wurde ein Ministerial-Commissarius bestellt. Als am 19. Januar 1871 der Geh. Ober-Med.-Rath Dr. von Horn starb, fungirte der Geh. Regierungs-Rath Dr. Esse als alleiniger Direktor.

Leider ist es nicht gelungen, den um die Organisation der Krankenhäuser, vor Allem um die Charité so hochverdienten Mann dauernd in der ihm übertragenen Stellung zu halten. Derselbe scheidet demnächst aus seinem Amte aus. In Betreff seines Nachfolgers ist noch keine definitive Entscheidung getroffen. Jedenfalls möchte es schwierig sein, eine zweite Persönlichkeit zu finden, die enger mit der Anstalt verwachsen und gleich dem zeitigen Direktor geeignet wäre, zwischen den in den Tendenzen der Anstalt begründeten, oft widerstreitenden Bestrebungen vermittelnd einzutreten, zumal andererseits bei der Bedeutung der Charité, als der wichtigsten ärztlichen Bildungsschule Preussens, das

Direktorat derselben ein Amt von hoher Wichtigkeit für das gesammte Medicinalwesen darstellt.

Die jährlichen Einnahmen des Charité-Krankenhauses betragen zur Zeit etwa 326.000 Thaler, eingerechnet einen laufenden Staatszuschuss von 80,440 Thaler.

Die Normalzahl der Kranken, welche aufgenommen werden können, beträgt augenblicklich 1500—1800.

Während im Jahre 1790 im Ganzen in der Charité verpflegt wurden 2936, belief sich die Zahl der Kranken 1840 auf 10,392; im Jahre 1871 auf 16,998.

Die Aufnahme Kranker erfolgt auf Grund ärztlichen Attestes, und zwar entweder auf Requisition der städtischen Armen-Verwaltung, auf polizeiliches Erfordern, oder auf eigene Meldung Seitens des Kranken. Auch in letzterem Falle wird ein ärztliches Attest gewünscht und muss der Betrag einer einmonatlichen Verpflegung vorausgezahlt werden. Verunglückte und solche Kranke, deren Zurückweisung ohne Gefahr nicht thunlich erscheint, finden in der Charité jederzeit sofortige Aufnahme.

Der Verpflegungssatz beträgt pro Tag 17½ Sgr.

Auch nicht in Berlin ortsangehörige Kranke werden, soweit es der Raum gestattet, in die Charité aufgenommen, wenn durch ärztliches Attest die Wahrscheinlichkeit einer Heilung der Krankheit nachgewiesen und ein Revers des Vorstandes desjenigen Ortes, in welchem der Kranke wohnt, beigebracht wird, worin der betreffende Vorstand sich nicht allein zu eventueller Tragung der Kurkosten verpflichtet, sondern auch erklärt, den Kranken sofort zurücknehmen zu wollen, sobald die Entlassung desselben aus irgend einem Grunde Seitens der Charité-Direktion angeordnet werden sollte.

Die Abtheilung für Geisteskranke ist vorzüglich bestimmt

zur Aufnahme armer, heilbarer, hier oder in Potsdam ortsangehöriger, Geisteskranker. Diese hat die Charité unentgeltlich zu verpflegen. Soweit der Raum gestattet, können auch andere selbst auswärtige Geisteskranke aufgenommen werden, doch muss bei den Kranken beider Kategorieen das ärztliche Attest auch ein motivirtes Gutachten über das wirkliche Vorhandensein der Geisteskrankheit enthalten. Für zahlende auswärtige Geisteskranke müssen gleichfalls die Verpflegungskosten und zwar von 60 zu 60 Tagen vorausbezahlt werden; ausserdem ist, sofern die Kostenzahlung nicht durch einen Revers der Heimathsgemeinde garantirt wird, eine Caution von 100 Thalern bei der Charité-Kasse zu deponiren, zur Deckung etwaig rückständiger Kurkosten, zum Transport des Kranken in seine Heimath etc., falls die Pränumeration nicht fortgesetzt pünktlich erfolgen sollte.

Der Kostensatz für hiesige zahlungsfähige Geisteskranke beträgt 25 Sgr., für auswärtige 1 Thaler. Für Gewährung einer Extra-Verpflegung tritt ein Zuschlag von 10 Sgr. pro Tag hinzu.

Die Aufnahme hier sich aufhaltender Geisteskranker von ausserhalb, welche den Aufnahme-Bedingungen nicht sofort entsprechen können, muss zunächst in die städtische Irren-Verpflegungs-Anstalt bewirkt werden, von wo aus sie auf Requisition der Armen-Direktion, als Verwaltungs-Behörde jener Anstalt, zur Charité überwiesen werden, sobald die Heilbarkeit festgestellt und der Kostenpunkt erörtert ist. Auch bei hiesigen nicht zahlungsfähigen Kranken ist in gleicher Weise zu verfahren, wenn nicht die Armen-Direktion der Charité gegenüber entweder den Nachweis geführt hat, dass der Kranke hier ortsangehörig, arm und heilbar und somit von der Charité unentgeltlich zu behandeln ist, oder die Verpflichtung übernommen hat, die Kosten nach den reglementsmässigen Sätzen zu erstatten. Die Wiedereinziehung der von der Commune solchergestalt zu verauslagenden Kosten erfolgt, wie überall, wo die Aufnahme für Rechnung der Commune erfolgt ist, durch die Armen-Direktion selbst, ohne Mitwirkung der Charite.

Für das ärztliche Attest, mit welchem Geisteskranke der Charité zu überweisen sind, ist nachstehendes Schema vorgeschrieben.

Fragen,

welche bei der Anfertigung ärztlicher Berichte über die in die Irrenheilanstalt der Charité aufzunehmenden Geisteskranken zu beantworten sind.

I. In Betreff der äusserlichen Verhältnisse des Kranken.

Angabe seines Vor- und Zunamens, Alters, Geburtsortes, seiner Religion, seines jetzigen Aufenthaltsortes, Standes oder Gewerbes, der Verhältnisse und des Aufenthalts seiner Eltern und nächsten Verwandten.

II. In Betreff des gegenwärtigen Zustandes der Krankheit und der Geschichte ihres Ausbruches und Verlaufes.

1. Durch welche charakteristische Merkmale giebt sich das Seelenleiden zu erkennen?

a. Zeichnet sich dasselbe vornehmlich durch Sinnestäuschungen aus, die der Kranke entweder durch seine unmittelbare Aeusserung, dass er nicht vorhandene Dinge sehe, höre, rieche, schmecke, fühle, oder durch sein Benehmen verräth, insofern er lauschend und spähend seine Aufmerksamkeit nicht auf seine Umgebungen richtet, oder mit abwesenden Personen Gespräche führt?

b. Welche Störungen werden im Verstandesgebrauch bemerkt? Leidet derselbe an wirklicher Schwäche, welches besonders auch im Gedächtniss und der Aufmerksamkeit hervortritt? Oder wird der Verstand durch bestimmte Wahnvorstellungen irre geleitet, welche er oft noch in einen folgerechten Zusammenhang bringt? Welches sind die Wahnvorstellungen? Oder ist der Verstand, wie bei der Tobsucht in einem Gewirr von Vorstellungen befangen, so dass der Kranke zu einem zusammenhängenden Gespräch unfähig wird?

c. Wie sind die Gemüthsäusserungen desselben beschaffen? Drückt er durch Worte, Gebehrden, Haltung und Bewegung des Körpers Lust oder Schmerz, Zorn, Hass, Argwohn, Furcht, Angst, Verzweiflung aus? Bezieht er diese Gefühle auf bestimmte Gegenstände, und stehen mit diesen seine Handlungen im Zusammenhange oder nicht? Begeht er verkehrte Handlungen, von denen sich kein psychologischer Grund annehmen lässt?

(Ueberhaupt ist die möglichst vollständige Angabe der krankhaften Willensäusserungen des Wahnsinnigen in Bezug auf seine Person, seine Verhältnisse, auf andere Personen, vorzüglich insofern daraus nachtheilige und gefährliche Handlungen hervorgehen, der wesentlichste Theil der ärztlichen Berichte über Geisteskranke, deren Seelenleiden dadurch am vollständigsten erkannt wird.)

2. Durch welche Eigenthümlichkeiten zeichnet sich der Ausbruch und Verlauf des Seelenleidens aus?

a. Fand der Ausbruch plötzlich nach scheinbar ungestörter Gesundheit statt? Oder gingen demselben schon seit längerer Zeit mancherlei Vorboten vorher, die sich durch veränderte Gesinnung des Kranken, durch Widersprüche in seinem Charakter, Betragen, seiner Lebensweise zu erkennen gaben?

b. Auf wie lange Zeit erstreckt sich die Dauer des Seelenleidens?

c. Zeigt dasselbe stets den nämlichen Charakter oder änderte sich seine Form um, so dass z. B. auf Tobsucht Schwermuth oder umgekehrt erstere auf diese erfolgte, oder überhaupt ein auffallender Wechsel der Erscheinungen stattfand?

d. War der Verlauf des Seelenleidens ein anhaltender oder wurde derselbe durch freie Zwischenzeiten (lucida intervalla) unterbrochen? Oder ereignete sich schon in früheren Jahren ein Anfall von Wahnsinn, auf welche dem Anscheine nach vollständige Heilung folgte?

III. In Betreff der innern und äussern Bedingungen der Krankheit und ihrer wahrscheinlichen Ursachen.

1. Lässt sich eine von Eltern oder Grosseltern vererbte Anlage zum Wahnsinn nachweisen?
2. Wie waren die Geisteskräfte des Kranken vor dem Ausbruch seines Leidens beschaffen? Hatten sie eine seinen persönlichen Verhältnissen angemessene Entwickelung erlangt oder nicht?
3. Traten in seiner Gemüthsthätigkeit auffallende Erscheinungen hervor, namentlich die Neigung zu starken Affecten des Zornes, der Traurigkeit, Furcht u. s. w.? Oder herrschende Leidenschaften, als religiöse Schwärmerei, Stolz, Eitelkeit, Herrschsucht, Habsucht, Liebe, Hang zu heimlichen Genüssen?
4. Hatten auf das Gemüth erschütternde Einflüsse eingewirkt, Kränkung der Ehre, Tod geliebter Angehörigen, Verlust des Vermögens, überhaupt Unglück aller Art?
5. Entstand das Seelenleiden aus Krankheiten des Körpers, namentlich wichtiger Organe des Kopfes, der Brust, des Unterleibes?
6. Steht dasselbe im Zusammenhange mit Entwickelungs-Vorgängen der Pubertät, der Schwangerschaft, des Wochenbettes, der klimakterischen Jahre?
7. Hatte sich der Kranke nachtheiligen Einflüssen auf den Körper ausgesetzt? War er dem Genusse spirituöser Getränke ergeben?

IV. In Betreff der im ganzen Verlaufe der Krankheit bis jetzt bei dem Kranken angewendeten Behandlungs-Methode und deren Resultate.

1. Fand überhaupt eine ärztliche Behandlung des Kranken statt, oder wurde sie durch dessen Verhältnisse unmöglich gemacht?
2. Welche therapeutische Heilmethode wurde durch den Charakter eines den Wahnsinn begleitenden Körperleidens erfordert, und durch welche Verordnungen wurde derselben Genüge geleistet? Wurden Blutentziehungen, Brech- oder Abführungsmittel, beruhigende Arzencien, Bäder, äussere Hautreize in Anwendung gesetzt und erfolgte danach eine Besserung, Verschlimmerung oder gar keine Wirkung?
3. Gestatten die Umstände Versuche mit psychischen Heilmassregeln? Gelang es, den Kranken an ein geregeltes Betragen zu gewöhnen, ihn zweckmässig zu beschäftigen, ihn über einzelne Irrthümer aufzuklären? Oder wurde durch sein ungestümes Benehmen oder wegen Neigung zu gefährlichen Handlungen oder aus anderen Ursachen die Anwendung von Coërcitiv-Massregeln nothwendig, und welchen Einfluss übten sie auf den Kranken aus?

Die Behandlung der Kranken in der Charité erfolgt in 11 gesonderten Abtheilungen, welche zumeist auch zu klinischen Zwecken und zu den Staatsprüfungen benutzt werden. Es sind:

a. in der alten Charité:

1. Die Abtheilung für innerliche Kranke. Dieselbe ist in 4 Sektionen getheilt, und enthält die medicinische und die propädeutische Klinik. Dirigirende Aerzte der Abtheilung sind: Geh. Ober-Medicinal-Rath Professor Dr. Frerichs, Geh. Medicinal-Rath Professor Dr. Traube, Professor Dr. Jos. Meyer, Stabsarzt Dr. Fräntzel. Die Normal-Zahl an Kranken beträgt 450, wird jedoch meistens beträchtlich überschritten.

2. Die Abtheilung für kranke Kinder. Dirigirender Arzt: Professor Dr. Henoch. Normal-Numerus 40; durchschnittlicher Bestand 60.

3. Die Abtheilung für Augenkranke. Dirigirender Arzt: Professor Dr. Schweigger. Normal-Numerus 85; durchschnittlicher Bestand nur 25.

4. Die gynäkologische Abtheilung. Dirigirender Arzt: Geh. Medic.-Rath Professor Dr. Martin. Normal-Numerus 20; durchschnittlicher Bestand 28.

5. Die Abtheilung für Nerven-Krankheiten. Dirigirender Arzt: Professor Dr. Westphal. Normal-Numerus 50; durchschnittlicher Bestand 54.

b. in dem Sommer-Lazareth, in der Lazareth-Baracke resp. in den Zelten etc.; sowie in einem kleinen Nebenhause:

6. Die Abtheilung für äusserliche Kranke. Dirigirende Aerzte: Geh. Medicinal-Rath Professor Dr. Bardeleben und Stabsarzt Dr. Starcke. Normal-Numerus 250; durchschnittlicher Bestand dt.

c. in der neuen Charité:

7. Die Abtheilung für Geistes- und Krampf-Kranke. Dirigirender Arzt: Prof. Dr. Westphal. Normal-Numerus für die Abtheilung für Gemüths-Kranke 140; durchschnittlicher Bestand 75. Normal-Numerus für die Abtheilung für Krampf-Kranke 30; durchschnittlicher Bestand 56.

8. Die Abtheilung für Syphilis und Haut-Krankheiten. Dirigirender Arzt: Professor Dr. Lewin. Normal-Numerus: für die Abtheilung für Haut-Kranke 20; durchschnittlicher Bestand 16: für die Abtheilung für Syphilis normal 250; durchschnittlicher Bestand 275: für die Abtheilung für Krätze normal 20; durchschnittlicher Bestand 16.

9. Die Abtheilung für kranke Gefangene. Dirigirender Arzt: Professor Dr. Virchow. Normal-Numerus 55; durchschnittlicher Bestand 38.

d. in der Gebär-Anstalt:

10. Die Abtheilung für Geburtshilfe. Dirigirender Arzt: Professor Dr. Schöller. Normal-Numerus an Schwangeren 20; an Müttern 20; an Kindern 20; durchschnittlicher Bestand an Schwangeren 13; an Müttern 26; an Kindern 27.

e. im Hause für ansteckende Krankheiten:

11. Die Abtheilung für Pocken- (resp. Cholera-) Kranke. Dirigirender Arzt: Privat-Docent Dr. Zuelzer. Normal-Numerus 30.

Zur Assistenz für die 14 dirigirenden Aerzte fungiren 7 Stabsärzte des Friedrich-Wilhelms-Instituts, und bei der Klinik des Geh. Ober-Medic.-Rath Professor Dr. Frerichs, sowie auf der Irren- und Nerven-Abtheilung je drei Civil-Aerzte.

Ausserdem sind 21 Eleven des Friedrich-Wilhelms-Instituts auf der Charité als Unterärzte angestellt.

Die Stabs- und Unterärzte wohnen in der Anstalt; von den dirigirenden Aerzten, die Professoren Schöller und Jos. Meyer.

Auf den einzelnen Stationen fungiren 6 Stations-Inspektoren; für die Gebäranstalt 2 Hebammen und 1 unbesoldete Gehilfin. Für den Krankendienst sind 140 Wärter und Wärterinnen und 17 Diakonissen angestellt. In der Apotheke fungiren 4 Apotheker unter einem Ober-Provisor. Die Seelsorge wird von vier im Beamtenhause wohnenden evangelischen Geistlichen versehen. Für die Verwaltung sorgen 10 Bureau-Beamten und Hilfsarbeiter; für die Verflegungs-Angelegenheiten ein Oekonomie-Inspektor mit dem nöthigen Unter-Personal. Das Hausgesinde beläuft sich auf etwa 150 Personen.

Die Aufnahme der Kranken erfolgt in dem sogenannten Aufnahme-Bureau durch einen der Bureau-Beamten, der je nach der Art des Leidens, mit welchem der Kranke behaftet ist, denselben der betreffenden Station zutheilt.

Da die Abtheilung für innerliche Kranke in mehrere

Unterabtheilungen resp. Kliniken zerfällt, ist festgesetzt, dass an 4 Tagen der Woche die medicinische, an 2 Tagen die propädeutische, an 1 Tag die Nerven-Klinik die Aufnahme hat, d. h. sich von sämmtlich neu zugehenden innerlich Kranken die ihren Zwecken zumeist entsprechenden auswählen darf. Diese Anordnung findet jedoch nur bei den männlichen Kranken Anwendung. Innerlich kranke Weiber werden zunächst stets der medicinischen Klinik überwiesen, nur an Einem Tage der Woche hat die gynäkologische Abtheilung das Vorrecht. Innerlich Kranke, welche weder auf der Abtheilung des Geh. Ober-Med.-Rath Professor Dr. Frerichs, noch auf derjenigen des Geh. Medic.-Rath Professor Dr. Traube angenommen werden, kommen auf eine der beiden Neben-Abtheilungen (Prof. Dr. Jos. Meyer und Stabsarzt Dr. Fräntzel).

Zwischen den einzelnen Abtheilungen waltet im Uebrigen betreffs gegenseitigen Austausches besonderer Krankheitsfälle die grösste Bereitwilligkeit ob, und sucht auch hierbei die Verwaltung ihre Interessen den Interessen der Wissenschaft unterzuordnen.

Die öffentliche Besuchszeit ist Mittwochs und Sonnabends von 2—4 Uhr, Sonntags und an Festtagen von 12—1; auf der Geisteskranken-Abtheilung Freitags von ½9—10 Uhr Vormittags. Aerzte wählen am Besten die Stunden von 8—1 Uhr, und sind auf sämmtlichen Kliniken gern gesehene Gäste. Zu einer eingehenderen Besichtigung sämmtlicher Einrichtungen der Anstalt bedarf es der Erlaubniss der Direktion, doch wird eine solche stets auf das Bereitwilligste ertheilt.

Wie vor allen Kranken-Anstalten Berlin's, durch ihre Grösse und die Zweckmässigkeit aller Einrichtungen, zeichnet sich die Charité dadurch besonders aus, dass sie in bewundernswerther Weise Heil-Anstalt und Lehr-Anstalt in sich vereinend, den Zwecken der Humanität und der Wissenschaft mit gleichem Erfolge dient. Ohne von einer einheitlichen Grundidee ausgegangen zu sein, wirkt die Anstalt dennoch als ein geschlossenes wohlorganisirtes Ganzes höchst wohlthuend auf den Beschauer; an ihrer Entwickelung bewahrheitete sich Griesinger's Wort: „dass grosse Gedanken dem Herzen entstammen, und dass für das Wohl der Leidenden Kopf und Hand nur gut und erfolgreich arbeiten können, wenn ein warmes Gefühl für das Unglück sie leitet.“ Möge darum, wie in der Mythe Eros der irrenden Seele die Fackel vorträgt, auch hier stets liebende Theilnahme und das Bestreben, zu lindern, zu helfen und zu heilen, dem forschenden Geist die dunklen Pfade erleuchten, auf denen die Natur ihre geheimen Wirkungen vollzieht.

Die mit dem Charité-Krankenhause vereinigten klinischen Institute sind:

a. Die medicinische Klinik.

Auf Wilhelm von Humboldt's Vorschlag, d. d. 23. Mai 1810, war die medicinische Klinik für die Universität begründet, zu 12 Betten eingerichtet und mit jährlich 3000 Thalern dotirt. Reil wurde zur Leitung derselben berufen. Das Institut befand sich anfänglich in der Grossen Friedrichstrasse No. 101, in demselben Hause, wie das chirurgische Universitäts-Klinikum. Gleich letzterem hatte die medicinische Klinik unter der Ungunst der Zeitverhältnisse vielfach zu leiden, und erst als im December 1818 die Uebersiedelung beider Anstalten nach der Ziegelstrasse 5/6 erfolgte, kam die Klinik unter der Leitung Berends', der aus Breslau berufen wurde, in günstigeren Fortgang. Im Jahre 1826 starb Berends, und nachdem interimistisch von Stosch und Sundelin die Klinik geleitet hatten, erhielt im März 1828 Professor Dr. Bartels das Direktorat. Er beantragte die Verlegung der Anstalt nach der Charité. Längere Unterhandlungen zwischen dem Unterrichts-Minister von Altenstein und dem Kriegs-Minister von Hacke über die vermeintlich gefährdeten Interessen der Militair-Medicinal-Lehr-Institute fanden statt, bis schliesslich die Allerh. Genehmigung ertheilt, und die Klinik am 26. Mai 1828 in der Charité durch Bartels eröffnet wurde.

Hier hatte sich zuvor für den medicinischen Unterricht nur die „medicinische Klinik für Wundärzte" befunden, welche ursprünglich schon in der Charité, später in einem Filial-Hospital in der Heiligen Geiststrasse untergebracht, dann wieder, und zwar im Jahre 1798, nach der Charité zurückverlegt, hauptsächlich die Ausbildung der Militair-Chirurgen und später der Zöglinge der militair-ärztlichen Bildungs-Anstalten bezweckte. Nach ihrer Zurückverlegung nach der Charité wurde diese Klinik zuerst durch Geh. Rath Fritze, später von Dr. Horn, endlich durch den Geh. Sanitäts-Rath Wolff geleitet, welcher zahlreiche Studirende auch vom Civil heranzog und die Klinik, an deren Seite nun 1828 in der Charité die „medicinische Universitäts-Klinik" trat, zu einer der frequentirtesten zu machen wusste. Im Jahre 1857 ging die Klinik vollständig ein. Die Universitäts-Klinik behauptete allein das Feld, bis sich an ihre Seite die alsbald neubegründete propädeutische Klinik stellte.

Mit ihrer Uebersiedelung nach der Charité erhielt die

medicinische Klinik den Namen einer „lateinischen“; die eigene Verwaltung fiel fort und ging an die Charité-Direktion über. Stabsärzte und Eleven der militair-ärztlichen Bildungs-Anstalten übernahmen die Funktionen der Assistenz- und Unter-Aerzte.

Nach Bartels' Tode wurde durch C.-O. d. d. 14. April 1839 Schönlein aus Zürich berufen, welcher 20 Jahre hindurch der Klinik mit segensreichstem Erfolge vorstand. Dieselbe hörte auf eine „lateinische“ zu sein: auch wurde bei ihr auf Schönlein's Veranlassung ein besonderer Civil-Assistent angestellt, weil der häufige Wechsel der Stabsärzte sich als nachtheilig erwiesen hatte.

Der Ruf der Klinik verbreitete sich allgemein. Ausser der grossen Anzahl von Studirenden betheiligten sich zahlreiche Aerzte von Nah und Fern an dem Unterricht. Geistreiche Diagnose, lebendige Auffassung des Krankheitsprocesses, anregende Art des Vortrages, Einfachheit der Therapie zeichneten die Klinik in hohem Maasse aus; auch die chemische und mikroskopische Untersuchung der pathischen Ausscheidungen wurde nicht vernachlässigt und durch Dr. F. Simon mit Sorgfalt cultivirt.

Im Jahre 1859 zog sich Schönlein zurück. Die Direktion der Anstalt ging an den Geh. Ober-Medicinal-Rath Professor Dr. Frerichs, welcher aus Breslau berufen wurde, über.

Frerichs erweiterte die Klinik bedeutend (von 60 Betten auf 180); richtete ein eigenes Laboratorium für mikroskopische und chemische Arbeiten ein, und bewirkte die Anstellung dreier Civil-Assistenten, neben denen 2 Militair-Unterärzte an der Klinik beschäftigt sind.

Die klinischen Räume befinden sich im Haupt-Gebäude

der alten Charité, 2 Tr. hoch (No. 15—20). Das Auditorium, am äussersten nördlichen Flügel belegen, ist für die Menge der Zuhörer (stets über 150) kaum ausreichend und den Lehrzwecken nicht allzu günstig.

Der klinische Unterricht findet 5 Mal wöchentlich von 11—12 Uhr statt.

Zur Vorstellung in der Klinik kommen per Semester durchschnittlich 80—120 Kranke. Alle Krankheitsformen werden, gemäss der Bedeutung der Klinik, als der einzigen medicinischen, neben der propädeutischen Klinik und der medicinischen Poliklinik, möglich gleichmässig berücksichtigt. — Praktikanten zählt dieselbe meist einige 60; die Zahl der Zuhörer beläuft sich durchschnittlich auf 120—160; unter ihnen finden sich stets zahlreiche ältere Aerzte aus allen Gegenden der Erde. Den Besuchern der Klinik ist gestattet, den Abend-Visiten auf den Krankensälen unter der Leitung eines Assistenten beizuwohnen.

Die überaus anschauliche und eingehende, dabei glänzende Darstellung der pathologischen Verhältnisse; das Bestreben, in langer Reihe ähnliche Fälle vorzuführen, an denen die differentielle Diagnostik in den feinsten Nüancen geübt wird; die gleichmässige Anwendung der chemisch-diagnostischen, physikalischen und mikroskopischen Untersuchung; endlich das stete Anknüpfen an die physiologische Grundlage der Krankheiten, die nur als Anomalien des normalen Lebens gelten, sind Eigenthümlichkeiten, welche wir als charakteristisch für die Klinik bezeichnen möchten, welche jedoch bei den Zuhörern schon exaktere Kenntnisse der Pathologie und Therapie und einen freieren Umblick in der klinischen Praxis voraussetzen, um in entsprechender Art Nutzen zu wirken.

Der Geh. Ober-Medicinal-Rath Professor Dr. Friedrich Theodor Frerichs, vortragender Rath im Ministerium, Mitglied der wissenschaftlichen Deputation etc. etc., ist geboren am 24. März 1820 zu Aurich; studirte in Göttingen und Berlin; beschäftigte sich dort, unter Wöhler's Leitung, praktisch mit der Chemie, hier unter Dieffenbach hauptsächlich mit Chirurgie, und liess sich im Jahre 1843 als praktischer Arzt in seiner Vaterstadt nieder.

Vorzüglich als Operateur und Augenarzt fand Frerichs dort schnell einen ausgedehnten Wirkungskreis; unterbrach jedoch bald die praktische Thätigkeit, um über Prag eine wissenschaftliche Reise nach Wien zu machen, wo ihn besonders Skoda und Rockitansky fesselten.

Nachdem Frerichs darnach noch einen mehrmonatlichen Aufenthalt in Paris genommen, habilitirte er sich als Privat-Docent 1846 zu Göttingen; wurde Assistent am physiologischen Institut; übernahm später die klinischen Obduktionen und wurde 1848 ausserordentlicher Professor der pathologischen Anatomie, ohne jedoch von der praktischen Richtung sich abzuwenden, welcher die Universalität seiner Ausbildung und seines Geistes in solchem Maasse zu Gute kam, dass wir in ihm mit vollstem Rechte den Ersten der deutschen Kliniker verehren dürfen.

Im Jahre 1851 nach Kiel berufen, übernahm Frerichs die Leitung der medicinischen Klinik; ging 1852 als Professor der Pathologie und Therapie und Direktor der medicinischen Klinik nach Breslau, wo er eine Reform des medicinischen Unterrichts und die Errichtung des chemischen und mikroskopischen Laboratoriums bewirkte und kam 1859 als Nachfolger Schönlein's nach Berlin.

Von seinen Werken, welche zu den klassischen in der Medicin gehören, seien hier erwähnt: „Die medicinische Klinik", Kiel und Braunschweig 1858 und 1861. „Ueber Gallert- und Colloid-Geschwülste", Göttingen 1847. „Ueber die Bright'sche Nierenkrankheit", Braunschweig 1851; endlich sein berühmtestes, in's Englische, Französische, Italienische und Russische übersetzte Werk über „die Leber-Krankheiten".

Ausser diesen Schriften finden sich zahlreiche Aufsätze physiologisch-anatomischen und physiologisch-chemischen Inhalts in verschiedenen Zeitschriften: ausserdem noch zahlreiche Artikel in Liebig's, Poggendorff's und Wöhler's Handwörterbuch der Chemie und Wagner's Handwörterbuch der Physiologie, in letzterem namentlich die grosse bahnbrechende Arbeit „über Verdauung".

b. Die Klinik für Chirurgie.

War gleich schon früher durch den Regiments-Feldscherer Senff, später durch Neubauer, Pallas, Hencke, Voitus und Mursinna auf der Charité Unterricht in der Behandlung äusserlich Kranker, speciell für Militair-Chirurgen, ertheilt worden, erhielt dennoch diese Lehr-Einrichtung Werth und Bedeutung erst, nachdem durch Cab.-Ordre d. d. 12. December 1816 die chirurgische und ophthalmiatrische Klinik errichtet und die Direktion derselben dem General-Chirurgus Dr. Rust übertragen war. Rust wurde zum ordentlichen Professor an der medicinisch-chirurgischen Akademie ernannt. Bezweckte die Klinik zwar auch jetzt wiederum zunächst nur die Ausbildung der Militair-Chirurgen, so bestimmte dennoch der Königliche Stifter ausdrücklich, dass an dem Unterricht sich auch die Studirenden der Universität betheiligen sollten.

Die combinirte Klinik erhielt im zweiten Stockwerk des Krankenhauses zwei Zimmer, mit je 12 Betten, und einen Operationssaal. Die Assistenten wurden aus der Zahl der Militair-Chirurgen der äusseren Abtheilung genommen. Es blieb dabei der Klinik vorbehalten, sich aus dem gesammten

Material dieser Abtheilung die geeigneten Fälle auszuwählen. Auch wurden ihr sämmtliche Operationen überwiesen.

In dem Universitäts-Klinikum für Chirurgie unter Graefe feierte die operative Chirurgie ihre höchsten Triumphe: hier pflegte Rust vor Allem die chirurgische Pathologie und Therapie und entfaltete in seiner rationellen Lehrweise die reiche Fülle seiner Erfahrung und die Gediegenheit seines Wissens. Unter seiner geistvollen Leitung entfaltete sich die junge Lehr-Anstalt auf das Beste.

Am 24. Januar 1824 wurde Rust zum ordentlichen Professor an der Universität ernannt und als vortragender Rath in das Ministerium berufen. Seine hierdurch sehr vermehrten Amtsgeschäfte machten ihm eine Unterstützung auf der Klinik wünschenswerth, und Dieffenbach, einer seiner ausgezeichnetsten Schüler, trat als dirigirender Arzt der äusseren Abtheilung an seine Seite. Rust, der an Kurzsichtigkeit litt, übertrug Dieffenbach alsbald fast sämmtliche Operationen in der Klinik, und Dieffenbach's eminentes operatives Talent kam nun zur Geltung. Das schönste collegiale Verhältniss waltete anfänglich zwischen Beiden, leider! um sich späterhin zu trüben. Da von ihnen den Augenkranken weniger Aufmerksamkeit zugewandt wurde, beantragte Rust, 1828, die Trennung der ophthalmiatrischen von der chirurgischen Klinik, und durch Rescript vom 27. März cjusd. ann. wurde seinem Wunsche gemäss eine eigene Augenklinik errichtet, deren Direktion dem damaligen Privat-Docenten Dr. Jüngken übertragen wurde. Am 19. Mai 1828 fand die Eröffnung dieser neuen Anstalt, welche im 3. Stockwerke 2 Zimmer mit je 12 Betten inne hatte, statt. — Rust starb im Jahre 1840; Dieffenbach blieb ein Semester alleiniger Direktor der chirurgischen Klinik und dirigirender Arzt der äusseren Abtheilung; trat dann aber an Graefe's Stelle als

Direktor des chirurgischen Klinikums der Universität. In der Charité hingegen wurde die ophthalmiatrische wieder mit der chirurgischen Klinik vereinigt, und die Direktion beider Kliniken am 29. October 1840 provisorisch, am 2. August 1841 definitiv dem Geh. Medicinal-Rath Professor Dr. Jüngken übertragen. Die Kliniken wurden auch äusserlich, durch Verlegung der Augenklinik in das zweite Stockwerk, in unmittelbare Berührung miteinander und mit dem grossen Auditorium gesetzt, und es fand der chirurgische Unterricht 3 Mal, der ophthalmiatrische 2 Mal wöchentlich statt.

Die Stelle des dirigirenden Arztes der äusseren Abtheilung erhielt (d. d. 2. August 1841) der damalige Ober-Stabs- und Leib-Arzt Dr. Grimm.

Klinik und Abtheilung behielten dieselben Assistenz- und Unter-Aerzte; das reichhaltigste Material blieb dem Unterricht gesichert.

Die präcise Anleitung zur chirurgischen Praxis; die fassliche exakte Darstellung der vorgeführten Fälle blieb unter Jüngken's Leitung der hohe Vorzug der chirurgischen Klinik, während die Augenklinik den Ruhm der Berliner Hochschule in alle Welt verbreitend, ein Sammelpunkt ärztlicher Gäste, die Pflanzstätte der neu erstehenden Augenheilkunde wurde.

Nachdem der Geh. Ober-Medicinal-Rath Professor Dr. Jüngken nach vierzigjähriger segensreicher Thätigkeit am 1. October 1868 sein Amt als klinischer Lehrer niedergelegt hatte, und der am 19. Mai 1864 an die Stelle des General-Stabsarztes Dr. Grimm als dirigirender Arzt der äusseren Abtheilung getretene Oberstabsarzt Dr. Fischer zur selben Zeit einem Rufe als Professor nach Breslau gefolgt war, wurde die ophthalmiatrische Klinik wieder von der chirurgischen getrennt, und als Direktor der letzteren Professor

Dr. Bardeleben aus Greifswald berufen. Derselbe übernahm zunächst die Direktion der chirurgischen Klinik und der chirurgischen Abtheilung, und verwaltete beide Aemter bis d. d. 30. September 1871 der Stabsarzt Dr. Starcke zum dirigirenden Arzt der Abtheilung, unter der Bezeichnung eines stellvertretenden dirigirenden Arztes, somit also indirekt zum Nachfolger Fischer's ernannt wurde.

Die Klinik, sowie die chirurgische Abtheilung befinden sich seit 1868 dauernd in dem rings von Gärten umgebenen sogenannten Sommer-Lazareth. Der Bestand an Kranken insgesammt beträgt durchschnittlich 250—300. Ausser den luftigen und freundlichen Räumen des Lazarethes stehen der Abtheilung noch die grosse Baracke, nach Esse'schem Systeme erbaut, zu 26 Betten, ferner für den Sommer mehrere isolirte Zelte zu je 2 Betten, sowie einige Zimmer im linken Flügel des Hauses für „ansteckende Krankheiten" zur Verfügung.

Der Operationssaal befindet sich in dem Gebäude des Sommerlazareths 1 Treppe hoch; der Klinik sind ebendaselbst in 4 Krankensälen 76 Betten reservirt; ausserdem ist die Baracke mit klinischen Kranken belegt.

Die Klinik erfreut sich regster Theilnahme und zählt weit über 100 Zuhörer, sowie etwa 50 Praktikanten. Der Unterricht findet täglich von 9—11 Uhr statt.

Die zur chirurgischen Abtheilung commandirten 2 Stabsärzte und 5 Militair-Unterärzte, von denen erstere durchschnittlich alle Semester, letztere alle 6 Wochen wechseln, fungiren auch als klinische Assistenten. Die regelmässigen Operationen, namentlich Amputationen, werden von den Stabsärzten unter Leitung des Direktors der Klinik und zwar meist in den klinischen Stunden ausgeführt. Die Visiten bei den Kranken finden Morgens 8 und Nachmittags 5 Uhr statt.

Mit ganz besonderem Eifer wird in neuester Zeit die Behandlung der Wunden nach der Lister'schen Methode geübt, und die Erfolge sind schon jetzt als höchst erfreuliche zu bezeichnen.

Der Geh. Medicinal-Rath Professor Dr. Bardeleben ist geboren am 1. März 1819 zu Frankfurt a. O. Er studirte in Berlin und Heidelberg. In Heidelberg bot ihm die Universität durch Tiedemann und Th. Bischoff besondere Gelegenheit zu anatomischen Studien. Ein Jahr lang fungirte er nach Beendigung des Quadrienniums als Assistent an der Klinik von F. C. Naegele in Heidelberg; kehrte dann, um die Examina zu absolviren und seiner Militair-Dienstpflicht zu genügen (1842 bis 1843), nach Berlin zurück, folgte aber nach einem mehrmonatlichen Aufenthalte in Paris im Herbst 1843 einer Aufforderung des nach Giessen berufenen Professor Theod. Bischoff, an der dortigen Universität die Stelle eines physiologischen Assistenten, und demnächst das Prosektorat zu übernehmen. Zugleich wurde ihm dort die Venia docendi ertheilt. Im Jahre 1840 wurde er zum ausserordentlichen Professor ernannt; 1849 an Baum's Stelle nach Greifswald berufen, wo sich ihm ein sehr ausgedehnter Wirkungskreis eröffnete.

Nach vielen Bemühungen gelang es ihm 1856 den Bau eines neuen Universitäts-Krankenhauses zu erwirken, in welchem die Greifswalder Kliniken seitdem eine sehr erfolgreiche Thätigkeit entwickelt haben, und Bardeleben selbst fortdauernd bis zu seiner Berufung nach Berlin, mit Ausnahme der Kriegszeit 1866, während welcher er als consultirender Generalarzt in Gitschin fungirte, thätig gewesen ist.

Ausser seinem bekannten, jetzt in der 6. Auflage erscheinenden Lehrbuch der Chirurgie und Operationslehre, und einer in 2. Auflage erscheinenden Festrede „über die conservative Richtung der neueren Chirurgie" sind kleinere Aufsätze von ihm abgedruckt in den Compt. rend. de l'Acad. d. sc. 1843, im Archiv f. physiol. Heilkunde, in Virchow's Archiv und in der deutschen Klinik.

c. Die Augenklinik.

Nach dem Rücktritt des Geh. Ober-Med.-Rath Professor Dr. Jüngken, bis zu welchem Zeitpunkt wir die Schicksale der ophthalmiatrischen Klinik bereits im vorigen Abschnitt mitgetheilt haben, wurde Professor Dr. von Graefe, welcher schon seit einigen Jahren eine Abtheilung zu 40 Betten für Augenkranke auf der Charité dirigirte, zum Direktor der Klinik berufen und stand derselben bis zu seinem Tode vor, vielfach freilich behindert durch sein Leiden, gegen welches sein energischer Willen vergeblich anstrebte. Graefe starb am 20. Juli 1870. Die Klinik wurde interimistisch von dem Stabsarzt Dr. Schmidt, jetzt Professor in Marburg, geleitet, bis im April 1871 Professor Dr. Schweigger, welcher aus Göttingen berufen war, das Direktorat derselben übernahm.

Die Operationen, klinischen Vorträge, sowie die mit der Klinik verbundenen poliklinischen Uebungen finden Montags, Dienstags, Mittwochs und Freitags von 12—1 Uhr in dem grossen Auditorium über dem Eingangsportal statt.

Die Krankensäle für die Klinik befinden sich im linken Seitenflügel 1 Treppe hoch; bieten Raum für 40—60 Kranke; sind aber zur Zeit etwas schwächer belegt. Auch die Poliklinik ist aus localen Ursachen wenig frequentirt. Die Klinik zählte durchschnittlich 50—60 Zuhörer und 20—30 Praktikanten.

Ein Stabsarzt und ein Militair-Unterarzt sind bei der Klinik angestellt.

In Anerkenntniss des Bedürfnisses hat neuerdings der Minister der etc. Medicinal-Angelegenheiten die Einrichtung einer eigenen Universitäts-Poliklinik für Augenkranke beschlossen, und ist für dieselbe ein Lokal in der Marienstrasse No. 23 in Aussicht genommen.

Professor Dr. Schweigger ist geboren am 29. October 1830 zu Halle; studirte in Erlangen und Halle, und war nach absolvirtem Staatsexamen, 1852, Assistent, zuerst bei Krukenberg, später von 1857—65 bei Graefe. Nach einer grösseren wissenschaftlichen Reise liess sich Schweigger in Berlin nieder; wurde 1868 nach Göttingen als Professor der Augenheilkunde, und im April 1871 in gleicher Eigenschaft nach Berlin berufen.

Ausser zahlreichen kleineren Aufsätzen, welche namentlich in dem Archiv für Ophthalmologie erschienen, verfasste Schweigger ein „Handbuch der Augenheilkunde", Berlin 1871, und „Vorlesungen über den Gebrauch des Augenspiegels, Berlin 1864.

d. Die propädeutische Klinik.

Nachdem bereits im Jahre 1848 auf der Charité eine Abtheilung für Brustkranke eingerichtet und dem damaligen Privat-Docenten Dr. Traube zu praktischen Uebungen im Auscultiren und Percutiren überwiesen war, wurde diese Abtheilung, welche gewissermassen einen Appendix der Schönlein'schen Klinik darstellte, im Jahre 1857 mit der Männer-Abtheilung der früher Wolff'schen Station, von der bereits oben die Rede war, vereinigt. Im Jahre 1858 erhielt Traube einen Ruf nach Heidelberg, lehnte denselben jedoch ab und bewirkte, dass die von ihm dirigirte Abtheilung zu einem klinischen Institute erweitert wurde. Die neue Lehranstalt, welche zunächst mit der Bezeichnung auch die Aufgabe einer „propädeutischen" Klinik erhielt, ging sehr bald über die engen Grenzen des nur vorbereitenden Unterrichts hinaus. Zwar wurde Anfangs der sechziger Jahre geltend gemacht, dass die Klinik, wie schon ihr Namen bekunde, und da es ihr an weiblichen Kranken fehle, nicht die Bedeutung einer allgemein-medicinischen Klinik auch in Bezug auf die Giltigkeit der Testate habe, doch wurde ihr nach harten Kämpfen eine Weiber-Abtheilung zugetheilt, und ihr nunmehr officiell gestattet, neben der ersten Anleitung im klinischen Unterricht auch allgemeinere Lehrziele zu verfolgen.

Seit ihrer Neugestaltung hat die propädeutische Klinik sich rasch zu höherer Blüthe entwickelt. Sie ist ausgezeichnet durch die exakte Methode der Untersuchung und Beobachtung, durch die streng-wissenschaftliche Sichtung der einzelnen sich darbietenden Symptome, durch sorgfältiges Individualisiren des gegebenen Falles, endlich durch die genaue Rechenschaft, die sich der Kliniker in den Epikrisen selber giebt.

Traube war der Erste, welcher thermometrische Studien am Krankenbette vornahm: er führte auf der Charite die Temperaturmessungen ein und bewirkte zuerst die Führung genauer Journale über jeden einzelnen Kranken auf den sogenannten Krankenzetteln.

Die Klinik hat im ersten Stockwerke, sowie parterre im nördlichen Seitenflügel ihre Räumlichkeiten. Das grosse Auditorium über dem Eingangs-Portal steht ihr zur Verfügung und findet hier, sowie auch an den Krankenbetten 6 Mal wöchentlich von 9—11 Uhr der klinische Unterricht statt.

Der Bestand an Kranken beträgt durchschnittlich 150 Männer und Frauen.

Ein Stabsarzt und drei Militair-Unterärzte, denen einige Famuli zur Seite stehen, sind bei der Klinik angestellt.

Die Zahl der Zuhörer beträgt durchschnittlich pro Semester meist 120, von denen etwa die Hälfte als Praktikanten fungirt.

Der Geh. Medicinal-Rath Professor Dr. Ludwig Traube, geboren am 12. Januar 1818 zu Ratibor, studirte in Breslau, Berlin und Wien, und wurde auf der letzteren Universität ein besonders eifriger Schüler Rokitansky's und Skoda's. Verdankt er Rokitansky die detaillirten anatomisch-pathologischen Kenntnisse, durch welche er besonders hervorragt, so begründete er bei Skoda seine Meisterschaft in der physikalischen Untersuchungsmethode, welche er später so überaus erfolgreich cultivirte.

Am 3. Februar 1840 in Berlin promovirt, absolvirte er im Jahre darauf das Staatsexamen; fungirte 3½ Jahr als Assistent eines Armenarztes im Voigtland, da es ihm unter den damaligen Verhältnissen nicht gelang, eine selbstständige Stellung zu erhalten, und verstand es unter den schwierigsten Umständen mit unermüdlicher Geduld und rastlosem Fleisse sorgfältige Beobachtungen und reiche Erfahrungen zu sammeln. Von 1843 an begann er mit Hilfe des ihm gebotenen Materials Uebungen im Auscultiren und Percutiren anzustellen; versammelte zahlreiche Schüler, Aerzte und Studirende um sich und befreite die neue Untersuchungs-Methode von den vielfach in der Skoda'schen Lehre noch vorhandenen Irrthümern durch seine exakter begründete physikalische Anschauung und seine genauen physiologischen und pathologisch-anatomischen Untersuchungen.

Ende 1848 habilitirte sich Traube als Privat-Docent an hiesiger Universität; wurde 1849 Assistent an der Schönlein'schen Klinik und blieb 10 Jahre hindurch in dieser Stellung. Sehr bald entwickelte sich zwischen Schönlein und ihm das freundlichste Verhältniss, welches erst mit Schönlein's Tod ein Ende fand. Wie 1858 den Ruf nach Heidelberg, so lehnte Traube später einen solchen nach Breslau, Zürich und Bonn ab; wurde 1857 zum ausserordentlichen und 1872 zum ordentlichen Professor ernannt.

In literarischer Hinsicht war Traube ausserordentlich productiv. Seine vielfachen, namentlich experimentell-pathologischen Arbeiten, welche in verschiedenen Zeitschriften veröffentlicht wurden, finden sich zusammengestellt in den „gesammelten Beiträgen von Dr. L. Traube", 2 Bde, Berlin 1870. Auch in zahlreichen Monographieen hat Traube noch heut vollgiltige pathologische und physiologische Arbeiten geliefert: dahin gehören „Krisis u. kritische Tage", „Untersuchungen über Dyspnoe" etc. etc. Von seinem Werke: „Die Symptome der Krankheiten der Respirations- und Circulations-Apparate", Berlin 1867, liegt bis jetzt nur die erste Lieferung vor.

e. Die psychiatrische Klinik.

Die Abtheilung für die Geisteskranken, auf einen Bestand von etwa 90 Männern und 50 Weibern eingerichtet, befindet sich in den zur ebenen Erde und im zweiten Stock der neuen Charité belegenen Räumen. Die Anstalt macht einen durchaus freundlichen Eindruck. Die Krankenzimmer hell, luftig und geräumig, zeichnen sich durch ihre grosse Sauberkeit aus. Für Unterhaltung und nützliche Beschäftigung der Kranken ist hinreichend gesorgt. Ein umfangreicher abgeschlossener Theil des Gartens bietet Gelegenheit zu ungehinderter Bewegung im Freien. Das Non-restraint-System wird in der exaktesten Weise gehandhabt. —

Nach den ältesten Notizen wurden in Berlin im Beginn des vorigen Jahrhunderts irre, wahnsinnige und melancholische

Personen nicht als Gegenstand eines Heilversuches, sondern nur um sie unschädlich zu machen, im Grossen Friedrichs-Hospital mit Waisen, Invaliden, Bettlern und Kranken aufgenommen. Dort blieben diese Unglücklichen bis 1711, wurden dann nach dem bei dem Dorotheen-Hospital vor dem Königsthor befindlichen Armen- und Krankenhaus verlegt und aus der Armenkasse unterhalten.

Als im Jahre 1718 in dieser Anstalt der geisteskranke frühere Kaufmann E. G. Faber ohne Erben starb, sprach eine Königliche C.-O. d. d. 25. Juli 1719 seine Hinterlassenschaft und mit dieser ein Haus in der Krausenstrasse (jetzt No. 9 und 10) dem Armen-Direktorium zu. Im Jahre 1726 wurde das Haus umgebaut und 1728 seinem Zwecke als Irrenanstalt, übergeben.

Bis 1754 wurden auch Gefangene dort untergebracht. Es scheint die Anstalt, mehrfach aus- und umgebaut, meist 140—150 Geisteskranke beherbergt zu haben.

Zwei hölzerne Schuppen, durch Bretterwände in 4 Fuss breite und 10 Fuss lange Zellen getheilt, sogenannte Toll-Kasten, ohne Fenster und Oefen, bargen die Tobsüchtigen, mit schweren Ketten gleich wilden Thieren gefesselt. Die Chroniken berichten, dass des Sonntags viele Leute gekommen wären, um dieses schrecklichen Anblicks theilhaftig zu werden. Im Jahre 1798 brannte, wie wir bereits Seite 73 berichteten, das Irrenhaus nieder. Die Geisteskranken wurden zunächst dem Armenhause, bald darauf der Charité überwiesen, und es begann nunmehr eine neue Periode in der Auffassung der Irrenpflege. Hatte man bisher wenig oder gar nicht etwaige Heilversuche bei Geisteskrankheiten angestellt, so begann jetzt Ernst Horn die Therapie derselben zu cultiviren, indem er theils Anschauungen, wie sie schon Paracelsus entwickelt hatte, wieder aufnahm, theils neue, leider! nur zu gewagte Mittel hinzufügte.

In Fällen von Wahnsinn wurde ein starkes Einwirken auf das Gemeingefühl, das Unterhalten einer schmerzhaften Empfindung für nothwendig erachtet; Strafmittel schienen unentbehrlich, um Widerspenstige zu zwingen. Um eine wohlthätige Erschütterung des Nervensystems zu bewirken, ersann man Torturen aller Art. Brechmittel, Salivationskuren, Hunger, Aderlässe, Bildung künstlicher Geschwüre, Sturzbäder, bei denen der Kranke in einer Wanne befestigt, 100—200 Eimer kalten Wassers über Kopf und Leib erhielt, Spritzwerke mit Druckapparaten, die einen starken Wasserstrahl auf Scheitel und Nacken spritzten, endlich die Drehmaschine, auf welcher der Kranke mit den Füssen nach dem Mittelpunkte, mit dem Kopf nach Aussen in schnellen Schwingungen horizontal um die Axe gedreht wurde, Zwangsstuhl, Zwangsjacke, Zwangsstehen, Entziehung der Nahrung und des Lichtes etc. etc. bildeten den Heilapparat. Als Curiosum sei noch erwähnt, dass die Weiber mit Tornistern und hölzernen Gewehren unter Commando eines Unterofficiers in Uniform exerciren mussten etc. Diese Behandlungsweise wurde lange Zeit in der Charité festgehalten und wurde selbst in gemilderter Form unter Horn's Nachfolger, K. W. Ideler, noch geübt, nachdem durch Pinel und Esquirol bereits humanere Auffassungen im Irrenwesen sich Bahn gebrochen und durch Conolly die zwanglose Behandlung (1839) in England eingeführt war. In ihren letzten Spuren schwand sie in der Charité erst mit Griesinger's Berufung (1865).

Benutzte auch schon Ideler († 1859) die Geisteskranken-Abtheilung der Charité vorübergehend zu psychiatrisch-klinischem Unterricht; richtete desgleichen 1864 auf derselben der damalige Privat-Docent Dr. Westphal klinische Uebungen ein, so begründete doch erst Griesinger in Wirklichkeit die psychiatrische Klinik und bewirkte ihr schnelles Emporblühen. Nach seinem am 28. October 1868 erfolgten Tode wurde Professor Dr. Westphal an seine Stelle berufen und führt seitdem im Geiste seines Vorgängers die Direktion der Anstalt.

Der Klinik steht ein eigenes Auditorium zur Verfügung; dieselbe bietet, trotz der Eingangs unserer Betrachtung über das Charité-Krankenhaus erwähnten Uebelstände, betreffs der Aufnahme Geisteskranker, stets hinreichendes Material an frischen und somit das grösste klinische Interesse darbietenden Fällen.

Als erster Assistent der Klinik fungirt Dr. Jastrowitz, als zweiter Dr. Obermeier. Ausserdem sind bei derselben noch zwei Militair-Unterärzte angestellt.

Der klinische Unterricht, an welchem sich auch die Zöglinge der militairärztlichen Bildungs-Anstalten betheiligen, fand im Wintersemester 1872/73 Montags und Mittwochs von 8—9½ Uhr Morgens statt; derselbe ist verknüpft mit dem Unterricht auf der Klinik für Nervenkrankheiten, so dass beide Kliniken nur getrennte Abtheilungen derselben Lehranstalt darstellen. Ausserdem macht Professor Dr. Westphal zweimal wöchentlich die Visite mit den Zuhörern.

f. Die Klinik für Nerven-Krankheiten.

Auf Griesinger's Antrag wurde im Jahre 1865 eine eigene Abtheilung für Nervenkranke eingerichtet und dieselbe anfänglich im Sommerlazareth, später in verschiedenen anderen Räumen, 1870 im südlichen Seitenflügel der alten Charité untergebracht. Die Abtheilung ist auf 25 männliche und

25 weibliche Kranke berechnet. Ausser grösseren und kleineren Krankenzimmern ist ein Lokal für Untersuchungen, Elektrotherapie etc. vorhanden. Die Klinik wurde im Winter-Semester 1872/73 im Auditorium der Traube'schen Klinik Sonnabends von 8—9½ Uhr Morgens abgehalten.

Seit October 1871 ist mit der Klinik auch eine Polikliuik verbunden.

Direktor der Klinik und dirigirender Arzt der Abtheilung ist Professor Dr. Westphal; erster Assistent ist Dr. Bernhardt, ausserdem fungirt auf der Klinik ein Militair-Unterarzt.

Professor Dr. C. Westphal, geboren 23. März 1833 zu Berlin, studirte in Berlin, Heidelberg und Zürich; promovirte hierselbst am 4. August 1855, absolvirte 1856 das Staatsexamen und nahm nach einer grösseren wissenschaftlichen Reise im Sommer 1857 die Stelle eines Civil-Assistenten auf der Pocken-Abtheilung der Charité an. Im Winter 1857 verliess Ludwig Meyer, damals erster Assistent der Irren-Abtheilung, die Charité; an seine Stelle trat nun Westphal. Erst unter Ideler, hernach unter Horn blieb Westphal Assistent auf der Geisteskranken-Abtheilung und wurde, nachdem er sich im Jahre 1861 als Privat-Docent habilitirt hatte, im Jahre 1867 für Joseph Meyer, welcher die Poliklinik in der Ziegelstrasse übernahm, zum dirigirenden Arzt auf der inneren Abtheilung, nach Griesinger's Tode aber zum dirigirenden Arzte der Abtheilungen für Geistes- und Nervenkranke berufen und am 4. Februar 1869 zum ausserordentlichen Professor ernannt.

Eine grosse Menge einzelner Aufsätze veröffentlichte Westphal in Virchow's Archiv, in der Vierteljahrsschrift für gerichtliche Medicin, in der Deutschen Klinik, in der Berliner klinischen Wochenschrift und in der Allg. Zeitschrift für Psychiatrie. In letzterer findet sich u. A. (Bd. 20 und 21) eine grössere Arbeit über „Tabes dorsualis und allgemeine Paralyse", an welche sich eine Untersuchung über Rückenmarks-Erkrankungen bei der allgemeinen Parese in Virchow's Archiv (Bd. 39) anschliesst; in dem Archiv für Psychiatrie und Nervenkrankheiten eine Abhandlung „über den gegenwärtigen Standpunkt der Kenntnisse von der allgemeinen progressiven Paralyse der Irren" (Bd. I. p. 44); ebendaselbst Bd. I. pag. 337: „Beobachtungen über die epileptiformen und apoplektiformen Anfälle der paralytischen Geisteskranken, mit Rücksicht auf die Körperwärme"; Bd. I. pg. 760: „ein Nekrolog Griesinger's"; Bd. II. pg. 178: „Mittheilungen über das Chloralhydrat", und pg. 374 und 416: „über secundäre Degeneration des Rückenmarks"; Bd. III. pg. 138 und 219: „über die Agoraphobie". Ueber eine Affection des Nervensystems nach Pocken und Typhus, pg. 376 etc. etc.

g. Die Klinik für Kinderkrankheiten.

Auf Rust's Antrag d. d. 4. Mai 1830 trat die Kinder-Abtheilung in's Leben, und wurde im Erdgeschoss des nördlichen Seitenflügels zu 30 Betten eingerichtet. Vorher waren die kranken Kinder auf allen Stationen vertheilt gewesen, welche Einrichtung mancherlei Inconvenienzen herbeigeführt hatte. Als erster Direktor der Abtheilung, sowie der gleichzeitig mit ihr begründeten Klinik wurde der Geh. Med.-Rath Dr. Barez berufen, welcher am 17. Mai 1830 den Unterricht eröffnete und der Klinik bis April 1847 vorstand. Im Jahre 1835 hatte die Klinik ein besonderes Auditorium erhalten; auch wurde mit ihr eine Poliklinik verknüpft, welche zuerst aus der Apotheke der Charité, später auf Kosten der Armen-Direktion aus den Apotheken in der Stadt freie Arzenei verabfolgte. Im Jahre 1842 traten als Wärterinnen auf der

Kinder-Abtheilung Diakonissen aus Kaiserswerth ein, deren Zahl sich anfänglich auf 5—7, jetzt auf 9 beläuft. Dieselben sind einer Oberin unterstellt. Nach Barez's Rücktritt übernahm der San.-Rath Dr. Erbkam interimistisch die Leitung der Abtheilung und behielt sie bis zum April 1849. Darnach ging Klinik und Poliklinik gänzlich ein, und erst mit der Ernennung des damaligen Privat-Docenten Dr. Ebert, welcher schon längere Zeit hindurch theoretische Vorlesungen über Kinderkrankheiten gehalten hatte, zum Direktor der Klinik und dirigirenden Arzte der Abtheilung (1849) lebte die Klinik wieder auf. Auch die Poliklinik blieb erhalten, obgleich sich die Beziehung zur Armen-Direktion löste und die freie Arzenei von nun ab nur aus der Apotheke der Charité geliefert wurde.

Der Bestand an Kranken ist durchschnittlich 50—60, übersteigt aber häufig diese Zahl um mehr als das Doppelte. In der Poliklinik kommen jährlich etwa 1000 kleine Patienten zur Behandlung.

Auf der Abtheilung werden nur Kinder zwischen 1 und 12 Jahr aufgenommen. Für Beschäftigung, Unterricht und Belustigung der Kleinen ist hinreichend gesorgt.

Ein Stabsarzt und ein Militair-Unterarzt sind an der Klinik angestellt; bei der Poliklinik sind Privat-Assistenten thätig.

Scrophulosis in allen, namentlich den schwereren Formen (Caries, Arthrocacen etc.), acute Entzündungen und Exantheme bilden die Mehrzahl der Fälle.

Die Klinik zählt meist gegen 50 Zuhörer, von denen mehr als die Hälfte als Praktikanten thätig sind.

Die klinischen Zusammenkünfte finden 4 Mal wöchentlich von 12—1½ Uhr statt.

Am 23. August 1872 starb im 57. Lebensjahre der Geh. Med.-Rath Professor Dr. Ebert; an seine Stelle wurde Professor Dr. Henoch berufen.

Professor Dr. Eduard Heinrich Henoch, geb. zu Berlin am 16. Juli 1820, studirte in Berlin, promovirte am 16. Juli 1842, war von 1844 an sieben Jahre hindurch Assistent an der Universitäts-Poliklinik, wurde während dieser Zeit Privat-Docent und 1858 ausserordentlicher Professor. Seine Berufung als dirigirender Arzt der Abtheilung für Kinderkrankheiten erfolgte d. d. 12. November 1872.

Von literarischen Arbeiten sind anzuführen: 1 Klinische Ergebnisse, Berlin 1846. 2. Klinische Wahrnehmungen und Beobachtungen, Berlin 1851. 3. Klinik der Unterleibskrankheiten, 1. Auflage, Berlin 1851, 3. Auflage ibid. 1863. 4. Beiträge zur Kinderheilkunde, Berlin 1861. 5. dito. Neue Folge, Berlin 1868. Einzelne Aufsätze finden sich in dem Journal für Kinderkrankheiten und der Berliner klinischen Wochenschrift.

h. Die Klinik für Syphilis und Hautkrankheiten.

Im Jahre 1825 eröffnete der Geh. Med.-Rath Dr. Kluge die Klinik für syphilitische Krankheiten. Nach seinem Tode folgte ihm 1844 im Direktorat der Geh. Medic.-Rath Dr. L. Schmidt, der die Klinik 1848 an den Dermatologen Dr. G. Simon abtrat. Im Jahre 1853 wurde von Bärensprung provisorisch, 1854 definitiv, mit der Leitung der Anstalt beauftragt. Nach von Bärensprung's Tode (1865) wurde Professor Dr. Lewin als dirigirender Arzt und Direktor der Klinik berufen. Der klinische Unterricht findet Montags, Mittwochs, Donnerstags, Freitags und Sonnabends von 11 — 12 Uhr statt. Der Normal-Bestand an Kranken beträgt 250, und zwar 100 Männer und 150 Weiber, wird jedoch meist bedeutend überschritten. Auf der Abtheilung für die Weiber fungiren als Wärterinnen 10 Diakonissen aus Kaiserswerth unter einer Oberin. Ein Stabsarzt und drei Militair-Unterärzte sind bei der Klinik angestellt.

Seit 1858 ist auf Schönlein's Antrag mit der Klinik für Syphilis auch eine solche für Hautkrankheiten verbunden; doch treten die letzteren gegen das ausserordentlich reiche Material in allen Formen syphilitischer Erkrankungen fast gänzlich in den Hintergrund.

Professor Dr. G. R. Lewin, geboren am 25. April 1820 zu Sondershausen, studirte in Halle, Berlin, Heidelberg, Prag und Wien; promovirte 1845 hierselbst (Diss. inaug. de concretione et liquore Prostatae); wirkte zunächst als praktischer Arzt, wurde 1859 Privat-Docent, 1863 dirigirender Arzt der Abtheilung für Syphilis und Hautkrankheiten auf der Charité, 1868 ausserordentlicher Professor.

Von literarischen Arbeiten sind anzuführen: „Die Laryngoscopie", Beiträge zu ihrer Verwerthung für die praktische Medicin, Berlin 1860. „Klinik der Laryngoscopie", 1. Band: Inhalationstherapie, Berlin 1863. 2. Auflage, Berlin 1865.

Ausserdem finden sich kleinere Aufsätze diesen Gegenstand betreffend in der Deutschen Klinik, in Virchow's Archiv etc. etc.

Von sonstigen Schriften sind noch zu erwähnen: „Die Behandlung der Syphilis mit subcutaner Sublimat-Injection", Berlin 1869. „Toxikologische Tabellen", Berlin 1856; endlich: „Studien über Phosphor-Vergiftung", abgedruckt in Virchow's Archiv Band 21.

i. Die geburtshilfliche Klinik.

Die Gebäranstalt der Charité wurde vor der Gründung der Universität hauptsächlich nur zum Hebammen-Unterricht, später auch zur Ausbildung der Militair-Chirurgen benutzt.

Unter Kluge's Leitung nahm seit 1814 der Unterricht grösseren Aufschwung. Kluge's Nachfolger war 1844 Dr. Herrmann Schmidt, für welchen 1852 der Privat-Docent Dr. Victor Schöller interimistisch als klinischer Lehrer und dirigirender Arzt eintrat, während als Direktor des Hebammen-Lehr-Instituts, gleichfalls interimistisch, der Privat-Docent Dr. Credé berufen wurde. Im Jahre 1854 wurde Schöller zum ausserordentlichen Professor bei der medicinisch-chirurgischen Militair-Akademie ernannt. Nach Credé's Abgang 1856 folgte der Geh. Sanit.-Rath Dr. Nagel als Direktor des Hebammen-Lehr-Instituts, und wurde letztere Funktion nach Nagel's Tode (1871), vorläufig commissarisch, gleichfalls auf Professor Dr. Schöller übertragen.

Der Hebammen-Unterricht findet nur während des Winters statt. Die Schülerinnen, meist etwa 30 aus dem Regierungs-Bezirk Potsdam und aus Berlin gebürtig, wohnen in der Anstalt. Der Cursus dauert von Anfang October bis gegen Ende Februar.

Die Gebäranstalt befindet sich in dem ursprünglich zum Pockenhaus bestimmten eigenen Gebäude, welches hinter der neuen Charité belegen und mit einem eigenen Garten versehen ist.

Der Bestand an Schwangeren, welche im letzten Schwangerschaftsmonat aufgenommen werden, sowie an Wöchnerinnen beträgt meist 40—50. Entbunden wurden 1872 1100 Frauen.

Der klinische Unterricht findet nur im Sommer-Semester statt.

Ausser der ersten Hebamme Frau Graul, welche bereits seit 18 Jahren an der Anstalt thätig ist, ist eine zweite dauernd angestellt. 6 Wärterinnen versehen den Wartedienst. Kranke Wöchnerinnen werden zumeist auf die gynäkologische oder innere Abtheilung verlegt.

Dr. Jul. Victor Schöller, Professor der medicinisch-chirurgischen Militair-Akademie etc., ist geboren am 14. Januar 1811 zu Düren in der Rheinprovinz. Nach vollendeter Staatsprüfung wurde er 1836 als Assistent an der Königl. Entbindungs-Anstalt der hiesigen Universität angestellt; habilitirte sich 1841 als Privat-Docent; bekleidete von 1842—44 die Stelle eines ersten Assistenten bei der medicinischen Poliklinik der Universität und nahm 1865 Antheil an der Commission, welche zur Umarbeitung des Preussischen Hebammen-Lehrbuches zusammen trat, nachdem er 1852 an seine jetzige Stelle berufen war.

Ausser einer Reihe von Dissertationen, an denen sich Schöller betheiligte, verfasste er eine grössere Anzahl einzelner Mittheilungen, die in Busch's Zeitschrift für Geburtskunde, in Rust's Magazin und in der medicinischen Zeitung veröffentlicht wurden. Eine besondere Schrift — Berlin 1841 — handelt von der künstlichen Frühgeburt, bewirkt durch den Tampon.

k. Die gynäkologische Klinik.

Seit der Berufung des Geh. Medicinal-Rath Professor Dr. Ed. Martin an die hiesige Universität und in Folge seines Antrages besteht auf der Charité eine besondere gynäkologische Abtheilung, welche ursprünglich auf 20 Betten eingerichtet war, sich jedoch bald vergrösserte und z. Z. zumeist einige 30 Kranke zählt. Vom October 1868 bis October 1869 kamen 235 gynäkologische Fälle auf der Abtheilung zur Behandlung. Unter anderen Operationen wurde 14 Mal die Spaltung des äusseren Muttermundes, 13 Mal die Exstirpation von Polypen, 2 Mal die Amputation der krebsig entarteten hinteren Muttermundslippe, 1 Mal die Exstirpation der Ovarien, 4 Mal die Punktio ovarii ausgeführt etc.

Die Klinik, der auch ein Auditorium zur Verfügung steht, befindet sich im zweiten Stock des linken Seitenflügels der alten Charité. Die praktischen Uebungen werden Montags, Mittwochs und Freitags von 10—11 Uhr abgehalten.

Die Abtheilung hat denselben Stabsarzt, wie die Gebär-Anstalt der Charité; ausser ihm ist noch ein besonderer Militair-Unterarzt bei derselben angestellt.

Medicinisches Studium.

Zweiter Abschnitt.

Die militair-ärztlichen Bildungs-Anstalten.

Befand sich während des Mittelalters die Medicin in Deutschland fast ausschliesslich in den Händen der christlichen Geistlichkeit, so gelangte die Chirurgie, deren Ausübung den Aerzten aus dem geistlichen Stande stets auf's Neue untersagt wurde, mehr und mehr in den Besitz von Laien, und wie sich schon die Mönche zu Handreichungen bei den Kranken des „Frater tonsor" bedient hatten, bemächtigten sich der Wundarzneikunde vornehmlich die Bartscherer, denen sich später die Bader zugesellten. Neben dieser unwissenden Menge führten mit Freiheitsbriefen und allerlei Privilegien versehene Individuen, die in Salerno, Bologna, Montpellier oder Paris wirklich oder angeblich studirt hatten, im Herumziehen Operationen aus, und nur vereinzelt finden wir in der früheren Geschichte der deutschen Medicin die Namen wirklicher und tüchtiger Chirurgen verzeichnet, wie die eines Hieronymus Brunschwig (geb. 1430), eines Hans von Gersdorff im Anfang und eines Felix Würtz in der Mitte des 16. Jahrhunderts.

Abgesehen von den Lehranstalten Italien's, stellten bis in das 18. Jahrhundert das Collège de St. Côme, 1260, sowie später die Académie de Chirurgie, 1731 begründet, in Paris die einzigen chirurgischen Bildungsschulen für ganz Europa dar und erhoben frühzeitig schon die französische Chirurgie, in welcher sich Ambroise Paré, Louis Petit, P. Jos. Desault besonders hervorthaten, zu hoher Berühmtheit.

Auch in unserem engeren Vaterlande stand es schlecht, wie mit der gesammten Heilkunde, so namentlich mit der Chirurgie, und die Bedenklichkeiten dieser Sachlage entgingen nicht dem umfassenden Geist des grossen Kurfürsten, welcher durch die Errichtung des Collegium medicum zu Berlin und durch den Erlass der Medicinal-Ordnung im Jahre 1685 dem eingerissenen Unwesen zu begegnen suchte.

Ganz besonders fühlbar machte sich der Mangel tüchtiger Wundärzte in Kriegsfällen, in denen den Armeen keine bessere wundärztliche Hilfe geboten werden konnte, als die jener Scherer, welche schon bei den Landsknechten den Namen Feldscherer trugen, und neben welchen nur einzelne Chirurgen und Mediker, meist im Gefolge der Heerführer, die Truppen begleiteten.

Es kann nicht Wunder nehmen, dass unter solchen Umständen die Pflege der Verwundeten von der traurigsten Beschaffenheit war, und aus der Zeit Friedrich's III. berichtet, 1690, J. Abraham a Gehema, ein Dunant seiner Zeit, in eindringlichster Weise von dem grenzenlosen Elend auf dem Schlachtfelde.

Erst unter Friedrich Wilhelm I. begann 1716 mit der Ernennung des bisherigen Regiments-Feldscher Ernst Conrad Holzendorff zum General-Chirurg und Vorgesetzten aller

Feldscherer der Armee, eine gewisse Organisation und Verbesserung des Militair-Medicinalwesens.

Zur Hebung der Chirurgie liess der König auf Holzendorff's Rath, 1713, durch den Hof- und Leib-Medicus, Assessor des Colleg. med., Chr. Maximilian Spener die Anatomie in dem Eck-Pavillon des Marstalles anlegen, damit in derselben Demonstrationen und anatomische Uebungen „in exercitus populique salutem, civium hospitumque commodum" (wie die Schlussworte der Inschrift lauteten) abgehalten werden sollten. Im Jahre 1719 war die Einrichtung vollendet und wurde alsbald der, 1724 in ein Collegium medico-chirurgicum verwandelten, Anstalt die Aufgabe gestellt, Medico-Chirurgen auszubilden und die Chirurgie in Verbindung mit der Medicin zu pflegen. Kam der Nutzen dieser Anstalt, der ersten ihrer Art in Deutschland, auch zunächst nur der Armee zu Gute, so zog ihr Ruhm doch alsbald zahlreiche Schüler aus allen Ländern herbei und verbreitete sich in ungeahnter Weise.

Aus der Zahl der Compagnie-Feldscherer der Garde wurden anfänglich 8; seit 1777 12, und später 16 der Tüchtigsten ausgewählt und als sogenannte Pensionair-Chirurgen Seitens des Collegiums, an welchem zunächst 7 Professoren Vorlesungen hielten, in allen Zweigen der Medicin und Chirurgie unterrichtet, um hernach als Regiments-Feldscherer weitere Verwendung zu finden.

Von 1726 an ergänzte die Charité den Unterricht, „damit die Pensionair-Chirurgen auch praktisch zu geschickten Aerzten für die Armee gebildet und die armen Kranken bestmöglichst sollten curiret werden". Ein Pensionair-Chirurg behandelte die inneren, ein anderer die äusseren Kranken unter einem Professor der Medicin und einem Professor der Chirurgie; auch eine Art klinischen Unterrichts wurde eingerichtet, und nach Beendigung der Studien, Behufs Beförderung in die höheren militairärztlichen Stellen, die Ablegung einer Prüfung vor dem Collegium medico-chirurgicum zur Bedingung gemacht.

Trotz dieser erfolgreichen Bestrebungen blieb das untere militairärztliche Personal doch dasselbe; die alten Uebelstände traten in traurigster Weise in den Kriegen Friedrich's II. hervor, und auf das Tiefste empfand der König den dringenden Mangel an tüchtigen Militair-Aerzten; theils war die Zahl der von dem Collegium Ausgebildeten viel zu gering, theils aber kamen die jungen Leute auch zu wenig vorbereitet zu dem Studium, nachdem sie zuvor nur in Barbierstuben servirt oder als Lehrlinge von Regiments-Chirurgen fungirt hatten. Nur Wenigen war es vergönnt, gleich einem Purmann, Heister, Platner, Richter, Siebold, Henckel, Theden, Voitus, Mursinna etc. mit unermüdlicher Energie die Mängel ihrer Vorbildung zu überwinden. Vergeblich waren alle Bemühungen des grossen Königs, welcher 1744 zwölf Wundärzte aus Frankreich kommen liess und mit der Errichtung von Garnison-Lazarethen begann. Es bedurfte noch weiteren Elendes und noch langer Zeitläufte, um den gerechten Anforderungen der Humanität entsprechen zu können.

Die Kriege von 1792—95 zeigten auf's Neue das Jammervolle der Krankenpflege im Kriege, doch erstand jetzt in dem hochverdienten General-Chirurg Joh. Goercke (geb. 3. Mai 1750) dem Militair-Medicinalwesen der trefflichste Reformator. Goercke erkannte, dass das von Holzendorff begründete Institut der Pensionair-Chirurgen bei Weitem unzulänglich; dass die allgemeine Unwissenheit und die dadurch bedingte unwürdige Stellung des Militair-Heilpersonals der Grund aller Uebelstände wären. Seinem unermüdlichen Eifer gelang es, dass durch C.-O. d. d. 2. August 1795 eine militairärztliche Pflanzschule, **die Pépinière**, in Berlin begründet wurde, welche eine bei Weitem grössere Anzahl von Medico-Chirurgen für die Armee auszubilden und nachhaltig die schon im Heere dienenden Feldscherer in wissenschaftlicher Hinsicht zu vervollkommnen vermöchte.

Die Direktion dieser Anstalt wurde ihm übertragen, und trotz aller Schwierigkeiten gelang es ihm, unbeirrt dem Ziele entgegenzustreben. Aus dem vorhandenen Personal bei der Armee wurden 50 Lazareth-Chirurgen ausgewählt; wohnten in der Stadt; besuchten die Vorlesungen bei dem Collegium medico-chirurgicum und die klinischen Anstalten und standen unter der Aufsicht von Stabs- und Ober-Chirurgen, die aus dem nunmehr mit der neubegründeten Pflanzschule vereinigten Pensionair-Institut genommen wurden. Im Jahre 1797 wurde der Anstalt, welche einem Curator unterstellt, von dem Direktor, einem Oberstabs-, drei Stabs- und sieben Ober-Aerzten geleitet, 72 Eleven und eine unbestimmte Anzahl attachirter Compagnie- und Escadron-Chirurgen zählte, ein Flügel der Artillerie-Kaserne zu Wohnungen für die Studirenden überwiesen, und dadurch die Beaufsichtigung derselben in hohem Grade erleichtert. Auch nahm die Anstalt stets eine Anzahl Volontaire auf, welche auf ihre eigenen Kosten die gesammte Bildung der Königlichen Eleven theilten, aber nach vollendeten Studien nicht, wie Jene, 8 Jahre als Compagnie- oder Escadron-Chirurgen in der Armee zu dienen verpflichtet waren.

Unter den gewaltigen Stürmen, welche im Beginn dieses Jahrhunderts alle Einrichtungen des Preussischen Staates erschütterten, brachen am 14. October 1806 die altpreussischen Heereseinrichtungen zusammen: mit ihnen neigte sich endlich das Feldschererthum des Mittelalters definitiv dem Ende zu.

Die Wiedergeburt Preussens ist bezeichnet auch in der Entwickelung des Militair-Medicinalwesens. Goercke hatte in allen Drangsalen der Zeit die seiner Leitung anvertraute

Anstalt gewahrt und es verstanden, ihr selbst die Achtung des Feindes zu erwerben. Am 13. November 1806 nahmen die hervorragendsten Aerzte der französischen Armee Perçy, le Coste, Larrey die Anstalt in Augenschein. Napoleon selber wandte ihr eine Unterstützung von 4000 Thalern zu und unaufhaltsam wuchs sie wie an innerem Werth so an äusserem Ansehen.

Mit der Begründung der Universität und der am 13. November 1809 erfolgten Auflösung des Ober-Collegium medicum et sanitatis, sowie des Colleg. med.-chirurgic., drohte der Anstalt neue Gefahr. Auch die durch sie verfolgte Richtung, die Chirurgie als ebenbürtige Schwester der Medicin hinzustellen und beide Zweige der Heilkunde als zusammengehörig mit einander zu verbinden, fand selbst bei den tüchtigsten Männern jener Zeit Hufeland, Reil, Formey heftiges Widerstreben.

In ihren Principien angegriffen, sah sich die Anstalt jetzt plötzlich auch ihrer Lehrkräfte und ihrer Prüfungs-Behörde beraubt; doch erschien eine Verschmelzung derselben mit der Universität, wie solche in Erwägung kam, schon deshalb unthunlich, weil die letztere einen bestimmten Grad der Vorbildung verlangte, während auf der Pépinière neben Zöglingen, welche akademische Reife hatten, sich auch vielfach solche noch befanden, welche nur geringe Schulbildung besassen, Barbiergesellen, die in Feld-Lazarethen gearbeitet und eine besondere Befähigung gezeigt hatten. Unter diesen Umständen war es schwierig die Vermittelung zu finden, doch gelang es Goercke, dass in Stelle des aufgelösten Colleg. medic.-chirurg. durch C.-O. d. d. 27. Juni 1811 neben der Pépinière nun eine neue Anstalt: „die Königliche medicinisch-chirurgische Akademie für das Militair“ in's Leben trat, welche Ausbildung und Prüfung der Zöglinge der Pépinière übernahm.

Die meisten Professoren des früheren Colleg. medic.-chirurg. wurden als ordentliche und ausserordentliche Lehrer bei dieser neuen Anstalt angestellt; von der Universität Graefe, Rudolphi und Hufeland gewonnen; wechselnd von ihnen ein Dekan bestellt und die Vorlesungen am 1. November 1811 eröffnet.

Die Benutzung der Anatomie, sowie der sonstigen Hilfs-Anstalten wurde, wie der Universität, so auch der Akademie freigegeben; die chirurgische Bibliothek und die Instrumentensammlung des Colleg. medic.-chirurg. wurden Eigenthum der Akademie.

Der alleinige Anspruch auf die Charité wurde den militairärztlichen Bildungsanstalten zugesichert; ein Stabsarzt, drei Pensionairärzte und mindestens 19 Zöglinge sollten als Ober- und Unter-Aerzte darin Aufnahme finden.

Ausser den Eleven der Pépinière besuchten die Vorlesungen die attachirten Chirurgen und andere zum ärztlichen Dienst in der Armee bestimmte Zuhörer; die Zahl dieser Letzteren, Akademiker genannt, welche für ihren Unterhalt während ihrer Studienzeit selber zu sorgen hatten und nur zu kürzerer Dienstleistung verpflichtet waren, war anfänglich meist eine äusserst geringe, so dass der Armee ausser 18 Eleven, welche ihr jährlich zugeführt wurden, nur wenig Ersatz an Chirurgen gewährt werden konnte. So ist es erklärlich, dass man immer noch genöthigt war, den Mehrbedarf aus den Barbierstuben zu beziehen und denselben nach Kräften durch Attachirung zu veredeln suchte, dass aber auch trotz dieses immerhin bedenklichen Auskunftsmittels im Jahre 1813 bei der plötzlichen Vervierfachung der Armee abermals der äusserste Mangel an Aerzten sich fühlbar machte.

Nach dem Kriege wurden die meisten Lazareth- und Compagnie-Chirurgen entlassen; einige kamen auf die Pépinière, andere zur Akademie, andere endlich studirten auf Universitäten, da man aus besonderen Rücksichten bei ihnen von einem bestimmten Maass der Vorkenntnisse Abstand nahm.

Im Jahre 1811 waren die polizeilichen Verhältnisse der Gewerbe gesetzlich geregelt. Die Chirurgie von dem Geschäft der Bader und Barbierer, mit welchem sie durch Verordnung vom 8. October 1773 auf's Neue verknüpft war, getrennt, und von ihren schmachvollen Fesseln befreit, entwickelte sie sich als Kunst und Wissenschaft schnell an den Universitäten und wurde besonders in Berlin auf das Erfolgreichste cultivirt.

Zunächst allerdings machte sich, wie in der Armee, so auch im ganzen Lande ein Mangel an untergeordneten ärztlichen Kräften bemerklich, welchem abzuhelfen von 1822 an in Breslau, Magdeburg, Königsberg, Münster und Greifswald medicinisch-chirurgische Lehr-Anstalten errichtet wurden, auf denen junge Männer mit geringeren Vorkenntnissen zu Wundärzten I. und II. Klasse ausgebildet werden sollten, während durch Ministerial-Rescript d. d. 23. Juli 1825 von allen Studirenden der Medicin an den Universitäten die Maturität verlangt wurde. Diese Vorgänge wirkten zurück auf die Pépinière, welche in Anlehnung an die Berliner Hochschule den bedeutendsten wissenschaftlichen Aufschwung nahm.

Am 30. Juni 1822 starb Goercke; auf ihn folgte von Wiebel, auf dessen Vorschlag durch C.-O. d. d. 17. März 1832 das Institut der Chirurgen- später Lazareth-Gehilfen begründet wurde, eine Einrichtung, welche den günstigsten Einfluss auf das Militair-Medicinalwesen äusserte, da sie dem Mangel an Hilfskräften in erspriesslichster Weise begegnete, und welcher analog in dem Civilverhältnisse, nach Wiederaufhebung der medicinisch-chirurgischen Lehranstalten in den Provinzen 1851 das Institut der ärztlichen Gehilfen, auch Chirurgen-Gehilfen und Heildiener genannt, eingeführt wurde.

Durch Allerh. C.-O. d. d. 26. November 1825 war das Quadriennium in dem Studium der Medicin eingeführt; d. d. 1. December ejusd. ann. ein neues Prüfungs-Reglement aufgestellt, und da allen diesen Maassregeln die Pépinière, welche bereits seit 1818 den Namen: „medicinisch-chirurgisches Friedrich-Wilhelms-Institut" führte, sowie die Akademie sich anschloss, schwand allmählich in wissenschaftlicher Hinsicht ganz und gar der Unterschied zwischen den angehenden Militair- und Civil-Aerzten, zumal die Professoren der Akademie zumeist auch Professoren an der Universität waren, und die Studirenden beider Anstalten ein und dieselben Vorlesungen besuchten.

Aus der verschiedenen Qualität der Aerzte und der Wundärzte I. und II. Klasse erwuchsen vielfache Inconvenienzen. Es wurden deshalb, nachdem durch C.-O. d. d. 27. Januar 1845 die Reorganisation der Medicinal-Verfassung angeregt und die Zusammengehörigkeit der Medicin, Chirurgie und Geburtshilfe auf's Neue anerkannt war, im Jahre 1848 die Chirurgenschulen in den Provinzen aufgehoben. Die Ausbildung der Aerzte, Wundärzte und Geburtshelfer fand von nun an nur auf den Universitäten, auf dem Friedrich-Wilhelms-Institut und der medicinisch-chirurgischen Akademie für das Militair statt, und zwar in den drei Zweigen der Heilkunde gemeinsam, so dass zur Anstellung in der Armee nur promovirte und in allen drei Fächern approbirte Aerzte gelangten.

So war endlich das mit unermüdlicher Consequenz erstrebte Ziel erreicht und das Wohl des kranken und verwundeten Soldaten nur den Händen wissenschaftlich und universell durchgebildeter Aerzte überliefert.

In der Entwickelung der Wissenschaft aber bleibt es das unvergängliche Verdienst der militair-ärztlichen Bildungs-Anstalten, dass sie es waren, welche zuerst einem verjährten Uebel kräftig entgegentraten und durch alle Hindernisse unbeirrt den segensreichsten Einfluss auf die Gestaltung des gesammten Medicinalwesens ausübten!

Bei dem schnellen Aufschwung, welchen das Institut genommen, hatten sich die ihm überwiesenen Räume längst als unzureichend erwiesen: es war deshalb im Jahre 1823 bereits das Georgi'sche Grundstück in der Gr. Friedrichstrasse angekauft, das grosse Gebäude (No. 139, 140, 141) errichtet und 1826 der Anstalt überwiesen.

Blieb auch der formale Bestand des eigenen Lehrkörpers für die Zöglinge der militair-ärztlichen Bildungsanstalten aus Zweckmässigkeitsgründen erhalten, bilden doch in Wirklichkeit den einzigen Unterschied zwischen dem Studium an jenen und dem an der Universität der obligatorische Studienplan, die von Stabsärzten geleiteten Repetitorien und das sich an das Studium anschliessende Dienstjahr auf der Charité. Der Eintritt in die letztere erfolgte bisher vor dem Staatsexamen, doch soll er binnen Kurzem erst nach demselben gestattet werden.

Auf von Wiebel, welcher am 6. Januar 1847 starb, folgte als Generalstabsarzt und Direktor des Instituts Dr. Lohmeyer; auf ihn, der sich am 7. October 1851 in den Ruhestand zurückzog, der Generalstabsarzt Dr. Grimm [1]), welcher gleich-

[1]) Heinr. Gottfried Grimm, geboren am 21. Januar 1804 zu Sorgstedt bei Halberstadt, trat 1821 als Zögling in das Friedrich-Wilhelms-Institut; wurde 1826 Compagnie-Chirurg beim 25. Infanterie-Regiment zu Coblenz; 1830 Pensionair-Chirurg; 1832 Stabs-Arzt, 1835 Regiments-Arzt beim 1. Garde-Ulanen-

zeitig zum alleinigen Chef des Militair-Medicinalwesens ernannt wurde.

Sobald durch das Prüfungs-Reglement von 1825 gleiche Anforderungen an die Militair- wie an die Civil-Aerzte gemacht worden waren, hatten sich Stimmen, unter ihnen sogar die des damaligen General-Stabsarzt Dr. Rust, gegen das fernere Fortbestehen der besonderen Bildungsanstalten für die Militair-Aerzte erhoben.

Die verschiedensten Vorschläge wurden laut, unter denen die bedeutendsten die des Oberstabsarztes Dr. Wasserfuhr, das Specifische der Aufgabe des Militairarztes betonend, dahin zielten, das Institut fernerhin mit seiner Ausbildung da anfangen zu lassen, wo die Universitätsbildung aufhöre.

Diese Anschauung ist auch in neuerer Zeit mehrfach hervorgetreten. Das Institut soll demzufolge sich zu einer Kriegs-Akademie für Aerzte umbilden, wie solche Frankreich im Val de grâce zu Paris, England in der United service medical school zu Nettley bei Southampton seit Langem besitzen. Wie weit sich diese Ideen verwirklichen lassen, bleibt der Zukunft anheimgestellt, einstweilen wird der gegebenen Aufgabe, soweit es ohne Ueberbürdung im Quadriennium möglich ist, Seitens der Anstalt zu entsprechen gesucht. Die Professur der Kriegsheilkunde, früher schon errichtet, ist in neuerer Zeit wieder besetzt; militairische Gymnastik in Anbetracht der durch Allerh. Verordnung d. d. 20. Februar 1868 veränderten Stellung der Aerzte in der Armee, zu körperlicher Kräftigung der Zöglinge in den Lehrplan aufgenommen. Reit-

---

Regiment, 1838 Oberstabsarzt und Sub-Direktor des Friedrich-Wilhems-Instituts, 1844 Generalarzt, 12. Januar 1847 2. General-Stabsarzt und am 28. October 1851 Chef des gesammten Militair-Medicinalwesens.

unterricht soll demnächst eingeführt werden. Den gesteigerten Ansprüchen, welchen somit das Institut schon zu genügen beginnt, entspricht gleichfalls die in Bildung begriffene Modell-Kammer, die werthvolle kriegschirurgisch-anatomische Sammlung und die bereits über 30,000 Bände umfassende Bibliothek.

Wohl ist an massgebender Stelle das Fortbestehen der militair-ärztlichen Bildungsanstalten in ihrer jetzigen Form keineswegs principiell als nothwendig erachtet, dennoch werden dieselben erhalten bleiben, bis der Bedarf an Aerzten in der Armee durch event. einzuführende anderweitige Massregeln gedeckt sein wird.

Die Z-hl der Eleven ist zur Zeit auf über 130 erhöht; die Zahl der Studirenden der medicinisch - chirurgischen Akademie für das Militair, an keine bestimmte Etatsgrenze gebunden, beträgt zur Zeit einige 80. Auf der Charité befinden sich durchschnittiich stets 21 Eleven als Unterärzte.

Der Etat der Anstalten beträgt jährlich etwa 50,000 Thlr. Curator derselben ist der Kriegs - Minister von Roon; Direktor der Generalstabsarzt Dr. Grimm; Sub-Direktor seit 1867 der Generalarzt Dr. Löffler.

Zur Leitung der Eleven, zu den Repetitorien etc. sind jeder Zeit stets 21 Stabsärzte zu dem Institut commandirt, welche durchschnittlich 2 Jahr an diesem, 2 Jahr als Ober-Aerzte auf der Charité fungiren. Die Zahl dieser Letzteren beträgt augenblicklich nur 7.

Mit den Hausgeschäften, sowie auch mit der Verwaltung der Bibliothek ist je ein besonderer Stabsarzt betraut; ersterer ertheilt auch einen Cursus über militairische und militair-ärztliche Dienstform.

Die Zöglinge sind, den Studien-Semestern entsprechend, in 8 Sektionen eingetheilt. Jede Sektion hat ihren eigenen Stabsarzt.

Die Militairgymnastik leiten ein Hauptmann und zwei Unterofficiere von der Militair-Turnanstalt, sowie ein Stabsarzt.

Das Lehr-Personal der Akademie besteht aus ordentlichen und ausserordentlichen Professoren, sowie aus Lehrern, mit denen ein Privatabkommen Seitens der Anstalt getroffen ist. Ordentliche Professoren sind gegenwärtig die Professoren Dr. Braun, Dr. du Bois-Reymond, Dr. Frerichs, Dr. Hofmann, Dr. Jüngken, Dr. Langenbeck, Generalarzt Dr. Löffler, Dr. Reichert, Dr. Traube, Dr. Virchow; ausserordentliche: Dr. Schöller und Generalarzt Dr. von Lauer. Als Lehrer fungiren die Professoren Dr. Bardeleben, Dr. Dove, Stabsarzt Dr. Fräntzel, Dr. Gurlt, Dr. Hartmann, Dr. Hirsch, Dr. Lewin, Dr. Liebreich, Dr. Kristeller, Dr. Liman, Dr. Skrzeczka, Dr. Peters, Dr. Rose, Dr. Schweigger, Dr. Sonnenschein, Dr. Waldau, Dr. Werder, Dr. Westphal.

Ausser dem kostenfreien theoretischen und praktischen Unterricht und der Theilnahme an allen durch die Anstalten gebotenen sonstigen Bildungsmitteln (Bibliothek, Sammlungen etc.) gewährt das Friedrich-Wilhelms-Institut jedem Zöglinge für die Dauer der Studien freie Wohnung, Licht, Heizung und eine monatliche Unterstützung von 10 Thalern. Das Beneficium der freien Wohnung wird auch Studirenden der Akademie zu Theil, soweit es die Räumlichkeiten der Anstalt gestatten.

Nach Ablauf der Studienzeit werden die Zöglinge beider Anstalten als Unterärzte in der Armee, resp. auf der Charité angestellt, während des Friedens zunächst in solchen Garnisonen, welche Gelegenheit zur Absolvirung der medicinischen Staatsprüfungen bieten. Mit dem Tage der Anstellung als Unterarzt beginnt für die Zöglinge beider Anstalten die Ableistung ihrer allgemeinen einjährigen Dienstpflicht, an welche sich für die genossene Ausbildung eine besondere anschliesst. Die Competenzen und die dienstliche Stellung der Unterärzte, sowie die für die Zöglinge beider Anstalten durchaus gleiche weitere Laufbahn in der Armee sind durch Allerh. Verordnung über die Organisation des Sanitäts-Corps d. d. 20. Februar 1868 (Berlin, Verlag von A. Bath) geregelt.

Die Aufnahme in beide Anstalten erfolgt am 15. April und am 15. October jeden Jahres, und ist betreffs derselben Nachstehendes festgesetzt:

Bedingungen der Aufnahme.

1) Geburt oder Naturalisation in den Staaten des Norddeutschen Bundes oder dem Grossherzogthum Hessen.

2) Alter nicht über 21 Jahre.

3) Besitz des Zeugnisses der Reife für Universitäts-Studien von einem Gymnasium der ad 1 bezeichneten Staaten.

4) Nachweis der körperlichen und geistigen Qualification zum militairärztlichen Berufe.

5) Verpflichtung des Vaters oder des Vormundes, dem Aspiranten für die Studienzeit ausser Kleidung monatlich wenigstens acht Thaler, wofern er in das Friedrich-Wilhelms-Institut; wenigstens zwanzig Thaler, wofern er in die Akademie aufgenommen wird, zu seinem Lebensunterhalte, sowie die Behufs der Promotion und zu den Facultäts- und Staatsprüfungen erforderlichen Geldmittel (circa 300 Thaler) zu gewähren, resp. ausreichend sicher zu stellen. — Die zum Lebensunterhalte nöthigen Geldmittel sind für die Zöglinge beider Anstalten in viertel- oder halbjährigen Raten an die Kasse des Friedrich-Wilhelms-Instituts praenumerando einzuzahlen

und werden durch den Rendanten der Kasse in monatlichen Raten den Studirenden ausgezahlt.

6) Verpflichtung des Aspiranten, für jedes Studienjahr zwei Jahre, wofern er in das Friedrich-Wilhelms-Institut, ein Jahr, wofern er in die Akademie aufgenommen wird, im stehenden Heere als Arzt zu dienen wofür er die der erdienten Charge zustehenden Competenzen (S. Allerhöchste Verordnung vom 20. Februar 1868) empfängt. Wenn ein Zögling vor Ablauf der Studienzeit ausscheidet, so wird er den respectiven Militair-Ersatz-Commissionen überwiesen, um seiner allgemeinen Militairpflicht zu genügen. Setzt ein solcher das medicinische Studium anderweitig fort, so hat er nach erlangter Approbation ausser der allgemeinen Dienstpflicht noch die besonders für die in einer der Anstalten genossene Ausbildung durch ärztlichen Dienst im stehenden Heere abzuleisten. Dabei wird eine Studienzeit unter sechs Monaten gar nicht, ein Zeitraum von sechs Monaten und darüber für ein volles Jahr gerechnet.

7) Verpflichtung des Aspiranten, den für die Anstalten geltenden Bestimmungen und Anordnungen der Direction unbedingt Folge zu leisten. Die Zöglinge der Anstalten stehen unter der Militair-Gerichtsbarkeit und unter der Disciplinar-Strafgewalt der Direction.

Modus der Aufnahme.

1) Die Anmeldung eines Aspiranten wird erst angenommen, wenn derselbe ein Jahr lang die erste Classe eines Gymnasiums besucht hat, muss aber innerhalb des diesem Termine folgenden Vierteljahres erfolgen. Spätere oder gar erst nach bestandener Maturitätsprüfung geschehende An-

meldungen werden nur für die Akademie angenommen und finden nur Berücksichtigung, sofern nach der Concurrenz der rechtzeitig Angemeldeten Vacanzen bleiben.

2) Die Anmeldung ist von dem Vater oder dem Vormunde unter ausdrücklicher Bezeichnung der Anstalt, in welche die Aufnahme gewünscht wird, schriftlich an den General-Stabsarzt der Armee zu richten. Beizufügen sind: *a.* der Geburtsschein, *b.* der Impfschein, *c.* ein ärztliches Gesundheitsattest, *d.* ein über Anlagen, Führung, Fleiss, die Dauer des Besuchs der Prima und den wahrscheinlichen Termin der Universitäts-Reife sich äusserndes Schulzeugniss, *e.* die Erklärung des Anmeldenden, dass sowohl er selbst, wie der Angemeldete Willens und im Stande sei, die vorstehend ad 5—7 bezeichneten Aufnahme-Bedingungen zu erfüllen.

3) Hierauf erfolgt die Bescheidung, ob der Aspirant zur Vorprüfung zugelassen wird oder nicht; ersteren Falles zugleich die Weisung über Zeit und Ort der Vorprüfung.

4) Die Vorprüfungen finden Mitte April und Mitte October jeden Jahres durch zu dem Behufe ernannte Commissionen von Militair-Aerzten im Divisions-Stabs-Quartiere des Divisions-Bezirkes statt, welchem der zeitige Aufenthaltsort der resp. Aspiranten angehört. Für die in Berlin und in der Provinz Brandenburg wohnenden Aspiranten geschieht die Vorprüfung in Berlin durch eine von der Direktion der Anstalten bestimmte Commission. Die Gestellung zur Vorprüfung bietet Gelegenheit, die körperliche Qualification des Aspiranten für den militair-ärztlichen Dienst festzustellen. In den Vorprüfungen hat der Aspirant einen deutschen Aufsatz, einen lateinischen Aufsatz über ein geschichtliches Thema und seinen Lebenslauf (nach vorgeschriebenem Schema, in deutscher und in französischer oder englischer Sprache) unter Controlle der Commission zu bearbeiten. Die Vorprüfung dauert drei Tage.

Die Bewerber haben sich — gemäss der erhaltenen Weisung auf eigene Kosten nach dem Prüfungsorte zu begeben und für ihren Unterhalt daselbst Sorge zu tragen.

5) Von den zur Vorprüfung nicht erscheinenden Aspiranten wird angenommen, dass sie auf die Bewerbung um Aufnahme verzichten. Im Falle der Behinderung durch Krankheit oder andere triftige Gründe, welche sofort und gehörig belegt angemeldet wurden, wird die nachträgliche Prüfung veranlasst.

6) Von dem Ausfalle der Vorprüfung ist die Zulassung der einzelnen Aspiranten zur Concurrenz um die Aufnahme abhängig. Der Vater oder der Vormund erhält darüber Nachricht und im Falle der Zulassung die Aufforderung, seiner Zeit das erlangte Zeugniss der Reife im Original oder in beglaubigter Abschrift an den General-Stabsarzt einzusenden. Die Einsendung des Reife-Zeugnisses muss für den Aufnahme-Termin im April bis zum 1. April, für den im October bis zum 1. October erfolgen. Unterbleibt dieselbe, ohne dass rechtzeitig der Grund der Verspätung angemeldet ist, so wird angenommen, dass der Aspirant die Maturitätsprüfung nicht bestanden oder auf die Concurrenz verzichtet habe.

7) Nach dem aus der Vorprüfung und dem Zeugnisse der Reife sich ergebenden Grade der Qualification wird zunächst von den Bewerbern für jede der Anstalten die nach den Etat-Verhältnissen zulässige Anzahl zur Aufnahme designirt. Bleiben darnach Vacanzen für die Akademie, so wird den hinreichend qualificirten Concurrenten, welchen die Aufnahme in das Friedrich-Wilhelms-Institut versagt werden musste, darüber Mittheilung gemacht, um ihnen Anlass zu bieten, sich darüber zu erklären, ob sie in die Akademie einzutreten wünschen und die Bedingungen der Aufnahme in diese Anstalt zu erfüllen Willens und im Stande sind.

8) Die zur Aufnahme Designirten, resp. Vater oder Vormund erhalten die erforderlichen Weisungen über Ausfertigung der die eingegangenen Verpflichtungen betreffenden Reverse, sowie über Zeit und Ort der persönlichen Gestellung zum Eintritte in die Anstalten. Eine Beihülfe oder Entschädigung für die Kosten der dazu erforderlichen Reise nach Berlin wird selbst dann nicht gewährt, wenn sich bei der Gestellung ergeben sollte, dass die bei der Vorprüfung constatirte körperliche Qualification inzwischen so beeinträchtigt wurde, dass der Eintritt nicht zulässig ist.

Berlin, den 6. Juni 1868.

Der General-Stabsarzt der Armee und Chef des Militair-Medicinal-Wesens Dr. Grimm.

Medicinisches Studium.

Dritter Abschnitt.

Klinische Institute und Lehr-Anstalten, welche unabhängig von der Universität sind.

Abgesehen von den zahlreichen praktischen Uebungen, demonstrativen Cursen etc., welche von Professoren und Docenten der Universität, sowie auch von einigen praktischen Aerzten privatissime abgehalten werden, bestehen hierselbst aus Privatmitteln begründet einige grössere klinische und poliklinische Anstalten, welche ausser den Heilzwecken in hervorragender Weise auch Unterrichtszwecke verfolgen.

Es sind dies:

1. Die Berliner allgemeine Poliklinik,
Taubenstrasse No. 10,

welche im Mai 1872 durch die Herren Alb. Arons, G. v. Bunsen, Meyer Magnus, Miquél und Ad. Schwabe begründet, zum Zweck hat, unbemittelten, vorzüglich nicht bettlägerigen Kranken jeder Art Gelegenheit zur kostenfreien Untersuchung und Behandlung durch Fachmänner möglichst aus allen Specialfächern der Medicin zu gewähren.

An der Anstalt sind unentgeltlich acht Aerzte thätig; unter ihnen vier Docenten an der Universität. Ein Vorstand aus 5 nichtärztlichen Mitgliedern bestehend, leitet die Verwaltung; zwischen demselben und dem ärztlichen Collegium bilden das vermittelnde Organ zwei der Anstaltsärzte als Delegirte. Die Delegirten verwalten die vom Vorstand zu ärztlichen Zwecken bewilligten Gelder. Auch haben dieselben jährlich einen Bericht über die gesammte Thätigkeit der Anstalt auszuarbeiten.

Die Aufnahme neuer Kranker findet täglich (ausser Sonntags) von 12—1 Uhr statt. Die Aufnahme wird bewirkt durch einen der Anstaltsärzte, resp. unter Controlle eines Solchen durch Assistenten, als welche Studirende aus höheren Semestern fungiren. Nach einer ersten Untersuchung und Registrirung werden die Kranken, je nach der Beschaffenheit ihres Leidens, an den entsprechenden ordinirenden Arzt verwiesen.

Jeder ordinirende Arzt ist befugt, für sein Specialfach Privat-Assistenten zu engagiren, sowie auch im Local der Anstalt Vorlesungen und praktische Uebungen abzuhalten und das ihm zugetheilte Krankenmaterial zum klinischen Unterricht zu benutzen.

Die Sprechstunden sämmtlicher Aerzte finden gleichzeitig statt.

Ausser der ambulatorischen wird in entsprechenden Fällen Seitens der Anstalt auch eine häusliche Behandlung Kranker unentgeltlich bewirkt. Der Vorstand sorgt durch Sammlung freiwilliger Beiträge etc. für die zum Bestehen des Instituts erforderlichen Geldmittel.

Die Poliklinik enthält, entsprechend der Zahl der Aerzte, acht verschiedene Sektionen:

Sektion I. für innere Krankheiten, besonders Hals- und Brust-Krankheiten. Ord. Arzt: Sanitäts-Rath Dr. Tobold, Docent.

Sektion II. für innere Krankheiten, besonders Nerven-Krankheiten. Ord. Arzt: Dr. A. Eulenburg, Docent.

Sektion III. für innere Krankheiten. Ord. Arzt: Dr. Guttmann, Docent.

Sektion IV. für äussere Krankheiten. Ordin. Arzt: Dr. Pfeiffer.

Sektion V. für äussere Krankheiten, besonders Haut-Krankheiten und Syphilis. Ord. Arzt: Dr. Kremnitz.

Sektion VI. für Frauen-Krankheiten. Ord. Arzt: Dr. Jaquet.

Sektion VII. für Ohren-Krankheiten. Ord. Arzt: Dr. Falk, Docent.

Sektion VIII. für Augen-Krankheiten. Ordin. Arzt: Dr. Scherk.

Im ersten Halbjahre ihres Bestehens, Juni 1872 bis Januar 1873, wurden in der Poliklinik behandelt:

in Sektion	I.:	305	Kranke,
in Sektion	II.:	212	»
in Sektion	III.:	287	»
in Sektion	IV.:	324	»
in Sektion	V.:	183	»
in Sektion	VI.:	90	»
in Sektion	VII.:	42	»
in Sektion	VIII.:	60	»
	Sa.	1503	Kranke.

Der Nutzen des Instituts kommt zwar in erster Linie unbemittelten Kranken zu Gute, ausserdem jedoch bietet dasselbe Aerzten und Studirenden in lehrreichem Verkehr Gelegenheit zu praktischer Vervollkommnung in den einzelnen Disciplinen.

2. Klinik und Poliklinik des Sanitäts-Rath Dr. Ewers für Augenkranke, Carlstrasse No. 4.

Nach dem im Juli 1870 erfolgten Tode von Graefe's wurde durch letztwillige Verfügung dessen die in der Carlstrasse No. 46 belegene Augenklinik geschlossen und durch Dr. Ewers, welcher bei der Leitung der v. Graefe'schen Klinik und Poliklinik lange Jahre hindurch betheiligt gewesen war und beiden Anstalten vertretungsweise wiederholt selbstständig vorgestanden hatte, eine neue Augenklinik, Carlstrasse No. 4, begründet und auf 40 Betten eingerichtet.

Die Anstalt befindet sich in einem eigens zu diesem Zwecke hergerichteten sehr ruhig gelegenen Hause und ist von freundlichen Gartenanlagen umgeben.

Die Aufnahme-Bedingungen sind durchaus mässig. Ein eigenes Zimmer incl. Verpflegung und Bedienung kostet, je nach der Grösse, 1⅔—2 Thaler pro Tag, während die Aufnahme in gemeinschaftliche Zimmer incl. Verpflegung auf 22½ Silbergr. pro Tag normirt ist. Bei Kranken, welche aus öffentlichen Kassen unterstützt werden, ist der Verpflegungssatz auf 17½ Sgr. pro Tag ermässigt.

Mit der Klinik ist eine Poliklinik verbunden, welche täglich Mittags von 1—2 Uhr stattfindet, und deren sehr reichliches Material auch dem Unterricht in soweit dient, dass

Aerzte und ältere Studirende täglich gern gesehene Gäste der Poliklinik sind. — Ambulatorisch wurden im Jahre 1872 behandelt 5457 Kranke; in die stationaire Klinik wurden aufgenommen 459. An Letzteren kamen 349 grössere Operationen zur Ausführung und zwar: Staaroperationen 100 Mal, Iridektominen 61 Mal, Schieloperationen 113 Mal, Enucleatio bulbi 24 Mal, Staphylom-Abtragung 8 Mal, En- und Ectropiumoperationen 10 Mal, Blepharoplastik 2 Mal, Blepharophimosenoperationen 7 Mal, Extraction fremder Körper aus den tieferen Theilen des Auges 2 Mal, Exstirpation von Geschwülsten 7 Mal vor etc. etc.

Assistenten der Klinik sind Dr. Schöler und Dr. Gad.

3. Die Augenklinik des Privat-Docenten Dr. Hirschberg, Carlstrasse No. 36.

Die Klinik, am 3. October 1869 eröffnet, befand sich früher in der Lankwitzstrasse No. 11, siedelte aber am 1. Januar 1873 nach dem in der Carlstrasse No. 36 belegenen Hause des Dr. Hirschberg über. Lage und Einrichtung der Anstalt sind zweckmässig, namentlich auch erstere, des benachbarten freien, theils mit Bäumen bestandenen Platzes wegen, äusserst günstig. Die Zahl der Betten beträgt 20, von denen 6 der ersten, 14 der zweiten Verpflegungs-Klasse zugehören. Die Verpflegungskosten betragen für die erste Klasse 1½ bis 2 Thaler, für die zweite 1 Thaler pro Tag. Für Kranke, welche aus öffentlichen Kassen verpflegt werden, beträgt der Verpflegungssatz 17½ Sgr. Das ärztliche Honorar wird besonders berechnet. Mit der Klinik ist eine Poliklinik verbunden. Der dirigirende Arzt macht täglich 3 Visiten bei sämmtlichen Kranken. Ein Assistenzarzt, zur Zeit Dr. P. Busse, wohnt in der Anstalt.

Vom 15. September 1870 bis 15. September 1872 kamen in der Klinik und Poliklinik insgesammt 5428 Fälle zur Behandlung. Grössere Operationen kamen im Laufe der zwei Jahre 443 Mal zur Ausführung.

4. Die combinirte Poliklinik der Privat-Docenten Dr. Mendel, Dr. Wolff und Dr. Weber, Carlstrasse No. 13.

In dem Lokale der Poliklinik halten:

der Privat-Docent Dr. Mendel seine Poliklinik für Gehirn- und Nerven-Krankheiten, Nachmittags 2½—3½ Uhr;

der Privat-Docent Dr. Jul. Wolff seine chirurgische Poliklinik Nachmittag von 2—3 Uhr;

der Privat-Docent Dr. Weber Poliklinik für Ohren-Krankheiten Dienstags und Freitags von 1—2 Uhr.

Ferner werden durch den Privat-Docent Dr. Zuelzer, Vormittags von 9—10 Uhr, ebendaselbst Schutzpocken-Impfungen vorgenommen. —

Die Behandlung geschieht unentgeltlich. In einzelnen Fällen werden auch Arzneien unentgeltlich gewährt. Von August 1871 bis ultimo 1872 wurden in der Abtheilung des Dr. Mendel etwas über 300, in der Abtheilung des Dr. Wolff 236 Kranke behandelt, in welcher letzteren Zahl diejenigen Kranken nicht inbegriffen sind, welche sich wegen Zahnextraktion etc. an die Poliklinik wandten. Operationen kamen 73 Mal vor, und wurden die grösseren in den Wohnungen der Kranken ausgeführt. Nur in Ausnahmefällen wurde ein operirter Kranker in einem hierzu bestimmten Zimmer der Poliklinik verpflegt.

Ein Assistent und ein Heilgehilfe fungiren bei der Anstalt.

Die Abtheilung für Ohrenkranke des Privat-Docenten Dr. Weber, bereits im Jahre 1863 begründet, ist seit einem Jahre in dem Lokal der Poliklinik untergebracht. Sie erfreut sich reger Theilnahme Seitens des Publikums, und erzielt bei möglichst vereinfachter Therapie sehr erfreuliche Resultate. Durchschnittlich kommen wöchentlich 20—30 neue Fälle zur Behandlung.

5. Die Poliklinik für Ohrenkranke des Professor Dr. Lucae, Thierarzneischul-Platz No. 3.

Die Poliklinik des Professor Dr. Lucae für Ohrenkranke besteht seit dem Jahre 1865 wurde bis 1871 in der Wilhelmstrasse No. 50 abgehalten und befindet sich seit October 1871 am Thierarzneischul-Platz.

Die Poliklinik gewährt Dienstags und Freitags von 8 bis 9 Uhr Ohrenkranken unentgeltliche Behandlung. Die Anstalt ist ausserordentlich besucht, und beträgt die Zahl der neuen Fälle an jedem Aufnahmetage durchschnittlich 4—12. In letzterer Zeit sind auch die Ohrenkranken des Gewerks-Kranken-Vereins der Behandlung des Professor Dr. Lucae überwiesen, wodurch das Krankenmaterial abermals sehr vergrössert wurde und die Einrichtung eines dritten klinischen Tages erforderlich ist.

Nach der Poliklinik hält Professor Dr. Lucae im Lokal der Anstalt Dienstags und Freitags von 9—10 Uhr klinische Vorträge.

6. Die Poliklinik für Nervenkranke des Privat-Docenten Dr. J. E. Hitzig, Gr. Friedrichstrasse 191.

Die Poliklinik besteht seit 1865 und findet Dienstags, Donnerstags und Sonnabends von 8—10 Uhr Vormittags statt. Sie gewährt unentgeltliche Behandlung, in geeigneten Fällen auch freie Arznei. Die Zahl der Besuche beträgt jährlich 3—4000. Die Anstalt dient neben ihrem humanen Zwecke zum Unterricht in der Electrotherapie und wird namentlich von Aerzten vielfach besucht.

7. Oeffentliche Klinik für Mund- und Hals-Krankheiten des Professor Dr. Ed. Albrecht, Leipzigerstrasse 101.

Auf Veranlassung von Graefe's begründete Professor Dr. Albrecht im Jahre 1855 die Poliklinik für Mund- und Hals-Krankheiten, welche zuerst ein Lokal in der Graefe'schen Augenklinik inne hatte, seit 8 Jahren sich aber in der Leipzigerstrasse No. 101 befindet.

Ueber die Thätigkeit der Anstalt liegen zwei Berichte vor; der erste aus den Jahren 1855—1860 referirt über 9355 Kranke; der zweite, 1872 erschienen, handelt nur über einige specielle Gebiete der Zahnheilkunde. Es sollen in der Folge weitere Berichte in gleicher Art folgen.

Die Klinik erfreut sich einer sehr bedeutenden Frequenz (jährlich 11—12,000 Kranke), und bietet den Beflissenen der Zahnarzneikunde die einzige Gelegenheit zur praktischen Ausbildung. — Auch zahlreiche Aerzte finden sich unter den Kursisten auf der Klinik.

Das zahnärztliche Studium.

Während früher zur Prüfung, Behufs Erlangung der Approbation als Zahnarzt, nur zugelassen wurde, wer als praktischer Arzt oder Wundarzt I. resp. II. Klasse approbirt war, bestimmte nach Aufhebung der chirurgischen Lehr-Anstalten eine Ministr.-Verf. d. d. 9. Februar 1857, dass die Candidaten der Zahnheilkunde ohne Immatrikulation die Vorlesungen an den Universitäten besuchen dürften.

Mit der Leitung des zahnärztlichen Studiums wurde an hiesiger Universität die im Jahre 1829 errichtete Direktion des chirurgischen und pharmaceutischen Studiums betraut, welche die Qualifikation der sich Meldenden zu prüfen, und dieselben unter die Zahl der bei der Universität studirenden Nicht-Immatrikulirten aufzunehmen hat. Vorbedingung für das zahnärztliche Studium ist die Reife für die Prima eines Gymnasiums oder einer Realschule, und der Nachweis, dass der Betreffende einen praktischen Cursus in der zahnärztlichen Technik absolvirt hat. Das Studium selber umfasst die Zeitdauer von zwei Jahren. Studien-Direktor ist zur Zeit der Geh. Ober-Medicinal-Rath Dr. Housselle.

Die Zahl der nicht-immatrikulirten Studirenden der Zahn-Heilkunde an hiesiger Universität betrug im Sommer-Semester 1872 21.

Das pharmaceutische Studium.

Wie bereits vorstehend bemerkt, wurde für das chirurgische und pharmaceutische Studium im Jahre 1829 eine besondere Direktion errichtet, wie solche sich zur Zeit ausser in Berlin auch in Bonn, Breslau, Halle, Königsberg, Marburg und Strassburg befinden. — Der Direktion liegt es ob, die Qualification der sich zum Studium der Pharmacie Meldenden zu prüfen; ihnen einen bestimmten Studienplan zu empfehlen; ihre Zulassung zu den Vorlesungen zu bewirken und die disciplinarische Aufsicht über dieselben zu führen.

Wer das pharmaceutische Studium absolviren will, muss in Gemässheit des Reglements d. d. 11. August 1864 die Reife für die Secunda eines Gymnasiums oder einer Realschule besitzen, und hat bereits vor seinem Eintritt in eine Apotheke als Lehrling die betreffenden Zeugnisse etc. dem Kreisphysikus vorzulegen. Die Dauer der Lehrzeit beträgt 3 Jahre und wird nur ausnahmsweise auf 2½ Jahre herabgesetzt. Der Kreisphysikus überwacht bei dem Lehrling den Gang der Ausbildung und hält mit ihm in Gemeinschaft mit dem Lehrherrn und einem zweiten Apotheker nach vollendeter Lehrzeit, das Gehilfen-Examen ab. Die Prüfung besteht aus einem praktischen und einem mündlichen Theil. Das Nichtbestehen hat eine Verlängerung der Lehrzeit um $\frac{1}{2}$ Jahr zur Folge; im anderen Falle erhält der Lehrling das Zeugniss als Apotheker-Gehilfe.

Die Servirzeit des Gehilfen ist auf abermals 3 Jahre festgesetzt, wobei das Militair-Dienstjahr als einjährig freiwilliger Pharmaceut in einer Militair-Disponsir-Anstalt, resp. in der Dispensir-Anstalt der Charité oder der Thierarzneischule, als ein Jahr in Anrechnung kommt.

Erst nach Beendigung der Servirzeit dürfen die Gehilfen dem drei Semester umfassenden Studium der Pharmacie auf einer Universität obliegen, falls sie nicht vorziehen, die Servirzeit länger auszudehnen, in welchem Falle für jedes überzählige Servirjahr ein Studium-Semester in Abrechnung gebracht werden darf, so dass Gehilfen, welche 6 Jahre hindurch vorwurfsfrei conditionirt haben, ohne Universitäts-Studium zu den Staatsprüfungen zugelassen werden können.

Der Lehrplan für die Studirenden der Pharmacie umfasst als Haupt-Lehrgegenstände Botanik, Physik, Chemie; besonders chemisch-analytische Uebungen, Pharmacie, Pharmakologie, Toxicologie und Mineralogie. Zeitiger Direktor des pharmaceutischen Studiums ist der Geh. Ober-Med.-Rath Dr. Housselle.

Denjenigen Candidaten der Pharmacie, welche die Maturität besitzen, ist unbenommen, sich bei der philosophischen Facultät immatrikuliren zu lassen, und unter Umgehung der Direktion für das pharmaceutische Studium ihre Universitäts-Studien zu absolviren. Die Zahl der nicht-immatrikulirten Pharmaceuten betrug an der Universität im Sommer-Semester 1872 101.

Das thierärztliche Studium und die Königliche Thierarzneischule.

Nachdem bereits unter der Regierung Friedrich des Grossen, durch den damaligen Chef des Medicinalwesens Dr. Cothenius die ersten Anregungen zur Errichtung einer Thierarzneischule in Berlin gegeben waren, wurde dieselbe durch König Friedrich Wilhem II. im Jahre 1786 begründet, und ihr als Hauptaufgabe die Ausbildung von Fahnenschmieden für die Armee, sowie von Beamten und Rossärzten für die Königlichen Gestüte und Marställe übertragen. Die Eröffnung der Anstalt, deren Bau unter der speciellen Beaufsichtigung des Oberstallmeisters Graf Lindenau nach dem Vorbilde des gleichen Instituts zu Wien ausgeführt wurde, fand am 1. Juni 1790 statt, und war von Anfang an darauf Bedacht genommen, dass ausser den Militair-Eleven und den Königlichen Scholaren auch solche junge Männer Gelegenheit fänden sich auszubilden, welche die Absicht hatten, Civil-Thierärzte zu werden.[1])

[1]) Die erste thierärztliche Unterrichts-Anstalt in Deutschland war die von Professor Erxleben, 1771, in Göttingen begründete; vor dieser bestanden überhaupt nur zwei derartige Institute, und

Anfänglich stand die hiesige Schule unter dem Königlichen Ober-Marstall-Amt; im Jahre 1817 trat sie in den Ressort der Ministerien des Innern und des Krieges, 1847 in den des Ministeriums der etc. Medicinal-Angelegenheiten, endlich 1872 unter das landwirthschaftliche Ministerium. Als Zwischenbehörde bestand von 1817—1847 zuerst, und zwar bis 1832 die Regierung zu Berlin, alsdann bis 1835 das Polizei-Präsidium, welches überhaupt an die Stelle der Regierung getreten war, endlich das Curatorium für Krankenhaus-Angelegenheiten, welches nunmehr als „Curatorium für Krankenhaus- und Thierarzneischul-Angelegenheiten" bezeichnet wurde. Im Jahre 1848 fiel die Zwischenbehörde gänzlich fort, die betreffenden Funktionen des Curatoriums wurden auf die Direktion, welche dem Geh. Med.-Rath Professor Dr. Gurlt und Geh. Reg.-Rath Dr. Esse überwiesen war, zu Ostern 1870 aber auf den gegenwärtigen Direktor allein übertragen.

Fortwährend erweiterte sich Umfang und Bedeutung der Anstalt, der auf dem für sie bei der Begründung angekauften Terrain des ehemals gräflich Reuss'schen Gartens hinreichender Raum zur Verfügung stand.

Ausser dem Hauptgebäude (Luisenstrasse 56), welches Auditorien, einen grossen Versammlungssaal, Amtswohnungen für den Direktor und einige Lehrer etc. enthält, hatte die Anstalt anfänglich nur zwei Krankenställe, eine Schmiede und das anatomische Theater, doch entstanden im Laufe der Zeit zwischen den Park- und Wiesen-Anlagen weitere Bau-

zwar in Lyon seit 1762 und in Alfort bei Paris seit 1765; demnächst folgte die Begründung der Thierarzneischulen in Kopenhagen 1773, in Wien 1777, in Hannover und Dresden 1778, denen sich die Anstalten in Berlin und München 1790, diejenigen in London 1792 anschlossen.

lichkeiten, namentlich ein bedeutender Neubau im Jahre 1841, sowie im Jahre 1870 ein von dem Kriegs-Ministerium aufgeführtes Wohngebäude für 150 Militair-Eleven. Trotzdem hat die Erweiterung der Anstalt mit der zunehmenden Frequenz nicht gleichen Schritt gehalten, und es fehlt abermals an Krankenställen, Servirräumen und einem geeigneten chemischen Laboratorium, da letzteres in seiner jetzigen Gestaltung gänzlich ungenügend erscheint.

An besonders erwähnenswerthen Lehrmitteln besitzt die Anstalt eine 10,000 Bände umfassende Bibliothek, eine vortreffliche und ausserordentlich reichhaltige anatomisch-zootomische Sammlung, einen botanischen Garten, eine eigene Apotheke, eine Sammlung chirurgischer Instrumente, und zur Unterweisung in der Zucht und Diätetik des Rindviehs, der Schafe und Schweine Stallungen für eine Anzahl gesunder Exemplare dieser Thiergattungen.

Auch ist, um den Zöglingen zu umfassender praktischer Ausbildung Gelegenheit zu geben, namentlich sie auch die verschiedenen Heerden-Erkrankungen und die zur Vorbeugung resp. zur Verhütung weiterer Verbreitung derselben anzuwendenden Mittel kennen zu lehren, seit 1835 mit der Anstalt eine ambulatorische Klinik verknüpft, welche in entsprechenden Fällen freie ärztliche Behandlung des erkrankten Viehes in den Ställen der Besitzer gewährt.

Zu weiterer Förderung des klinischen Unterrichts dürfen endlich auch kranke Thiere, die ein besonderes wissenschaftliches Interesse darbieten, für Rechnung der Anstalt in das Spital aufgenommen resp. angekauft werden. Die Unterrichts-Einrichtungen sind den betreffenden Einrichtungen des medicinischen Studiums durchaus analog; hier wie dort finden wir theoretische und praktische Unterweisung; hier wie dort

Klinik und Poliklinik; hier wie dort Auscultanten und Praktikanten, Kranken-Visiten, Journale und Sektionen.

Das Studium umfasst sechs Semester. Der Studienplan ist obligatorisch. Derselbe ist vor Kurzem auf's Neue festgestellt und lautet:

Neuer Lehrplan

für die Königliche Thierarzneischule zu Berlin.

I. Das Unterrichts-Jahr

beginnt am 20. October und endet am 10. August; es zerfällt in zwei halbjährliche Abschnitte; der erste, das Winter-Semester, dauert bis 15. März; der zweite, das Sommer-Semester, nimmt seinen Anfang am 20. März. Innerhalb des Unterrichtsjahres beschränken sich die Ferien auf die einfallenden Festtage.

II. Unterrichts-Gegenstände.

a. Hülfswissenschaften.

1. Physik.
2. Chemie.
3. Botanik.
4. Zoologie.

b. Fachwissenschaften.

1. Allgemeine Anatomie (Gewebelehre, Histologie).
2. Specielle Anatomie.
3. Physiologie.
4. Allgemeine Pathologie und pathologische Anatomie.
5. Specielle pathologische Anatomie.
6. Allgemeine Therapie.
7. Specielle Pathologie und Therapie.
8. Gerichtliche Thierheilkunde.
9. Polizeiliche Thierheilkunde (Seuchen, ansteckende Krankheiten und alle polizeilich in Betracht kommenden Gegenstände der Thierheilkunde).
10. Chirurgie.
11. Akiurgie.
12. Geburtshülfe.
13. Arzneimittellehre (Arzneiwirkungslehre, Pharmakodynamik).
14. Pharmakologie (Arzneiwaarenkunde, Pharmacognosie).
15. Arzneiverordnungslehre (Receptirkunde).
16. Exterieur des Pferdes.
17. Züchtungskunde
    a. des Pferdes (Gestütskunde),
    b. des Rindes, Schafes und Schweines.
18. Diätetik.
19. Theoretischer Hufbeschlag.
20. Geschichte der Thierheilkunde.

c. Praktischer Unterricht.

1. Servir-Uebungen.
2. Operations-Uebungen.
3. Geburtshülfliche Uebungen am Phantom.
4. Uebungen in mikroskopischen Untersuchungen.
5. Klinik { Spital-, Auswärtige.
6. Pharmaceutische Uebungen (Dispensiren der in der Klinik verordneten Arzneien und leichte chemische Analysen).

III. Vertheilung der Unterrichts-Gegenstände auf die beiden halbjährigen Abschnitte.

A. Winter-Semester.

a. Vorträge.

1.	Physik	3	Stunden	wöchentlich.
2.	Chemie	6	„	„
3.	Anatomie	6	„	„
4.	Allgemeine Pathologie und pathologische Anatomie . . .	6	„	„
5.	Allgemeine Therapie . . .	3	„	„
6.	Specielle Pathologie und Therapie	6	„	„
7.	Chirurgie	6	„	„
8.	Exterieur	3	„	„
9.	Züchtungskunde	3	„	„
10.	Geschichte der Thierheilkunde	2	„	„
11.	Hufbeschlag	2	„	„

b. Praktischer Unterricht.

1. Servir-Uebungen . . . . . 24 Stunden wöchentlich.
2. Klinik . . . . 18 „ „
3. Operationsübungen . . . . 4 „ „
4. Pharmaceutische Uebungen und chemische Analysen . . 18 „ „
   (während der Klinik werden mit wöchentlichen Abwechselungen je 4 Eleven in der Apotheke beschäftigt).

B. Sommer-Semester.

a. Vorträge.

1. Physik . . . . 3 Stunden wöchentlich.
2. Botanik . . . . 4 „ „
3. Zoologie . . . . 4 „ „
4. Physiologie . . . . 5 „ „
5. Histologie . . . . 3 „ „
6. Spec. patholog. Anatomie . 6 „ „
7. Pharmakologie . . . . . . 4 „ „
8. Receptirkunde . . . . . . 2 „ „
9. Arzneimittellehre . . . . 5 „ „
10. Staats-Thierheilkunde . . . 6 „ „
11. Akiurgie . . . . 4 „ „
12. Geburtshülfe . . . . 3 „ „
13. Diätetik . . . . 3 „ „
14. Züchtungskunde . . . . . . 3 „ „

b. Praktischer Unterricht.

1.	Klinik	18	Stunden wöchentlich.
2.	Geburtshülfliche Uebungen .	2	„ „
3.	Pharmaceutische Uebungen (mit chem. Analysen).	18	„ „
4.	Mikroskopische Uebungen .	12	„ „
5.	Hufbeschlag	6	„ „

IV. Vertheilung der Unterrichts-Gegenstände auf die einzelnen Semester.

I. Semester (Winter).

1. Physik.
2. Chemie.
3. Anatomie.
4. Hufbeschlag (theoretischer).
5. Secir-Uebungen.

2. Semester (Sommer).

1. Physik.
2. Botanik.
3. Zoologie.
4. Physiologie.
5. Allgemeine Anatomie (Histologie).
6. Pharmakologie.
7. Receptirkunde.
8. Mikroskopische Uebungen.
9. Hufbeschlag (praktischer).

3. Semester (Winter).

1. Anatomie.
2. Allgemeine Pathologie und patholog. Anatomie.
3. Allgemeine Therapie (wird alle 2 Jahre einmal für das 3. und 5. Semester vorgetragen).
4. Specielle Pathologie und Therapie.
5. Chirurgie.
6. Secir-Uebungen.
7. Pharmaceutische Uebungen.
8. Repetitionen über Physiologie.

4. Semester (Sommer).

1. Arzneimittellehre.
2. Akiurgie.
3. Specielle pathologische Anatomie.
4. Diätetik.
5. Züchtungskunde.
6. Pharmaceutische Uebungen.
7. Klinik (als Assistenten).
8. Repetitionen über allg. Pathologie und pathologische Anatomie.

5. Semester (Winter).

1. Allgemeine Therapie.
2. Exterieur des Pferdes.
3. Geschichte der Thierheilkunde.
4. Züchtungskunde.
5. Chemie.
6. Operationsübungen.
7. Klinik.
8. Repetitionen über specielle Pathologie und Therapie.

6. Semester (Sommer).

1. Staats-Thierheilkunde.
   a. Gerichtliche / Thierheilkunde.
   b. Polizeiliche / Thierheilkunde.
2. Geburtshülfe.
3. Geburtshülfliche Uebungen.
4. Klinik.

Die hiesige Thierarzneischule ist unstreitig eine der ausgezeichnetsten Anstalten ihrer Art! Durchdrungen von echt wissenschaftlichem Streben, hat sie vielfach fördernd auf die Naturgeschichte und Medicin, insonderheit auf die Physiologie eingewirkt, und durch schätzbare physiologische, pathologische und therapeutische Studien sich hervorgethan. Sie erfüllt in hohem Grade, was von ihr ein Ministerial-Erlass d. d. 10. November 1849 fordert: „dass sie nicht allein Bildungs-Anstalt für das thierärztliche Personal sein solle, sondern auch ein Institut zur Förderung der Thierarzneikunde überhaupt, und die höchste wissenschaftliche Instanz in allen Fällen der Veterinair-Sanitäts-Polizei und der gerichtlichen Veterinairkunde."

Im Winter-Semester 1872/73 besuchten die Thierarzneischule 30 Civil-, 120 Militair-Eleven und 34 Stabs-Rossärzte, ausserdem 15 Hospitanten, namentlich Oeconomen. Insgesammt: 199, darunter 8 Ausländer.

Die bei der Anstalt immatrikulirten Civil-Eleven zahlen halbjährlich für den gesammten Unterricht 16 Thaler und haben für Wohnung und Unterhalt selber zu sorgen; einige von ihnen haben, als besondere Unterstützung, die nach Bedürfniss und Fleiss gewährt wird, freie Wohnung auf der Schule.

Die Militair-Eleven erhalten freien Unterricht und freie Wohnung, ausserdem monatlich 9 Thaler 20 Sgr., müssen jedoch, abgesehen von der allgemeinen Dienstpflicht, für jedes Jahr ihres Aufenthaltes in der Anstalt zwei Jahre als Rossärzte in der Armee dienen. Dieselben werden aus der Zahl sich Meldender vom Kriegs-Ministerium erwählt.

Die Aufnahme neuer Eleven findet jährlich ein Mal und zwar Mitte October statt. Früher wurde nur von den Civil-Eleven die Reife für die Ober-Secunda gefordert; als Militair-Eleven wurden auch solche mit geringeren Vorkenntnissen aufgenommen und zu Thierärzten zweiter Klasse ausgebildet. Nachdem diese zweite Klasse auch bei dem Militair gänzlich aufgehoben worden, müssen gegenwärtig alle Eleven Betreffs ihrer Vorbildung gleichmässig der obigen Bestimmung genügen. Von Seiten des Kriegs-Ministeriums wird von den Militair-Eleven besonders nur gefordert, vor der Aufnahme einen ½jährigen Cursus in der Instruktions-Beschlag-Schmiede durchzumachen.

Die Instruktions-Beschlag-Schmiede ist ein rein militairisches Institut, in welchem auch Beschlag-Schmiede für die Armee ausgebildet werden, und die somit ganz unpassender Weise den Namen: „Militair-Rossarzt-Schule" führt.

Durchschnittlich befinden sich täglich etwa 100 grössere und kleinere Hausthiere in den Krankenställen der Anstalt. Die Verpflegungssätze betragen täglich 17½ Sgr. für Pferde und 6 Sgr. für Hunde und andere kleinere Hausthiere (incl. Arznei etc.). Im Jahre 1872 sind in der Spitalklinik 2734, poliklinisch 5972, insgesammt 8706 Pferde behandelt. Die Zahl der Seitens der Anstalt behandelten Hunde belief sich auf 3060. In der ambulatorischen Klinik wurden 180 Besuche gemacht. Zur Vorlesung und zu den Präparir-Uebungen wurden in dem gleichen Zeitraume 65 Pferde (darunter die Cadaver von 33 zu anatomisch-pathologischen Zwecken getödteten Thieren), 3 Kühe, 5 Schafe und Ziegen, 7 Schweine etc. benutzt.

Direktor der Anstalt ist der Geh. Med.-Rath Professor Dr. Gerlach; das Lehrer-Collegium bilden der Med.-Rath Professor Dr. Hartwig, Professor Dr. Erdmann, Professor Dr. Müller, Dr. Schütz, Lehrer Dieckerhoff und zwei Repetitoren z. Z. die Kreisthierärzte Dr. Lustig und Dr. Rabe. Eine Lehrstelle ist augenblicklich vacant.

Ein Oekonomie-Inspektor überwacht die Verpflegung der in die Anstalt gebrachten Thiere.

Die Staatsprüfungen der Thierärzte finden, in Gemässheit ministerieller Verfügung d. d. 6. October 1839, in der Thierarzneischule statt. Die Zulassung ist bedingt durch den Nachweis der Reife für die Secunda eines Gymnasiums oder einer Realschule und durch das Zeugniss, dass während eines mindestens dreijährigen Besuches deutscher Thierarzneischulen sämmtliche Disciplinen des thierärztlichen Studiums absolvirt worden sind. Die Candidaten haben sich unter Vorlegung der betreffenden Papiere und eines Lebenslaufes in der Zeit vom 1. April bis 1. Juli bei der Direktion der Anstalt zu melden.

Die Gebühren für die Prüfung betragen 18 Thaler. Die Prüfungs-Commission ist zusammengesetzt aus dem gesammten Lehrer-Collegium. Der Direktor ist Vorsitzender und hat die Prüfungen zu leiten.

Die näheren Bestimmungen über diese Prüfung sind in den nachstehenden §§ 5—14 des Abschnittes III. der Bekanntmachung d. d. 25. Sept. 1869 enthalten. Sie lauten:

§ 5. Die Prüfung zerfällt in drei selbstständige Prüfungs-Abschnitte, nämlich die klinische, die technisch-operative und die Schlussprüfung.

§. 6. In der klinischen Prüfung sind jedem Candidaten zwei kranke Thiere zur Untersuchung, Feststellung der Diagnose und Behandlung auf mindestens drei Tage zu überweisen. Ueber jeden der beiden Fälle hat der Candidat nach Untersuchung und Feststellung der Krankheit eine Krankheitsgeschichte in wissenschaftlicher Form, unter Clausur, auszuarbeiten, und ein ordnungsmässiges Krankenjournal zu führen. Die mündliche Prüfung über beide Fälle findet erst nach der schriftlichen Bearbeitung statt.

Die angewendeten Arzneien hat der Candidat selbst anzufertigen. Durch den Lehrer der Pharmacie ist der Candidat besonders in der Waarenkunde, sowie in der pharmaceutischen Chemie und Technik zu prüfen.

Die Commission besteht aus drei Examinatoren.

§ 7. Der zweite Prüfungsabschnitt erstreckt sich auf Anatomie, Akiurgie und Hufbeschlag und umfasst 1) in der Anatomie: a) Lage der Theile (Situs), b) Anfertigung eines Präparats, c) Erläuterung eines oder mehrerer Präparate ex tempore, d) Nachweis erlangter Uebung im Gebrauche des Mikroskops; 2) in der Akiurgie: drei verschiedene Operationen, nach der Demonstration praktisch auszuführen; 3) im Hufbeschlag: a) praktische Ausführung eines Beschlages, b) Beschlag kranker Hufe.

Die Prüfungskommission besteht auch hier aus drei Examinatoren für jede Unterabtheilung.

§. 8. Gegenstand der Schlussprüfung sind alle thierärztlichen Fächer, soweit sie nicht schon in den beiden früheren Prüfungsabschnitten specieller Gegenstand der Prüfung gewesen sind.

Die Prüfung wird in Gegenwart der ganzen Commission von vier Mitgliedern derselben abgehalten. Mehr als vier Candidaten dürfen zu einem Termine nicht zugelassen werden.

§ 9. Zu einem folgenden Prüfungsabschnitte darf nur derjenige Candidat zugelassen werden, welcher den vorhergehenden Prüfungsabschnitt bestanden hat.

§ 10. Die Censuren sind je nach dem Ausfall: „vorzüglich gut", „sehr gut", „gut", „mittelmässig", „schlecht". Die drei ersten erklären den Candidaten für bestanden. Bei Stimmengleichheit entscheidet der Vorsitzende.

Die Schlusscensur wird aus den Censuren der drei Prüfungsabschnitte gezogen. Die Schlusscensur „vorzüglich gut" darf nur ertheilt werden, wenn der Candidat sich in allen einzelnen Gegenständen der Prüfung eine höhere Censur als „gut" erworben hat.

§ 11. Die protokollarischen Verhandlungen über jeden Candidaten sind der zuständigen Centralbehörde Behufs Ertheilung der Approbation oder Behufs Zulassung zur Wiederholung der nicht bestandenen Prüfung vorzulegen.

Der Verhandlung über den ersten Abschnitt sind die vom Candidaten ausgearbeiteten Krankheitsgeschichten in Urschrift und der Bericht über die bei Gelegenheit der klinischen Prüfung abgehaltene praktisch - pharmaceutische Prüfung beizulegen.

In dem Protokoll über den zweiten Abschnitt sind die in den einzelnen Unterabtheilungen gestellten oder durch das Loos gezogenen Aufgaben namhaft zu machen; desgleichen in dem Protokoll über den dritten Abschnitt die von jedem Examinator herangezogenen Prüfungsgegenstände anzugeben.

§ 12. Die beiden ersten Prüfungsabschnitte sind im Laufe des Sommersemesters abzuhalten, so dass die Schlussprüfungen mit dem Schluss des Unterrichtsjahres ihren Anfang nehmen können.

§ 13. Die Prüfungsgebühren werden von der zuständigen Centralbehörde bestimmt.

Im Jahre 1872 absolvirten die Prüfung: 13 Civil- und 52 Militair-Eleven.

Diejenigen Thierärzte, welche in ihrer Approbation das Prädikat: „vorzüglich gut" erhalten haben, können ein Jahr; diejenigen, welche das Prädikat: „sehr gut" erhalten haben, drei Jahre; alle übrigen vier Jahre nach erhaltener Approbation zu der Prüfung, als Kreisthierärzte zugelassen werden.

Die Gesuche um Zulassung zur Prüfung gehen durch den Landrath und die betreffenden Regierungen an den Minister der landwirthschaftlichen Angelegenheiten. Die Prüfung findet gleichfalls in der Thierarzneischule statt. Ein Reglement d. d. 6. September 1853, enthält die Bestimmungen für dieselben. Sie besteht, analog den Physikatsprüfungen, aus einem schriftlichen und einem mündlichen Theil.

Die Qualifikation als Departements-Thierärzte erhalten auf Grund einer abermaligen besonderen Prüfung, Kreisthierärzte, welche mindetens 5 Jahre ihr Amt zur Zufriedenheit verwaltet haben. Die gegenwärtige Prüfungs-Commission für Kreis- und Departements-Thierärzte besteht aus dem Direktor der Thierarzneischule, dem Medic.-Rath Professor Dr. Hartwig und dem Professor Müller.

Der Direktor der Königlichen Thierarzneischule hierselbst, Geh. Med.-Rath Professor Dr. Andreas Christian Gerlach, geboren den 15. Mai 1811 zu Wedderstedt bei Quedlinburg, studirte in Berlin Thierheilkunde, war 13 Jahre hindurch als praktischer Thierarzt und Kreisthierarzt in Hettstedt und Halberstadt thätig; wurde 1846 als Repetitor an die hiesige Thierarzneischule berufen, besuchte noch zwei Jahre hindurch naturwissenschaftliche und medicinische Vorlesungen an der Universität; wurde 1848 als Lehrer, 1852 als Departements-Thierarzt bei der Königlichen Regierung zu Potsdam angestellt; nach Günther's

Abgang, 1859, als Direktor an die Thierarzneischule zu Hannover berufen und zum Professor ernannt. Von dort kam er in gleicher Eigenschaft Ostern 1770 nach Berlin.

Von seinen verschiedenen Abhandlungen in Zeitschriften, Journalen etc. sind besonders zu erwähnen:

„Das allgemeine Hautemphysem und dessen Ausgang von den Lungen", Magazin von Gurlt und Hartwig Bd. 17. — „Der experimentelle Nachweis des Hautathmens bei Menschen und Thieren", Müller's Archiv 1851. — „Die Lungenseuche als Contagium", Magazin etc. Bd. 19. — „Die ersten Nachweisungen der Pilze in dem weissen Kamme der Hühner, in den Flechten der Rinder und Hunde, sowie die Uebertragbarkeit dieser Flechten auf den Menschen", Magazin Bd. 23 u. 25.

Von selbstständigen Schriften sind besonders anzuführen: „Lehrbuch der allgemeinen Therapie", 1853, 2. Auflage 1868. — „Monographie über Krätze une Räude, entomologisch u. klinisch bearbeitet", mit 44 Abbildungen, 1857. — „Mittheilungen aus der thierärztlichen Praxis" etc., 6 Jahrgänge. — „Handbuch über gerichtliche Thierheilkunde" 1862, 2. Auflage 1872. — „Die Trichinen", mit 6 Abbildungen, 1866. — „Die Rinderpest" etc. 1867, endlich „Zwei Jahresberichte der Königlichen Thierarzneischule zu Hannover" 1868 u. 1869.

Die Medicinal-Behörden und das medicinische Prüfungswesen.

Die Medicinal-Abtheilung des Königlichen Ministeriums der geistlichen, Unterrichts- und Medicinal-Angelegenheiten.

Die hohe Wichtigkeit, welche der Heilkunde in Bezug auf das Staatswesen innewohnt, lenkte zwar schon frühzeitig die Aufmerksamkeit der Gesetzgeber auf dieselbe, dennoch beschränkten sie sich auf einzelne, meist sanitätspolizeiliche Vorschriften und Verordnungen, ohne im Grossen und Ganzen das Medicinalwesen in eine staatlich fest geregelte Gestaltung zu bringen, wie dies zuerst fast unter allen deutschen Staaten in unserem Vaterlande geschah.

Durch Edikt d. d. 12. November 1865 errichtete der grosse Kurfürst in Berlin das Collegium medicum, aus einem Dekan und sechs Mitgliedern bestehend, welches verpflichtet wurde, den vielfach in der Ausübung der Heilkunde eingerissenen Missbräuchen wirksam entgegen zu treten und das gesammte Medicinalwesen unter die im wahren Interesse der Sache so dringend gebotene staatliche Controlle zu nehmen.

Dieser ersten und ältesten Medicinal-Behörde wurden die Aufsicht über sämmtliches Heilpersonal, Prüfung und Approbation der Aerzte, Wundärzte, Apotheker, Bader und Hebammen in Berlin und im ganzen Lande übertragen, und ihr im Jahre 1695 in Prenzlau, Salzwedel und anderen Städten der Kur- und Neumark Adjunkte beigeordnet, welche von den Medicinal-Zuständen in den Provinzen berichten, und im Auftrage der Oberbehörde wirken mussten.

Nachdem Friedrich III., 1690, das Medicinal-Edikt bestätigt und 1693 einige Zusätze hinzugefügt hatte, entwarf das Collegium medicum im Jahre 1725 ein neues Medicinal-Edikt, welches mustergiltig in seiner Art, als die Grundlage der weiteren Verfassung des Preussischen Medicinalwesens angesehen werden kann. Das Collegium medicum wurde in ein Ober-Collegium verwandelt und ihm in Stelle der bisherigen Adjunkte in den Provinzen Collegia medica unterstellt, welche aus je zwei Aerzten, zwei Chirurgen und zwei Apothekern, unter dem Präsidium eines Kriegs- und Domainen-Raths bestanden.

Dem Ober-Collegium medicum, welches aus den Hof- und Leib-Aerzten, sowie den ältesten Aerzten Berlin's und einigen Beisitzern, unter dem Vorsitze eines Ministerial-Raths, zusammengesetzt war und volle Gerichtsbarkeit in allen Medicinal-Angelegenheiten und Medicinal-Polizei-Sachen ausübte, war bereits 1719 ein zweites medicinisches Collegium an die Seite getreten, zunächst um durch zweckmässige Maassregeln die Weiterverbreitung der Pest, welche in Siebenbürgen, Ungarn und Polen herrschte, zu verhindern. Die Obliegenheiten dieser Behörde, die anfänglich auch als das „Pest-Collegium“ bezeichnet wurde, erweiterten sich nach dem Schwinden der Pest in der Art, dass ihr, als dem „Collegium sanitatis“, die Ueberwachung aller epidemischen Verhältnisse der ansteckenden Thier- und Menschen-Krankheiten übertragen wurde. Im Jahre 1762 erhielt dieses Collegium die Bezeichnung „Ober-Collegium sanitatis", und wurden ihm nun, gleich wie dem Ober-Collegium medicum, in den Provinzen „Collegia sanitatis" unterstellt und beide medicinische Ober-Behörden endlich im Jahre 1799, unter der Bezeichnung „Ober-Collegium medicum et sanitatis" mit einander verschmolzen; auch in den Provinzen wurden beide Categorien ärztlicher Behörden als „Collegia medica et sanitatis" miteinander vereinigt.

Nach mannigfachen Reformen und Wandlungen, nachdem 1808 der medicinischen Central-Behörde zu Berlin die eigene Gerichtsbarkeit genommen, die Collegia medica et sanitatis in den Provinzen aufgelöst waren, trat das gesammte Medicinal-wesen als eine besondere Abtheilung in das Ministerium des Innern ein, bei Errichtung des Ministeriums für Cultus und Unterricht jedoch im Jahre 1817 in den Ressort dieses letzteren. Anfänglich blieb zwar eine gewisse Theilung der Geschäfte zwischen beiden Ministerien beibehalten, doch führte diese Einrichtung alsbald zu vielfachen Conflikten und wurde deshalb durch C.-O. d. d. 22. Juni 1849 das gesammte Medicinal-Wesen dem Cultus-Ministerium überwiesen, mit alleiniger Ausnahme der Militair-Medicinal-Angelegenheiten. Erst neuerdings ist das Veterinair-Wesen durch Allerh. Erlass d. d. 27. April 1872 wiederum von dem geistlichen etc. Ministerium abgezweigt und dem Ministerium für die landwirthschaftlichen Angelegenheiten überwiesen.

Die Collegia medica wurden 1814 in den Provinzen wiederhergestellt, der medicinischen Ober-Behörde 1817 die wissenschaftliche Deputation beigesellt, und so endlich dem Medicinalwesen in Preussen die gegenwärtige Organisation gegeben.

Die Medicinal-Abtheilung des Königlichen Ministeriums für geistliche, Unterrichts- und Medicinal-Angelegenheiten (Unter den Linden No. 4) besteht zur Zeit unter dem Staatsminister und Minister der geistlichen etc. Angelegenheiten Dr. Falk, aus einem Direktor, Unterstaats-Secretair Dr. Sydow und den vortragenden Räthen General-Stabsarzt und Geh. Ober-Med.-Rath Dr. Grimm, Geh. Ober-Reg.-Rath Dr. Knerck, Geh. Ober-Med.-Rath Dr. Housselle, Geh. Ober-Med.-Rath Professor Dr. Frerichs, Geh. Ober-Reg.-Rath de la Croix, Geh. Reg.-Rath Dahrenstaedt, Geh. Med.-Rath Dr. Eulenberg.

Der Geschäftskreis umfasst die Oberleitung der gesammten Medicinal- und Sanitäts-Polizei (mit Ausnahme des Veterinairwesens), die Aufsicht über die Qualification der Medicinal-Personen, deren Verwendung im Staatsdienst, Handhabung der Disciplinargewalt, Oberaufsicht über alle öffentlichen und Privat-Krankenanstalten, über alle hygieischen Massregeln, über das Hebammenwesen, endlich die medicinische Statistik.

Unmittelbar der Medicinal-Abtheilung unterstellt sind:

a. die wissenschaftliche Deputation;
b. die Ober-Examinations-Commission für die Staatsprüfungen;
c. die technische Commission für pharmaceutische Angelegenheiten.

a. Die wissenschaftliche Deputation ist, laut Instruktion d. d. 23. Januar 1817, eine consultative Behörde, welche die theoretische Ausbildung der Medicin verfolgen und vervollkommenen, das Ministerium in der Verwaltung des Medicinalwesens mit ihrem Rathe unterstützen als höchste wissenschaftliche Instanz Super-Arbitria abgeben und Super-

Revisionen der von den Physikern in foro gelieferten Gutachten vornehmen soll. Bis zum Jahre 1825 versah die Deputation gleichfalls die Funktionen eines Medicinal-Collegiums für die Provinz Brandenburg, doch wurde alsdann diese Bestimmung wieder aufgehoben.

Die Deputation besteht aus einem Direktor, Unterstaats-Secretair Dr. Sydow und 12 ordentlichen Mitgliedern, dem Geh. Ober-Med.-Rath Professor Dr. Jüngken, Geh. Ober-Medic.-Rath Professor Dr. von Langenbeck, Geh. Ober-Medic.-Rath Dr. Housselle, Geh. Medic.-Rath Professor Dr. Martin, Geh. Ober-Med.-Rath Professor Dr. Frerichs, Professor Dr. Virchow, Professor Dr. Hofmann, Geh. Medic.-Rath Professor Dr. Bardeleben, Geh. Medic.-Rath Dr. Quincke, Professor und gerichtlichem Physikus Dr. Skrzeczka, Geh. Med.-Rath Dr. Eulenburg.

Der wissenschaftlichen Deputation liegen die Physikats-Prüfungen ob, Behufs deren das nachstehende Reglement d. d. 20. Februar 1863 erschien:

Reglement

für die Prüfung Behufs Erlangung der Qualifikation als Kreis-Physikus.

§ 1. Diejenigen praktischen Aerzte, welche in ihrer Approbation als Arzt, Wundarzt und Geburtshelfer das Prädikat „vorzüglich gut" erhalten haben, können 2 Jahre, diejenigen, welche das Prädikat „sehr gut" erhalten haben, 3 Jahre, die übrigen 5 Jahre nach erlangter Approbation zu der Physikats-Prüfung zugelassen werden.

§ 2. Gesuche um Zulassung zur Prüfung sind unter Beifügung der Approbation als Arzt, Wundarzt und Geburtshelfer an die betreffende Königl. Regierung zu richten, welche demnächst an den Minister der Medicinal-Angelegenheiten gutachtlich berichtet und sich hierbei insbesondere darüber zu äussern hat, ob der Candidat als wissenschaftlich gebildeter Arzt einen guten Ruf, das Vertrauen seiner Kranken und die Achtung seiner Kollegen erworben, auch sonst sich so geführt habe, dass ihm ein öffentliches Amt ohne Bedenken anvertraut werden könne. Militair-Aerzte haben hierüber ein Zeugniss des vorgesetzten General-Arztes beizubringen.

§ 3. Die Prüfung wird vor der Wissenschaftlichen Deputation für das Medicinal-Wesen abgelegt und besteht in einer schriftlichen, praktischen und mündlichen Prüfung.

§ 4. Für die schriftliche Prüfung werden zwei wissenschaftliche Ausarbeitungen geliefert, zu welchen die Aufgaben aus dem Gebiet der gerichtlichen Medicin und der Sanitäts-Polizei, oder anstatt der letzteren aus dem Gebiet der medicinischen Statistik, der Kriegsarzneikunde oder der Hygiene entnommen werden.

Die Aufgaben werden von der Wissenschaftlichen Deputation für das Medicinal-Wesen gestellt und dem Minister der Medicinal-Angelegenheiten eingereicht, welcher dieselben durch die betreffende Königliche Regierung dem Candidaten zustellen lässt.

§ 5. Die Ausarbeitungen sind spätestens 6 Monate nach Empfang der Aufgaben dem Minister der Medicinal-Angelegenheiten mit der an Eides Statt abzugebenden Versicherung, dass sie, abgesehen von den dabei benutzten literarischen Hilfsmitteln, ohne anderweitige fremde Hilfe von dem Candidaten selbst angefertigt worden, einzureichen. Dieselben müssen geheftet und paginirt, auch gut und deutlich geschrieben sein und eine vollständige specielle Angabe der benutzten literarischen Hilfsmittel enthalten.

§ 6. Nach Ablauf der sechsmonatlichen Frist werden die Ausarbeitungen nicht mehr zur Censur angenommen, es sei denn auf besonderen Antrag der betreffenden Königlichen Regierung ausnahmsweise eine Nachfrist bewilligt worden, was jedoch unbedingt nur einmal zulässig ist.

Unmittelbar an den Minister gerichtete Gesuche der Candidaten um Nachfrist werden nicht berücksichtigt.

Wer die sechsmonatliche Frist resp. die bewilligte Nachfrist nicht innegehalten hat, darf frühestens erst ein Jahr nach Ablauf derselben neue Aufgaben erhalten. Wer auch dann die Arbeiten nicht rechtzeitig abliefert, wird überall nicht mehr zur Prüfung zugelassen.

§ 7. Die rechtzeitig eingereichten Probearbeiten werden der Wissenschaftlichen Deputation für das Medicinal-Wesen vorgelegt und von derselben mit der schriftlichen Censur dem Minister der Medicinal-Angelegenheiten zurückgereicht.

Genügen die Arbeiten den Anforderungen, so wird der Candidat unmittelbar durch den Minister davon benachrichtigt und zu den übrigen Prüfungs-Abschnitten zugelassen. Wird eine der Arbeiten „mittelmässig" oder „schlecht" befunden, so ist die ganze schriftliche Prüfung zu wiederholen, und der Candidat kann je nach dem Ausfall der Censur nach Ablauf von 3 Monaten bis 2 Jahren sich neue Aufgaben durch die betreffende Königliche Regierung erbitten. Eine zweite Wiederholung findet nicht statt.

§. 8. Die praktische und mündliche Prüfung muss spätestens 6 Monate nach Mittheilung des Ausfalles der schriftlichen Prüfung absolvirt werden, widrigenfalls zunächst die schriftliche Prüfung wiederholt werden muss.

Die Prüfung wird im Charité-Krankenhause zu Berlin von Mitgliedern der Wissenschaftlichen Deputation für das

Medicinal-Wesen möglichst in zwei aufeinander folgenden Tagen abgehalten.

Während der Zeit vom 15. August bis 15. October jeden Jahres finden keine Prüfungen statt.

§ 9. In der praktischen Prüfung hat der Candidat:

a) in Gegenwart eines Mitgliedes der Deputation den Zustand eines Geisteskranken oder eines Verletzten zu untersuchen, und sofort unter Clausur einen Fundbericht mit gutachtlicher Aeusserung über den Fall unter Berücksichtigung der gesetzlichen Bestimmungen abzufassen;

b) am folgenden Tage an einer Leiche eine ihm aufgegebene legale Obduktion zu verrichten und den Sektionsbericht vorschriftsmässig zu Protokoll zu diktiren.

§ 10. Die mündliche Prüfung wird gleichzeitig mit der § 9 lit. b. erwähnten praktischen Prüfung von 3 Mitgliedern der Wissenschaftlichen Deputation abgehalten, denen die Auswahl der aus dem ganzen Gebiet der Staatsarzneikunde einschliesslich der Veterinair-Polizei zu entnehmenden Prüfungs-Gegenstände überlassen bleibt.

Mehr als 3 Candidaten zugleich dürfen zu der praktischen oder mündlichen Prüfung nicht zugelassen werden.

§ 11. Ueber beide Prüfungen wird ein Protokoll aufgenommen, welches die Gegenstände der Prüfung, das Urtheil der Examinatoren über das Ergebniss jeder einzelnen Prüfung und die Schlusscensur über das Gesammtergebniss der Prüfung enthalten muss. Dasselbe wird dem Minister der Medicinal-Angelegenheiten eingereicht.

§ 12. Im Fall eines ungenügenden Ergebnisses der praktischen oder der mündlichen Prüfung ist dieselbe je nach der Censur nach 3 bis 6 Monaten zu wiederholen.

Eine zweite Wiederholung findet auch hier nicht statt.

§ 13. Die für die medicinischen Prüfungen überhaupt vorgeschriebenen Censuren „vorzüglich gut", sehr gut", „gut", „mittelmässig" und „schlecht" kommen auch bei der Physikats-Prüfung in Anwendung. Auf Grund der 3 ersten Censuren wird das Fähigkeits-Zeugniss zur Verwaltung einer Physikatsstelle ertheilt. Die beiden letzten Censuren haben die Abweisung des Candidaten zur Folge.

§ 14. Das gegenwärtige Reglement tritt sofort in Kraft, so dass auch diejenigen Candidaten, welche die nach den Bestimmungen des Reglements vom 1. December 1825 anzufertigenden schriftlichen Probearbeiten bereits abgeliefert haben, praktisch und mündlich nach Vorschrift des neuen Reglements zu prüfen sind.

Denjenigen Candidaten, welche die nach jenen Bestimmungen anzufertigenden Probearbeiten noch nicht abgeliefert haben, wird auf ihren bei dem Minister der Medicinal-Angelegenheiten unmittelbar zu stellenden Antrag die Bearbeitung derjenigen Aufgaben erlassen werden, welche nicht unter die Kategorie der im § 4 erwähnten Aufgaben fallen.

§ 15. Die §§ 75, 76, 77 des Reglements für die Staats-Prüfungen der Medicinal-Personen vom 1. December 1825 werden hiermit aufgehoben.

Berlin, am 20 Februar 1863.

Der Minister der geistlichen, Unterrichts- und Medicinal-Angelegenheiten.

gez. v. Mühler.

b. Die Ober-Examinations-Commission für die Staatsprüfungen, durch Reglement d. d. 1. December 1825 begründet, enthält zwei Abtheilungen: die medicinische und die pharmaceutische, denen die Prüfungen der Aerzte, Zahnärzte und Apotheker obliegen.

Die Mitglieder werden stets auf ein Jahr von dem Ministerium erwählt. Anfänglich war das Prüfungswesen in Händen der Ober-Examinations-Commission concentrirt, alsbald jedoch wurden delegirte Examinations-Commissionen in den Provinzen errichtet und finden sich z. Z. bei allen preussischen Universitäten. Durch Vermittelung der Universitäts-Curatoren stehen dieselben unmittelbar unter dem Ministerium.

Vorsitzender der medicinischen Ober-Examinations-Commission ist gegenwärtig der Geh. Ober-Medicinal-Rath Dr. Housselle.

Die Meldung zu den Prüfungen geschieht bei dem Minister der etc. Medicinal-Angelegenheiten; derselben sind beizufügen: 1. das Maturitäts-Zeugniss; 2. die Abgangs-Zeugnisse von der Universität über acht Studien-Semester; 3. das Zeugniss über Ablegung des Tentamen physicum; 4. der Nachweis, dass der Candidat mindestens zwei Semester hindurch sowohl an der chirurgischen, als an der medicinischen Klinik als Praktikant Theil genommen und in einer geburtshilflichen Klinik mindestens vier Geburten selbstständig geleitet hat.

Das Erforderniss der Doktor-Promotion ist durch § 29 des Gewerbe-Gesetzes vom 21. Januar 1869 fortgefallen, jedoch müssen diejenigen, welche in doctorem promovirt sind, das Diplom und zwölf Dissertationen, die nicht Promovirten ein vollständiges Curriculum vitae der Meldung beifügen.

Die Prüfungen beginnen alljährlich im November und sollen nicht über die Mitte des Juli ausgedehnt werden. Die Meldungen sind spätestens bis zum Jahresschluss zu bewirken.

Die näheren Bestimmungen über die Prüfung sind in den nachstehenden §§ der in dem Bundes-Gesetzblatt No. 34, Jahrgang 1869 erschienenen Bekanntmachung des Kanzlers des Norddeutschen Bundes d. d. 25. September 1869 (Separat-Abdruck im Verlag der Königl. Geh. Ober-Hof-Buchdruckerei) Abschnitt I. enthalten. Dieselben lauten:

§ 5. (Prüfungsabschnitte.) Die gesammte Prüfung zerfällt in folgende gesonderte Abschnitte: I. die anatomisch-physiologische und pathologisch-anatomische; II. die chirurgische und ophthalmiatrische; III. die medicinische; IV. die geburtshilfliche und gynäkologische; V. die mündliche Schlussprüfung.

Diese Prüfungen haben alle Candidaten ohne Ausnahme in der vorgezeichneten Reihenfolge zu bestehen und es darf bei der Prüfung keine Rücksicht darauf genommen werden, welchem Zweige der Heilkunde der Candidat sich künftig vorzugsweise widmen will.

§ 6. (I. Anatomisch-physiologische und pathologisch-anatomische Prüfung). Die anatomisch-physiologische und pathologisch-anatomische Prüfung wird vor drei Mitgliedern der Examinations-Commission abgelegt, welche Anatomie und Physiologie, beziehungsweise pathologische Anatomie zu ihrem Specialfach gemacht haben.

§ 7. Die Prüfung zerfällt in drei gesonderte Theile: A. den anatomischen, B. den physiologischen, C. den anatomisch-pathologischen Theil und kann in vier Terminen abgehalten werden, wovon zwei auf den anatomischen, einer auf den physiologischen und einer auf den pathologisch-anatomischen Theil fallen.

In jedem Termine dürfen höchstens vier Candidaten zugleich examinirt werden.

§ 8. A. In dem anatomischen Theile der Prüfung hat der Candidat in einem Termine a) eine osteologische und eine splanchnologische Aufgabe durchs Loos zu ziehen und sofort ex tempore an ihm zur Demonstration vorgelegten Präparaten abzuhandeln.

Alljährlich bei Beginn der Prüfungsperiode werden Behufs der Loosziehung durch die Examinations-Commission je 12—15 osteologische und splanchnologische Aufgaben bestimmt.

Ein Candidat legt bei dem einen Examinator das osteologische, bei dem andern Examinator das splanchnologische Extemporale ab, wobei mit den vier zugleich zu Prüfenden alternirend verfahren werden kann.

b) Ausserdem hat der Candidat ein ihm von den Examinatoren nach Massgabe der vorhandenen Leichentheile aufzugebendes Nervenpräparat selbst anzufertigen und dasselbe in einem zweiten Termin vor einem der Examinatoren zu demonstriren.

§ 9. B. In dem physiologischen Theile der Prüfung, welcher unmittelbar nach dem Termin der anatomischen Extemporalien, also vor dem Termin des Nervenpräparates, abgehalten werden kann, hat der Candidat a) eine histologische Aufgabe, b) eine physiologische Aufgabe ex tempore durch mündlichen Vortrag abzuhandeln.

Die Aufgaben sind durch das Loos aus den zu diesem Zwecke von der Examinations-Commission alljährlich zu bestimmenden 10—12 histologischen und 20 physiologischen Aufgaben zu wählen.

Ein Candidat legt bei dem einen Examinator das histologische, bei dem andern das physiologische Extemporale ab. Unter den vier auf einmal zu Prüfenden kann hierin alternirend verfahren werden.

Das histologische Extemporale hat zum Zweck, die Kenntnisse der Candidaten in der mikroskopischen Anatomie und Physiologie zu ermitteln und ist dabei auch die Kenntniss des Gebrauchs des Mikroskops an einem hierzu geeigneten, vom Candidaten vorzubereitenden Präparat nachzuweisen.

§ 10. Ueber jedes der Extemporale (§§ 8, 9) wird ein kurzes Protokoll aufgenommen und die dem Candidaten über Lösung der Aufgabe zu ertheilende Censur beigefügt.

§ 11. Das Urtheil über den Ausfall des anatomischen Theiles der Prüfung wird gebildet aus den Censuren über die beiden anatomischen Extemporalia und das Nervenpräparat.

Das Urtheil über den physiologischen Theil der Prüfung wird gebildet aus den Votis über das histologische und physiologische Extemporale.

§ 12. Wenn die Schlusscensur der anatomisch-physiologischen Prüfung dahin ausfällt, dass der Candidat in der Anatomie „gut", in der Physiologie „mittelmässig" bestanden ist, so hat der Candidat den physiologischen Theil der Prüfung nach einiger Zeit, deren Frist durch den Vorsitzenden zu beantragen ist, zu wiederholen, und umgekehrt.

Ist der Candidat in der Anatomie oder in der Physiologie oder in beiden „schlecht" bestanden, so muss er die gesammte anatomisch-physiologische Prüfung wiederholen und kann dazu in der Regel erst im nächstfolgenden Prüfungsjahr zugelassen werden.

§ 13. Nur derjenige, der in der anatomisch-physiologischen Prüfung mindestens die Schlusscensur „gut" erhalten hat, darf von dem Vorsitzenden zu den weiteren Prüfungsabschnitten zugelassen werden.

§ 13. C. In dem pathologisch-anatomischen Theile der Prüfung hat der Candidat vor dem dritten Examinator die Sektion einer Leiche oder mindestens eines Leichentheils zu machen und die Ergebnisse zu Protokoll zu diktiren, und endlich ein pathologisch-anatomisches Präparat, eintretenden Falles mit Beihülfe des Mikroskops, zu demonstriren.

Das Prüfungsprotokoll nebst der Censur wird den Verhandlungen über den ganzen Prüfungsabschnitt I. beigefügt.

Ungenügender Ausfall dieses Theiles der Prüfung bedingt dessen Wiederholung nach Massgabe des § 12 Alinea 1.

§ 15. (II. Die chirurgische und ophthalmiatrische Prüfung.) Die chirurgische Prüfung wird unter der Leitung von drei Mitgliedern der Examinations-Commission vorgenommen, welche die Chirurgie beziehungsweise Augenheilkunde selbst ausüben und als Operateure bekannt sind. Im Fall eine grosse Anzahl von Candidaten (etwa 100 und darüber) zur Prüfung gelangt, können zu derselben 6 Examinatoren bestellt werden, von denen je drei eine Abtheilung der Examinanden in der von dem Vorsitzenden zu bestimmenden Reihenfolge zu übernehmen und zu absolviren haben. Bei etwa eintretenden Behinderungen einzelner Examinatoren wird hierdurch zugleich eine Stellvertretung unter denselben ermöglicht.

Jedem Prüfungstermin sind höchstens drei Examinanden zugleich zu überweisen.

Wo ein besonderer Professor der Augenheilkunde nicht fungirt, kann die Prüfung in letzterer dem Examinator für Chirurgie mit übertragen werden.

§ 16. Die chirurgische Prüfung zerfällt in einen klinischen und in einen technischen Abschnitt.

§ 17. Die chirurgisch-klinische Prüfung wird in

der chirurgischen Abtheilung eines grösseren Krankenhauses oder eines Universitäts-Klinikums abgehalten. In derselben muss jeder Candidat zwei Kranke acht Tage lang in Behandlung nehmen.

Am ersten Prüfungstage wird einem jeden der (3) Examinanden ein Kranker von einem Examinator, am nächstfolgenden Tage der zweite Kranke von dem anderen Examinator in einer Morgenstunde übergeben und der achttägige Prüfungscursus darauf von beiden Examinatoren alternirend überwacht.

In Gegenwart des Examinators hat der Cursist den Kranken zu examiniren und dabei das ätiologische Verhältniss der vorhandenen Krankheit, die Diagnose, Prognose derselben, sowie den Heilplan festzusetzen. Nach vollendeter Untersuchung werden die Cursisten in ein besonderes Zimmer geführt, um daselbst unter Klausur und ohne fremde Hülfe das Resultat ihrer Untersuchung in Form einer Krankengeschichte in deutscher Sprache schriftlich zusammenzustellen. Es wird ihnen hierzu bis spät Abends Zeit gelassen und während dessen die erforderliche leibliche Nahrung aus der Oekonomie des Hauses gegen billige Vergütung gewährt.

Nach Vollendung der Arbeit haben sie dieselbe mit ihrer Unterschrift versehen, dem zur Beaufsichtigung der Cursisten bestellten Assistenzarzt der Anstalt zu übergeben, welcher diese am anderen Tage den resp. Examinatoren zur Einsicht vorzulegen hat.

§ 18. In den hierauf folgenden sieben Tagen hat der Cursist den ihm überwiesenen Kranken zweimal täglich zu besuchen und dabei die Beschreibung des Verlaufs der Krankheit mit Angabe der Behandlung in Form eines Krankheitsjournals im Verfolg seiner Krankheitsgeschichte (§ 17) einzutragen. Zu diesem Zweck erhält er die Krankheitsgeschichte bei der ersten Visite von dem Examinator zurück. Beides, Krankheitsgeschichte und Journal, behält der mit der Beaufsichtigung der Cursisten zu beauftragende Assistenzarzt der klinischen Anstalt in Bewahrung.

§ 19. Den Morgenvisiten hat der betreffende Examinator mindestens dreimal in der Woche beizuwohnen. Bei der ersten dieser Visiten hat er die von dem Cursisten eingereichte Krankheitsgeschichte mit demselben kritisch durchzugehen und ihn Behufs Verbesserung erheblicher Mängel in der Arbeit event. zur Anfertigung von besonderen Nachträgen zu veranlassen. Während der anderen beiden Visiten hat er den Examinanden auch über andere als die ihm zur speciellen Beobachtung überwiesenen Krankheitsfälle zu prüfen und sich von der Fähigkeit desselben in der Erkenntniss und richtigen Beurtheilung der chirurgischen Krankheitsformen, sowie von seiner Fertigkeit in Ausführung kleinerer chirurgischer Operationen Ueberzeugung zu verschaffen.

§ 20. Während der klinischen Prüfung wird die chirurgisch-technische Prüfung zur Erforschung der operativen Fertigkeit des Candidaten in einem besonderen Termine abgehalten.

Zu dem Zweck erhält der Examinand zwei durch das Loos zu bestimmende Aufgaben: 1) eine Aufgabe aus dem Bereiche der Akiurgie, nach welcher der Candidat ex tempore einen Vortrag über die darauf bezüglichen Operationsmethoden und deren specielle Würdigung zu halten, seine Kenntnisse in der Instrumentenlehre nachzuweisen und die Operation selbst, soweit dies im konkreten Falle ausführbar ist, am Leichnam zu verrichten hat; 2) eine Aufgabe aus der Lehre über Frakturen und Luxationen, welche ebenfalls durch extemporirten Vortrag zu erörtern und demnächst durch das manuelle Verfahren am Phantom, sowie durch kunstgerechte Anlegung des Verbandes zu demonstriren ist.

Ueber diejenigen Operationen, welche in geeigneter Weise an der Leiche nicht auszuführen sind, hat der Candidat dennoch seine Bekanntschaft mit ihrer Geschichte, ihrem Werth und ihren Indikationen nachzuweisen. Dem Examinator aber bleibt überlassen, statt einer derartigen Operation die Ausführung einer anderen Operation an der Leiche zu verlangen. Ausserdem erscheint es wünschenswerth, dass der Candidat, welche Aufgabe ihm auch durch das Loos zugefallen sein mag, jedenfalls noch eine Gefässunterbindung und eine andere leichtere Operation an der Leiche vorzunehmen veranlasst wird.

Auch für den Zweck der chirurgischen Prüfungen bestimmt die Commission alljährlich 40—50 Aufgaben akiurgischer Art und 15—20 Aufgaben über Frakturen und Luxationen.

§ 21. Als Vervollständigung der chirurgischen Prüfung hat der Candidat auch noch eine klinisch-technisch-ophthalmiatrische Prüfung abzulegen und zwar, wenn sich in der Examinations-Commission ausser den Examinatoren für Chirurgie ein Mitglied befindet, welches sich besonders der Ophthalmiatrie gewidmet hat, vor diesem. In derselben ist ihm ein Fall einer Augenkrankheit zur Untersuchung und Beobachtung innerhalb dreier Tage und zur Anfertigung der darauf bezüglichen Krankheitsgeschichte zu übergeben.

§ 22. Das Urtheil über den Ausfall der chirurgischen Prüfung wird aus den Censuren des klinischen und des technischen Theiles dieses Prüfungsabschnittes festgestellt. Da aber beide Theile eine gleiche Wichtigkeit haben, so muss der Examinand, welcher in dem einen oder dem anderen Theile den Anforderungen nicht genügt hat, als in der chirurgischen Prüfung überhaupt nicht bestanden erachtet, und für denselben die Wiederholung des ganzen Prüfungsabschnittes nach einer dem Schlussvotum entsprechenden Frist beantragt werden.

Die Prüfungsverhandlungen über sämmtliche Cursisten sind unmittelbar nach ihrer Entlassung aus der Prüfung dem Vorsitzenden einzureichen.

§ 23. (III. Die medicinische Prüfung). Die medicinische Prüfung ist im Wesentlichen eine klinische Prüfung und wird von zweien der für dieses Fach ernannten Examinations-Commissarien abgehalten.

Bei der Prüfung selbst wird nach Analogie der Bestimmungen in den §§ 17, 18 und 19 verfahren.

§ 24. Ein ganz besonderes Augenmerk müssen die Prüfungs-Commissarien auf die Kenntnisse des Candidaten in der Dosenlehre der Medicamente und im Formuliren von Recepten richten, und denselben daher hierin bei jeder der drei gemeinschaftlichen Wochenvisiten prüfen. Zu demselben Zweck aber haben sich noch beide Examinatoren an einem bestimmten Tage der Woche zu vereinigen und jedem Candidaten auf einem besonderen Bogen, der am Schluss der Prüfung dem Krankheitsjournal beizufügen ist, a) einige besondere Aufgaben zur Verschreibung verschiedener Formen von Arzneimitteln (Mixturen, Dekokten, Pillen, Latwergen etc.) zu stellen, welche er sogleich und in Gegenwart beider Commissarien schriftlich zu lösen hat und b) mehrere Arzneisubstanzen aufzuzeichnen, zu welchen der Candidat die Minimal- und Maximal-Dosenbestimmung schreiben muss.

Diejenigen Candidaten, welche in diesem Prüfungsgegenstand unkundig befunden worden sind, können, selbst wenn sie genügende wissenschaftliche Kenntnisse nachgewiesen haben, als in der medicinischen Prüfung bestanden nicht erachtet werden.

§ 25. Hinsichtlich des unter der Krankheitsgeschichte zu vermerkenden Urtheils über den Ausfall der medicinisch-klinischen Prüfung eines jeden Candidaten vereinigen sich beide Commissarien am Schluss der Prüfung wie ad § 22.

§ 26. Die Prüfungsverhandlungen sämmtlicher Candidaten werden dem Direktor der Examinations-Commission zugesendet.

§ 27. (IV. Die geburtshilfliche und gynäkologische Prüfung.) Die geburtshilfliche und gynäkologische Prüfung wird zu Berlin in der Gebäranstalt der Charité und in der geburtshilflichen Universitäts-Klinik, bei den akademischen Examinations-Commissionen in den Gebär-Anstalten der betreffenden Universitäten von zweien hierzu ernannten Examinatoren vorgenommen.

§ 28. Jedem Candidaten wird abwechselnd von je einem Examinator eine Gebärende zugetheilt. Dieselbe hat er in Gegenwart des Examinators, oder, im Behinderungsfalle, des ersten Assistenten oder der Ober-Hebamme der Anstalt zu untersuchen, die Geburtsperiode oder Kindeslage, die Prognose und das einzuschlagende geburtshilfliche Verfahren zu bestimmen. Die bei einer normalen Geburt erforderlichen Hilfsleistungen sind von dem Candidaten selbst auszuführen. Die Vornahme geburtshilflicher Operationen bei normwidrigen Geburten bleibt dem Direktor der Gebäranstalt überlassen; der Candidat wird hierbei nur zu etwaiger Assistenz herangezogen.

§ 29. Nach absolvirter Entbindung wird über die dabei gemachten Beobachtungen (§ 28) eine Geburtsgeschichte in deutscher Sprache von dem Candidaten zu Hause ausgearbeitet und die Versicherung an Eidesstatt hinzugefügt, dass er die vorstehende Arbeit selbst und ohne fremde Hilfe angefertigt habe. Diese Arbeit wird anderen Tages dem Examinator vorgetragen und demnächst in den ersten sieben Tagen des Wochenbettes in Beziehung auf Pflege der Wöchnerin und des Kindes event. in Beziehung auf etwaige Krankheiten beider fortgeführt.

§ 30. Ausserdem ist jeder Candidat während dieser sieben Tage von dem Examinator, der ihm die Gebärende zugetheilt hat, hinsichtlich seiner Fertigkeit in der geburtshilflichen Untersuchung an etwa vorhandenen schwangeren, kreissenden, kürzlich entbundenen oder auch nicht schwangeren Personen zu prüfen. In gleicher Weise sollen sonstige pathologische Vorkommnisse in den Wochenzimmern der Gebär-Anstalt benutzt werden, um die gynäkologischen Kenntnisse des Candidaten im Allgemeinen zu ermitteln.

§ 31. Während oder nach dieser klinischen Prüfung ist der Candidat von beiden Examinatoren einer technischen Prüfung am Phantom zu unterwerfen.

Dieselbe besteht in der Diagnose verschiedener regelwidriger Kindeslagen und Ausführung der Entbindung durch die Wendung, ferner in der Applikation der Zange sowohl an den vorliegenden, als auch an den nachfolgenden Kopf.

§ 32. Diejenigen Candidaten, welche auch nur in einem Theile der geburtshilflichen Prüfung ungenügend befunden worden sind, dürfen als bestanden nicht erachtet werden und haben den ganzen Prüfungsabschnitt auf Antrag des Vorsitzenden zu wiederholen.

§ 33. (V. Die mündliche Schlussprüfung). Die mündliche Schlussprüfung wird unter dem Vorsitz des Vorsitzenden der Examinations-Commission durch mindestens drei, aus der Zahl der für die vorhergegangenen Prüfungsabschnitte ernannten Commissarien auszuwählenden Examinatoren und durch einen besonderen Commissarius für die Staats-Arzneikunde oder Hygiene öffentlich abgehalten.

§ 34. Zu dieser Prüfung dürfen nur diejenigen Candidaten zugelassen werden, welche in sämmtlichen früheren Prüfungsabschnitten mindestens mit dem Prädikat „gut" bestanden sind, und zwar nicht mehr als vier Candidaten in jedem einzelnen Termin.

§ 35. In der mündlichen Schlussprüfung soll der Candidat von dem Standpunkt seiner allgemeinen medicinischen Ausbildung öffentliches Zeugniss ablegen.

Die Prüfung erstreckt sich daher vorzugsweise auf solche Gegenstände der allgemeinen und speciellen Pathologie und Therapie, der Chirurgie, der Geburtshilfe, der Pharmakologie und der Staats-Arzneikunde oder Hygiene, welche bei einem Arzt, dem die Approbation zur Praxis in allen Fächern der Medicin ertheilt werden soll, als geläufig nothwendig vorausgesetzt werden müssen.

§ 36. Ueber den Verlauf der Prüfung eines jeden Candidaten wird ein vollständiges Protokoll unter Beifügung der Censur für jedes einzelne Prüfungsfach aufgenommen und von dem Vorsitzenden und den Examinatoren vollzogen.

Unter dem Protokoll ist die Gesammtcensur für die Schlussprüfung zu vermerken. Lautet ein Votum auf „schlecht", oder zwei Vota auf „mittelmässig", so ist der Candidat für nicht bestanden zu erachten. Im Uebrigen entscheidet die Pluralität der Stimmen und bei Stimmengleichheit das Urtheil des Vorsitzenden.

§ 37. Für diejenigen Candidaten, welche in der Schlussprüfung bestanden sind, wird unmittelbar nach Beendigung derselben die Schlusscensur über den Ausfall der gesammten Prüfung nach Massgabe der Censuren für die fünf einzelnen Prüfungsabschnitte bestimmt.

§ 38. Demnächst hat der Vorsitzende die vollständigen Prüfungsverhandlungen, einschliesslich der die Meldung und Zulassung des Candidaten betreffenden Urkunden, der zuständigen Central-Staatsbehörde mittelst Berichts vorzulegen.

§ 39. (Allgemeine Bestimmungen.) Bei Ertheilung der Censuren in sämmtlichen Prüfungsabschnitten haben die Examinatoren sich nur der Prädikate „vorzüglich gut", „sehr gut", „gut", „mittelmässig" und „schlecht" zu bedienen.

Die erste Censur „vorzüglich gut" darf als Schlusscensur nur dann ertheilt werden, wenn der Candidat in allen Prüfungsabschnitten mindestens „sehr gut", die zweite Censur „sehr gut" nur dann, wenn der Candidat mindestens in drei Abschnitten „sehr gut" bestanden ist.

§ 40. Zur Wiederholung einzelner Prüfungsabschnitte oder einzelner Theile der letzteren darf ein Candidat, welcher dieselben nicht bestanden hat, nur nach Bestimmung der zuständigen Central-Staatsbehörde zugelassen werden.

Die Censur „schlecht" hat eine Zurückstellung auf mindestens 6, die Censur „mittelmässig" eine Zurückstellung auf mindestens 3 Monate zur Folge. Ueber die Wiederholungsfrist hat sich der Vorsitzende in seinem Bericht gutachtlich zu äussern.

Wer nach zweimaliger Zurückstellung die Prüfung nicht besteht, wird zur weiteren Wiederholung der Prüfung nicht zugelassen.

§ 41. Die einzelnen Prüfungsabschnitte sind von den Candidaten ohne Unterbrechung zurückzulegen.

Der Zeitraum zwischen einem Prüfungsabschnitt und dem nächstfolgenden darf, falls nicht wichtige Gründe eine Ausnahme rechtfertigen, acht Tage nicht übersteigen. Candidaten, welche diesen oder den ihnen sonst bekannt gemachten Prüfungstermin nicht inne halten, dürfen zur Fortsetzung der Prüfung erst in dem nächstfolgenden Prüfungsjahre zugelassen werden.

§ 42. Diejenigen Candidaten, welchen in einzelnen Prüfungsabschnitten der Censur „schlecht" oder „mittelmässig" ertheilt worden ist, haben die Wahl, ob sie sich den noch nicht absolvirten Prüfungsabschnitten sogleich oder erst nach der ihnen gestatteten Wiederholung nicht bestandener Abschnitte unterziehen wollen.

§ 43. Die Gebühren für die Prüfung als Arzt, Wundarzt und Geburtshelfer sind auf 68 Thaler festgesetzt.

Davon ist zu rechnen

auf die anatomisch-physiologische und pathologisch-anatomische Prüfung .	15 Thlr.	10 Sgr.	
auf die chirurgische und ophthalmiatrische Prüfung	21 -	— -	
auf die medicinische Prüfung	11 -	10 -	
auf die geburtshilfliche und gynäkologische Prüfung	8 -	— -	
auf die Prüfung in der Staatsarzneikunde oder Hygiene	2 -	— -	
auf sachliche Ausgaben und Verwaltungskosten	10 -	10 -	

Bei Wiederholung des anatomisch-physiologischen und pathologisch-anatomischen Prüfungsabschnittes oder eines Theiles desselben ist jedesmal der hierauf fallende sachliche Gebührenantheil mit zu entrichten, wogegen derselbe bei Wiederholung eines anderen Prüfungsabschnittes nicht wieder in Anrechnung kommt.

§ 44. Candidaten, welche während der Prüfung zurücktreten, erhalten die Gebühren für noch nicht angetretene Prüfungsabschnitte zurückerstattet.

Für Wiederholung einzelner Prüfungsabschnitte sind die

für dieselben reglementsmässig festgesetzten Gebühren von Neuem zu zahlen. Neben den vorstehend bestimmten Gebühren haben die Candidaten weitere Gebühren nicht zu entrichten.

§ 45. Nach dem Schluss jedes Prüfungsjahres sind die Namen der Approbirten von der betreffenden Centralbehörde dem Bundesrath des Norddeutschen Bundes anzuzeigen.

In Betreff der Prüfung der Zahnärzte finden sich die näheren Bestimmungen in der oben angeführten Bekanntmachung, Abschnitt II., § 1—7. Dieselben lauten:

§ 1. Die Approbation darf nur denjenigen Candidaten ertheilt werden, welche die nachstehend beschriebene zahnärztliche Prüfung in allen ihren Abschnitten bestanden haben. Eine Ausnahme findet nur statt für den im § 6 vorgesehenen Fall.

§ 2. Die zahnärztliche Prüfung ist vor den für die Prüfungen der Aerzte bestehenden Commissionen abzulegen, denen für die zahnärztlichen Prüfungen ein praktischer Zahnarzt beizuordnen ist.

§ 3. Die Zulassung zur Prüfung ist bedingt: 1) durch die Reife für die Prima eines norddeutschen Gymnasiums oder einer norddeutschen Realschule erster Ordnung. Dieselbe ist nachzuweisen, entweder durch das Schulzeugniss oder durch das Zeugniss einer besonderen Prüfungscommission bei einer der genannten Unterrichts-Anstalten, 2) durch zweijähriges Universitätsstudium, 3) durch den Nachweis praktischer Uebung in den technischen zahnärztlichen Arbeiten.

§ 4. Die Prüfung zerfällt in vier Abschnitte.

Im ersten Abschnitt hat der Candidat einen ihm vorgeführten Krankheitsfall, betreffend eine Affektion der Zähne oder des Zahnfleisches, des harten Gaumens etc. zu diagnosticiren, und demnächst ohne Beihilfe unter Clausur eine schriftliche Arbeit über die Natur, Aetiologie und Behandlung des Falles anzufertigen.

Im zweiten Abschnitte hat der Candidat unter specieller Aufsicht eines Mitgliedes der Prüfungscommission zehn aus mindesens vierzig durch das Loos zu bestimmende Fragen aus dem Gebiete der Anatomie, Physiologie, allgemeine Pathologie und Therapie, Heilmittellehre mit Einschluss der Toxikologie und der speciellen chirurgischen und dentistischen Pathologie und Therapie schriftlich und ohne Benutzung von Hilfsmitteln zu beantworten.

Im dritten Abschnitt hat der Candidat seine praktischen Kenntnisse in Anfertigung einzelner künstlicher Zähne und ganzer Zahnreihen, sowie im ganzen technischen Theil der Zahnarzneikunde und in der Anwendung der verschiedenen Zahninstrumente an einer Leiche oder an einem skelettirten Kopfe nachzuweisen.

Im vierten Abschnitt ist derselbe von wenigstens drei Examinatoren über die Anatomie, Physiologie, Pathologie und Diätetik der Zähne, über die Krankheiten derselben und des Zahnfleisches, über die Bereitung und Wirkung der Zahnarzneikunde, und über die Indikationen zur Anwendung der verschiedenen Zahnoperationen mündlich zu prüfen.

§ 5. Hinsichtlich der Meldung zur Prüfung, der Zulassung zu den einzelnen Prüfungsabschnitten oder zu Wiederholungen derselben, der Prüfungsprotokolle, der Feststellung der Censuren und der Veröffentlichung der Namen der Approbirten finden die Vorschriften für die Prüfung der Aerzte analoge Anwendung.

§ 6. Approbirte Aerzte, welche die Approbation als Zahnärzte zu erlangen wünschen, sind der im § 3 erwähnten Nachweise überhoben, und brauchen nur den ersten, dritten und vierten Prüfungsabschnitt zu absolviren.

§ 7. Die Gebühren betragen 5 Thaler für jeden Prüfungs-Abschnitt.

Die Prüfung wird von einer besonderen Commission abgehalten, welche aus drei Mitgliedern der medicinischen Abtheilung der Ober-Examinations-Commission, unter Zuziehung eines praktischen Zahnarztes gebildet wird.

Die pharmaceutische Ober-Examinations-Commission besteht zur Zeit aus dem Vorsitzenden Geh. Med.-Rath Dr. Eulenberg und 7 Mitgliedern, welche gleichfalls jährlich ernannt werden.

Die oben allegirte Bekanntmachung regelt auch die Prüfung der Pharmaceuten, zu welcher die Meldung gleichfalls bei dem Minister zu bewirken ist.

Der Meldung sind beizufügen:

1) ein kurzer Lebenslauf; 2) die Lehr- und Servirzeugnisse; 3) das über den Besuch der Universität erlangte Zeugniss, beides in beglaubigter Form. Diejenigen Candidaten, welche vor dem 1. April 1871 sich melden, haben nur diejenigen Nachweise beizubringen, welche nach den Gesetzen ihrer Heimath Behufs Zulassung der pharmaceutischen Prüfung erfordert wurden.

Die Meldung zur Prüfung im Sommer-Semester muss spätestens im April, die zur Prüfung im Winter-Semester spätestens im November eingehen. Das Nähere über die Prüfung ist in den nachstehend abgedruckten §§ 4 bis 19 des Abschnittes IV. der Bekanntmachung enthalten.

§ 4. Die Prüfung zerfällt in zwei Abschnitte: 1) die Cursusprüfung, 2) die Schlussprüfung.

Zur Schlussprüfung darf nur derjenige Candidat zugelassen werden, welcher die Cursusprüfung wohl bestanden hat.

§ 5. (Cursusprüfung.) Die Cursusprüfung zerfällt in einen schriftlichen, einen praktischen und einen mündlichen Theil.

§ 6. Behufs der schriftlichen Cursusprüfung erhält der Candidat drei Fragen aus der allgemeinen und aus der analytischen Chemie zur Ausarbeitung in Clausur ohne Benutzung von Hilfsmitteln.

Die Fragen können aus einer hierzu angelegten Sammlung durch das Loos gezogen oder von der Prüfungs-Commission gegeben werden.

§ 7. Nach Einreichung der Clausurarbeiten hat der Candidat für den praktischen Prüfungsabschnitt des pharmaceutischen Cursus: 1) zwei Abschnitte der Pharmakopöe aus dem Lateinischen in's Deutsche vor einem Commissarius zu übersetzen; 2) zwei schwer zu bereitende Arzneiformen, wozu die Recepte aus einer Urne zu ziehen sind, unter der Aufsicht eines der pharmaceutischen Mitglieder der Commission ex tempore zu dispensiren; 3) zwei durch das Loos zu bestimmende Aufgaben zu chemisch-pharmaceutischen Präparaten, unter specieller Aufsicht Eines der pharmaceutischen Mitglieder der Commission in dem hierzu bestimmten Laboratorium anzufertigen; 4) zwei ebenfalls durch das Loos zu bestimmende Aufgaben in der chemischen Analyse unter der Aufsicht je Eines der Mitglieder der Commission zu lösen, und zwar: a) entweder ein natürliches, seinen Bestandtheilen nach bekanntes Gemisch, oder eine künstliche, zu diesem Zweck besonders zusammengesetzte Mischung, qualitativ und quantitativ zu zergliedern; b) eine vergiftete organische oder anorganische Substanz, ein Nahrungsmittel oder eine Arzneimischung einer gerichtlich-chemischen Untersuchung in qualitativer und quantitativer Beziehung zu unterwerfen.

Ueber die Ausführung der praktischen Arbeiten zu 2., 3., 4. hat der Candidat schriftliche Berichte abzufassen.

Bei der Censur der Berichte über die analytischen Arbeiten zu 4. a. und b. hat das Mitglied der Commission, von welchem die Aufgabe gestellt worden war, dieselbe namhaft zu machen.

Ueber die praktischen Arbeiten zu 3. und 4. ist ein Laborations-Journal zu führen, in welchem das betreffende Mitglied der Commission die Art und Weise der Ausführuug der pracktischen Leistung zu bezeugen hat.

§ 8. In der mündlichen Cursusprüfung, welche in Gegenwart zweier Commissarien in einem besonderen Termin abzuhalten ist, hat der Candidat a) mindestens zehn ihm vorzulegende frische oder getrocknete officinelle oder solche Pflanzen, welche mit den officiuellen verwechselt werden können, zu demonstriren, b) ferner mindestens zehn rohe Droguen nach ihrer Abstammung, Verfälschung und Anwendung zu pharmaceutischen Zwecken zu erläutern, und c) mehrere ihm vorzulegende chemisch-pharmaceutische Präparate nach Bestandtheilen, Darstellung, Verfälschung etc. zu erklären.

§ 9. Nach Absolvirung der schriftlichen, praktischen und mündlichen Cursusprüfung (§§ 6—8) werden die dem Candidaten für jeden einzelnen Abschnitt dieser Prüfung ertheilten Censuren in einem besonderen Protokollschema, zusammengestellt.

§ 10. Diejenigen Theile der Cursusprüfung, in denen der Candidat nicht besteht, hat er in einer von der zuständigen Centralbehörde zu bestimmenden Frist zu wiederholen.

§ 11. (Schlussprüfung.) Die Schlussprüfung ist von dem Vorsitzenden und drei Mitgliedern der Prüfungs-Commission mündlich und öffentlich abzuhalten. Mehr als vier Candidaten dürfen zu Einem Prüfungstermin nicht zugelassen werden.

§ 12. Diese Schlussprüfung hat sich auf die Erforschung

der chemischen, physikalischen und naturhistorischen Ausbildung der Candidaten im Allgemeinen, und im Besonderen noch auf deren Bekanntschaft mit der Giftlehre und mit den das Apothekerwesen betreffenden gesetzlichen Bestimmungen zu erstrecken.

§ 13. Ueber den Verlauf der Prüfung eines jeden Candidaten wird ein vollständiges Protokoll unter Beifügung der Censur für jedes einzelne Prüfungsfach aufgenommen, und von dem Vorsitzenden, sowie von den übrigen Examinatoren vollzogen.

Unter dem Protokoll ist die Gesammtcensur für die Schlussprüfung zu vermerken. Lautet ein Votum auf „schlecht", oder zwei Vota auf „mittelmässig", so ist der Candidat für nicht bestanden zu erachten. Im Uebrigen entscheidet die Pluralität der Stimmen, und bei Stimmengleichheit das Urtheil des Vorsitzenden.

§ 14. (Schlusscensur.) Für diejenigen Candidaten, welche in der Schlussprüfung bestanden sind, wird unmittelbar nach Beendigung derselben die Schlusscensur über den Ausfall der gesammten pharmaceutischen Staatsprüfung nach Maassgabe der Censuren für die früheren Prüfungsabschnitte (§ 7) bestimmt.

Demnächst hat der Vorsitzende die vollständigen Prüfungsverhandlungen, einschliesslich der die Meldung und Zulassung des Candidaten betreffenden Urkunden der zuständigen Central-Staatsbehörde mittelst Berichts vorzulegen.

§ 15. Bei Ertheilung der Censuren in sämmtlichen Prüfungsabschnitten haben die Examinatoren sich nur der Prädikate: „vorzüglich gut", „sehr gut", „gut" „mittelmässig" und „schlecht" zu bedienen.

Die erste Censur „vorzüglich gut" darf als Schlusscensur (§ 14) nur dann ertheilt werden, wenn der Candidat in allen Prüfungsabschnitten mindetens „sehr gut", die zweite Censur „sehr gut" nur dann, wenn der Candidat in der Pluralität der Specialcensuren das Prädikat „sehr gut" erhalten hat.

§ 16. (Wiederholung der Prüfung.) Zur Wiederholung einzelner Prüfungsabschnitte darf ein Candidat, welcher dieselben nicht bestanden hat, nur nach Bestimmung der zuständigen Centralbehörde zugelassen werden.

Die Censur „schlecht" hat eine Zurückstellung auf mindestens 6, die Censur „mittelmässig" eine Zurückstellung auf mindestens 3 Monate zur Folge.

Wer nach zweimaliger Zurückstellung die Prüfung nicht besteht, wird zu weiterer Wiederholung der Prüfung nicht zugelassen.

§ 17. (Prüfungsgebühren.) Die Gebühren für die Staatsprüfung als Apotheker sind auf 46 Thaler festgesetzt und in der Art zu vertheilen, dass

für die schriftliche, praktische und mündliche Cursusprüfung	22 Thlr.	20 Sgr.
für die mündliche Schlussprüfung . .	8 -	5 -
für Verwaltungskosten, Anschaffung von Prüfungsgegenständen etc.	15 -	5 -

in Anrechnung kommen.

§ 18. Candidaten, welche während der Prüfung zurücktreten, erhalten die Gebühren für noch nicht angetretene Prüfungsabschnitte zurückerstattet.

Für Wiederholung einzelner Prüfungsabschnitte sind die für diese Prüfungsabschnitte reglementsmässig festgesetzten Gebühren von Neuem zu zahlen.

Neben den vorstehend bestimmten Gebühren haben die Candidaten weitere Gebühren nicht zu entrichten.

§ 19. Nach dem Schlusse jedes Prüfungssemesters sind die Namen der Approbirten von der betreffenden Central-Behörde dem Bundesrathe anzuzeigen.

c. Die technische Commission für pharmaceutische Angelegenheiten.

Dieselbe besteht seit 1832 unter dem Vorsitz eines vortragenden Rathes des Ministeriums (Geh. Ober-Medic.-Rath Dr. Housselle) und vier hiesigen Apothekern (Dr. Schacht, Laux, Link und Kobligk); sie giebt Gutachten in pharmaceutischen Angelegenheiten. Organisation und Wirkungskreis ist durch Instruktion d. d. 27. October 1849 geregelt.

In unmittelbarem Ressort-Verhältniss zum Ministerium stehen:

„Die Direktion des Charité-Krankenhauses" und

„Die perpetuirliche Commission zur Aufrechterhaltung der Hof-Apotheke."

Letztere besteht seit 1764 und wird gegenwärtig gebildet von einem Königlichen Leibarzt (Geh. Ober-Med.-Rath General-Stabsarzt der Armee Dr. Grimm), einem Chemiker (Professor Dr. Schneider) und einem Verwaltungs-Beamten (Geh. Ober-Reg.-Rath Kühlenthal).

Die Commission, über welche das Hausministerium die Mitaufsicht führt, controllirt den Betrieb der Hof-Apotheke zu Berlin, die Verabfolgung von Medicamenten an die dazu Berechtigten etc.

Neben der medicinischen Ober-Behörde hat „das Medicinal-Collegium für die Provinz Brandenburg" seinen Sitz in Berlin (Niederwallstrasse No. 39), welches, wie sämmtliche anderen Provincial Collegia medica, gemäss der Instruktion d. d. 23. October 1817, mit der Verwaltung der Medicinal-Polizei Nichts zu thun hat, sondern eine wissenschaftliche technisch-rathgebende Behörde für die Regierung darstellt und vorzugsweise Gutachten in medicinisch-forensischen Angelegenheiten, auf Requisition der Gerichtsbehörden abgiebt, sowie Revisionen der forensischen Arbeiten der Physiker vornimmt.

Chef des Medicinal-Collegiums für die Provinz Brandenburg ist der Ober-Präsident und Wirkl. Geh. Rath von Jagow zu Potsdam; Direktor: Geh. Reg.-Rath Reichenau. Mitglieder sind der Geh. Medic.-Rath Dr. Nicolai, Geh. Medic.- und Reg.-Rath Dr. Müller, Veterinair-Assessor Geh. Med.-Rath Dr. Gerlach, Med.-Rath Dr. Schultz, Ober-Stabsarzt und Med.-Rath Dr. Frentzel, Med.-Ass. Dr. Wolff, pharmaceutischer Assessor Apotheker Laux.

Den Bezirks-Regierungen liegt es ob, in den Provinzen die Aufsicht über die Krankenpflege und Kranken-Anstalten, über Medicinal- und Sanitäts-Polizei, über die in dem Bezirk ansässigen Medicinal-Personen etc. etc. zu führen. Zur Bearbeitung dieser Angelegenheiten haben sie unter ihren Mitgliedern einen Regierungs-Medicinal-Rath, welcher zugleich erster Rath des Medicinal-Collegiums für die betreffende Provinz ist.

Für Berlin fungirt seit dem Jahre 1832 an Stelle der Regierung das Königliche Polizei-Präsidium als Medicinal-Verwaltungs- und Aufsichts-Behörde, und ist bei demselben als Regierungs-Medicinal-Rath der Geh. Med.-Rath Dr. Müller angestellt.

Unmittelbar den Provinzial-Regierungen untergeordnet sind in jedem Distrikt die Kreis-Medicinal-Beamten: Kreis-Physikus, Kreis-Wundarzt und Kreis-Thierarzt.

Der Kreis-Physikus (in den Stadt-Distrikten Stadt-Physikus genannt) erhält seine Anstellung vom Ministerium, ist, unterstützt von dem Kreiswundarzt, das ausübende Organ der Regierung in Bezug auf Medicinal- und Sanitäts-Polizei, und steht den Gerichten gegenüber als Sachverständiger da, welcher mit fides publica versehen, in Rechtsfällen sein medicinisches Gutachten abzugeben und legale Obduktionen zu verrichten hat. Es sind somit in den Provinzen dem Physikus zugleich die medicinal- und sanitäts-polizeilichen, wie auch die forensischen Funktionen übertragen. Dies ist in Berlin nicht der Fall! Hier ist das polizeiliche von dem gerichtlichen Physikat getrennt. Letzteres besteht aus zwei Physikern, Geh. Med.-Rath Professor Dr. Liman und Professor Dr. Skrzeczka, welche disciplinarisch dem Polizei-Präsidium unterstellt, den Requisitionen der Gerichte zu genügen haben und die Obduktionen gemeinschaftlich verrichten.

Das Polizei-Physikat hingegen ist dergestalt organisirt, dass ein Stadtpolizei-Physikus, Geh. Sanit.-Rath Dr. Hammer, das Central-Organ der Medicinal-Polizei für die ganze Stadt bildet, und dass neben ihm neun Bezirks-Physiker angestellt sind. Als solche fungiren z. Z. Sanit.-Rath Dr. Paasch, Sanit.-Rath Dr. Lewin, Sanit.-Rath Dr. Arnd, Geh. Sanit.-Rath Dr. Koblanck, Sanit.-Rath Dr. Schröder, Sanit.-Rath Dr. Riedel, Med.-Rath Dr. Schultz, Geh. San.-Rath Dr. Bressler, San.-Rath Dr. Sieber.

Durch diese erst 1859 erfolgten Einrichtungen sind die den Kreiswundärzten entsprechenden Chirurgi forenses für Berlin entbehrlich geworden, und ist nur noch Einer derselben vorhanden, welcher zur Aushilfe im Falle der Verhinderung eines gerichtlichen Physikus bei Obduktionen etc. etc. verwendet wird.

Analog dem Kreisthierarzt ist für Berlin ein Departements-Thierarzt, Dr. Paulli, bei dem Polizei-Präsidium als Sachverständiger angestellt, welcher die veterinair-polizeilichen Angelegenheiten bearbeitet.

Laut Instruktion d. d. 8. August 1835 stehen der Orts-Polizeibehörde in Städten von 5000 Einwohnern und darüber permanente Sanitäts-Commissionen zur Seite. Ihre Aufgabe ist die Verhütung und Beschränkung ansteckender Krankheiten. Bei eintretendem Bedürfniss werden der Sanitäts-Commission untergeordnete Revier-Commissionen gebildet, denen stets wenigstens ein Arzt angehören muss.

Präsident der permanenten Sanitäts-Commission zu Berlin ist gegenwärtig der Polizei-Präsident von Madai. Stellvertreter: Freiherr von Hertzberg, Geh. Ober-Reg.-Rath; Mitglieder sind Geh. San.-Rath Dr. Burtz, Stadtverordneter Dr. Göschen, Geh. Sanit.-Rath und Polizei-Physikus Dr. Hammer, Prof. Dr. Hertwig, Bürger-Deputirter Höhne, Commerz.-Rath Jürst, Geh. Med.-Rath Professor Dr. Liman, Geh. Med.-Rath Dr. Müller, Dr. Neumann, Stadt-Rath Nöldechen, Garnison- und Ober-Stabsarzt Dr. Ochwalt, Geh. Reg.-Rath Scabell, Med.-Rath Dr. Schultz, Professor Dr. Skrzeczka, Dr. Strassmann, Prof. Dr. Virchow, Major von Ziegler, Platz-Major von Berlin.

Im Interesse der öffentlichen Gesundheitspflege sind von dem Königlichen Polizei-Präsidium zahlreiche Verordnungen und Bestimmungen, wie gegen Verbreitung ansteckender Krankheiten, zur Erhaltung der öffentlichen Reinlichkeit, Räumung und Desinfektion der Abtrittsgruben, Reinigung der öffentlichen Strassen-Rinnsteine, Canäle und Wasserläufe, bezüglich der gesundheitsgemässen Beschaffenheit der Wohnungen,

Beaufsichtigung des Schlachtviehes und des Fleisches, der Rossschlächtereien, zur Verhütung von Vergiftungsgefahr durch den Verkauf giftiger Substanzen, Verhütung etwaiger Gesundheitsbeschädigung durch gewerbliche Anlagen etc. etc. aufgestellt.

Besonders zu erwähnen sind die in Berlin bei Sterbefällen benöthigten Todtenscheine, welche nach einem vorgeschriebenen Schema von einem Arzt ausgestellt und dem Polizei-Präsidium eingereicht, als Material für die Mortalitäts-Statistik dienen.

Von sonstigen hygienischen Vorkehrungen sind als die wichtigsten anzuführen:

a. Die Sittenpolizei.

Unter der Benennung „Sittenpolizei" besteht bei dem Königlichen Polizei-Präsidium eine eigene Unterabtheilung, welche die der Prostitution überwiesenen oder dringend verdächtigen Personen inscribirt und regelmässigen ärztlichen Untersuchungen von 8 zu 8 Tagen unterzieht. Prostituirte, welche sich zu diesen Untersuchungen nicht regelmässig einfinden, werden mit 24 Stunden bis 4 Wochen Gefängniss bestraft. Zwei Aerzte, San.-Rath Dr. Behrend und San.-Rath Dr. Hauck, welche aus städtischen Fonds remunerirt werden, führen die Untersuchungen aus, ausser ihnen noch der Chir. for. Dr. Cosson. Die Untersuchungen finden täglich des Vormittags von 10 Uhr an, in dem Dienstgebäude des Königl. Polizei-Präsidiums statt.

Durch die amtlichen Angaben ist die erfreuliche Thatsache unzweifelhaft festgestellt, dass seit etwa 20 Jahren die Syphilis in Berlin entschieden in der Abnahme begriffen ist.

ein Umstand von um so grösserer Bedeutung, als schwerere Formen dieser Krankheit nur höchst selten vorkommen.

Von einer Verringerung der Prostitution im Allgemeinen ist dagegen Nichts berichtet, obgleich durch die der Sittenpolizei in neuerer Zeit zur Disposition gestellten vermehrten Executivkräfte dem Herumschweifen Prostituirter auf den Strassen nachhaltiger entgegengetreten wurde.

Eingezeichnet waren in die Listen der Sittenpolizei ult. December 1872: 1701 Prostituirte. Im Laufe des Jahres waren als krank zur Charité befördert 539.

Insgesammt kamen nach amtlicher Schätzung im Jahre 1871 in Berlin, eingerechnet das Militair, 6147 syphilitische Erkrankungsfälle vor, eine Zahl, welche bei weit geringerer Bevölkerungsmenge in früheren Jahren häufig erreicht und selbst übertroffen wurde.

b. Die Königliche Schutzblattern-Impfungs-Anstalt,

Grosse Friedrichstrasse 225.

Nachdem 4 Jahre nach der grossen Entdeckung Jenner's, welcher am 14. Mai 1796 die erste Kuhpocken-Impfung vollzog, durch Hufeland, Heim und Voitus die Vaccination nach Berlin verpflanzt war, begründete im Jahre 1802 auf Veranlassung der Königlichen Regierung der damalige Hofrath Dr. Bremer im Friedrichs-Waisenhaus eine Impf-Anstalt, in welcher jeden Sonntag Mittags von 12—2 Uhr Kinder unentgeltlich geimpft wurden, um 8 Tage später ein Impfungs-Attest zu erhalten, resp. noch ein Mal geimpft zu werden.

Gesetzlich wurde bestimmt, dass alle Studirenden der Medicin einen Cursus in der Anstalt absolviren sollten, welche

Bestimmung späterhin mehr und mehr in Vergessenheit gerieth.

Da man bereits damals die Erfahrung gemacht hatte, dass bei direkter Uebertragung des Impfstoffes von Thieren auf Menschen die Haftung weit unsicherer ist, die Reaktionserscheinungen hingegen viel stürmischer aufzutreten pflegen, als wenn man bereits humanisirte Lymphe verwendet, so wurden von Anfang ihres Bestehens an in der hiesigen Anstalt Impfungen mit originairer Lymphe nur bei sich bietender Gelegenheit in dem für die nothwendige Erneuerung erforderlichen Maasse verrichtet. Ebenso haben vor einigen Jahren mit Sorgfalt angestellte Versuche die Lymphe an Kühen und Kälbern fortzupflanzen auf's Neue zur Evidenz ergeben, dass auch diese Methode der sogenannten Retro-Vaccination keinerlei Vorzüge hat, vielmehr als eine höchst unsichere und unzweckmässige zu verwerfen ist.

Die Impfungen und Revaccinationen finden alle Sonntage von 12 bis 1 Uhr unentgeltlich in dem Lokal der Anstalt statt.

Die Verabfolgung von Lymphe, meist in Bretonneau'schen Röhrchen, geschieht gleichfalls kostenfrei an hiesige und auswärtige Aerzte. Die Zahl der Versendungen, welche bis in die entferntesten Welttheile gehen, beträgt jährlich 2—4000.

Zur Vermehrung und besseren Conservirung der Lymphe wird seit 4 Jahren in der Anstalt die Lymphe mit reinem Glycerin und destillirtem Wasser (1 Theil Lymphe auf 2 Theile Glycerin und 2 Theile Wasser) vermischt, und sind die bisher mit dieser Glycerin-Lymphe erzielten Erfolge als nicht ungünstige zu bezeichnen.

Die Zahl der in der Anstalt vollzogenen Impfungen betrug 1872 etwa 2000;

die der Revaccinationen mehr als 8000.

Direktor der Anstalt ist der Geh. Med.-Rath Dr. Müller. Impfärzte sind der San.-Rath Dr. Feiler und Dr. Cosson.

Die Anstalt ist im Besitz einer etwa 400 Bände starken Sammlung von Fachschriften, welche von dem ersten Direktor Hofrath Bremer begründet, später durch das Ministerium angekauft wurde.

Den polizeilichen Bestimmungen d. d. 6. Februar 1868 entsprechend, wird in Berlin die Zwangsimpfung nur ausgeübt, sobald noch ungeimpfte Kinder in einem Hause sind, in welchem Pockenkranke sich befinden. Mit Ausführung dieser Verordnung ist eine Anzahl von Aerzten betraut, welche auf Requisition der Polizei die Impfungen in den betreffenden Häusern verrichten und aus städtischen Fonds honorirt werden. Auch bei der Aufnahme der Kinder in die Schulen ist das Beibringen eines Impfscheins erforderlich. Im Uebrigen ist die Impfung in Berlin eine freiwillige und allgemein beliebt, und wenn auch selbst unter den Aerzten sich einige finden, welche diese segensreiche Massregel in der öffentlichen Meinung zu discreditiren suchen, hat dennoch der gesunde Sinn der Bevölkerung sich durch diese nicht irre leiten lassen.

Die Militair-Medicinal-Abtheilung des Kriegs-Ministeriums.

Wenngleich sofort bei der Errichtung der stehenden Heere (Anfangs des 17. Jahrhunderts), wie in allen deutschen Landen, so auch in dem Kurstaat Brandenburg, Bedacht genommen war auf möglichste Regelung der Militair-Krankenpflege, indem jede Compagnie einen Feldscherer erhielt und auch schon bei dem Stabe jedes Regiments ein sogenannter Regiments-Feldscherer angestellt wurde, so begann dennoch, wie wir bereits pag. 117 erwähnten, eine einheitliche Organisation des Militair-Medicinal-Wesens in Preussen erst 1716 mit der Ernennung des Regiments-Feldscherer von der Garde Ernst Conrad Holzendorff zum General-Chirurg und Vorgesetzten aller Feldscherer in der Armee. Letztere, bisher ohne jede technische Beaufsichtigung angestellt und nur von den Truppen-Befehlshabern abhängig, wurden ihrer isolirten Stellung enthoben, traten in einen gemeinsamen Verband und erhielten Gelegenheit zu wissenschaftlicher Fortbildung, deren sie vor Allem bis dahin am meisten ermangelt hatten. Gleichzeitig mit Holzendorff's Ernennung erfolgte in allen Festungen und grösseren Garnisonen die Anstellung besonderer

Garnison-Mediker, auch berief der König, 1726, an die Spitze dieser den Leibarzt Dr. Joh. Theodor Eller als Generalstabs-Feldmedikus, so dass von nun an ein General-Chirurg und ein Generalstabs-Feldmedikus gemeinsam die Leitung des Militair-Medicinal-Wesens führten.

Auf Holzendorff folgte 1747 J. H. Bouness, auf Eller Dr. Cothenius, welcher auch während des siebenjährigen Krieges dem Feld-Lazareth-Wesen vorstand; auf Bouness, 1758, Schmucker, neben welchem Bilguer als zweiter und Theden als dritter General-Chirurg berufen wurden, wie auch in der Folgezeit, selbst während des Friedens, fast immer drei General-Chirurgen neben einem Generalstabs-Feldmedikus angestellt waren.

Die Theilung der Behandlung zwischen Aerzten und Wundärzten, der Mangel des entsprechenden Unterpersonals und einer einheitlichen Central-Behörde bewirkten, dass trotz Intelligenz und redlicher Bemühung der Einzelnen das Militair-Medicinal-Wesen jener Zeit von der traurigsten Beschaffenheit war und dass namentlich das Feldlazarethwesen keineswegs das leistete, was man verlangen musste.[1])

Im Jahre 1786 trat Theden als erster General-Chirurg an Schmuckert's, 1792 Dr. Riemer als Generalstabs-Feld-Medikus an Dr. Cothenius' Stelle. Theden starb 1797, und Goercke, welcher durch die von ihm 1795 bewirkte Begründung der Pépinière das Militair-Medicinalwesen in neue Bahnen zu lenken strebte, wurde als sein Nachfolger berufen. Seinen erfolgreichen Bemühungen war es zu danken, dass schon, als

---

[1]) Die Sterblichkeit der Verwundeten und Kranken betrug in den Feldzügen Friedrich's des Grossen durchschnittlich mehr als 19 %. Im Jahre 1866 betrug dieselbe, trotz der zahlreichen Opfer, welche die Cholera forderte, nur 10,6 %.

Formey, welcher auf Dr. Riemer gefolgt war, 1806 in den Ruhestand trat, die Anstellung eines besonderen Generalstabs-Feldmedikus nicht mehr erforderlich schien, vielmehr die Obliegenheiten eines solchen, zum grössten Vortheil für die Sache, gleichfalls auf den ersten General-Chirurg übertragen werden konnten.

Bei der Neugestaltung der Armee nach dem Tilsit'er Frieden (1807—1809) wurden weitere durchgreifende Reformen im Militair-Medicinalwesen bewirkt. Der durch Goercke auf die Chirurgen der Armee verpflanzte Geist der Wissenschaft begann die militair-ärztliche Stellung zu heben und ihr einen ehrenvolleren und würdigeren Platz in dem Armee-Verbande zu sichern.

An die Stelle des Ober-Kriegs-Collegiums trat 1809 als höchste Militair-Behörde das Kriegs-Ministerium.

Die Verpflegung des gesunden und kranken Soldaten, zuvor allein dem Gutdünken des Compagnie-Inhabers überlassen, mit welchem der Staat einen Akkord über Unterhalt, Bekleidung etc. abschloss, wurde der Controlle des Staates unterstellt. Das Militair-Medicinal-Wesen blieb zwar ausserhalb des Ministeriums stehen, erhielt jedoch gleichfalls eine eigene Verwaltungs-Behörde: den chirurgischen Stab, an dessen Spitze Goercke, unterstützt von einem Oberstabs-Chirurgus, einem Ober-Lazareth-Inspektor und einem Ober-Feld-Apotheker stand. Der chirurgische Stab, als technische Central-Behörde, entzog die Militair-Medicinal-Angelegenheiten mehr und mehr willkührlicher Behandlung durch die specifisch militairischen Instanzen und führte dieselben zu um so glücklicherem Aufschwung, als Goercke das Vertrauen des Königs in höchstem Grade besass und mit ganz ausserordentlichem Geschick die schwierigsten Aufgaben, die sich ihm in jener bewegten Zeit entgegenstellten, auf das Erfolgreichste zu lösen wusste.

Jetzt endlich wurde auch der Grund zu geregelter Lazareth-Verpflegung gelegt. Die Verwaltung wurde Lazareth-Commissionen, aus einem Capitain und einem Regiments- oder Bataillons-Chirurgus bestehend, übertragen, während die Oberaufsicht die 1808 errichteten Kriegs-Commissariate führten, von denen je eins jeder der 6 Brigaden in der Armee beigegeben war, und welche ihrerseits wieder von dem Militair-Oekonomie-Departement des Kriegs-Ministeriums ressortirten.

Im Jahre 1810 trat der Chef des chirurgischen Stabes als Mitglied in die Medicinal-Sektion des Ministeriums des Innern ein, und wurde dadurch das Militair-Medicinal-Wesen in Verbindung mit dem allgemeinen Medicinal-Wesen des Staates gebracht, ein Umstand, der nach Einführung der allgemeinen Dienstpflicht (3 September 1814) von grosser Bedeutung wurde.

Wie nach jedem Kriege, zu dem sich Preussen veranlasst sah und in Folge der in demselben gemachten Erfahrungen, erfuhr das Militair-Medicinal-Wesen auch 1815 neue Reformen. Der chirurgische Stab erhielt die Bezeichnung „Medicinal-Stab“, die Benennung „Chirurg“ schwand zuerst für die höheren militair-ärztlichen Chargen mehr und mehr, und eine Reihe von Neuerungen erfolgte, wie sie durch die veränderten Verhältnisse in der Armee geboten schienen. Goercke widmete sich, von dem Oberstabsarzt Dr. Lohmeyer unterstützt, mit voller Kraft der organisatorischen Thätigkeit; bewirkte den Erlass vieler militair-sanitätspolizeilicher Massregeln, und machte, wenn auch vergebliche Anstrengungen, die dienstlich immer noch höchst drückenden Verhältnisse der Compagnie-Chirurgen zu verbessern. Sobald er die von ihm angestrebte Richtung in der Entwickelung des Militair-Medicinal-Wesens gesichert sah, nahm er im Mai 1822 seinen Abschied, genoss kurze Zeit wohlverdienter Ruhe und starb am 30. Juni ejusd. ann. im 72. Jahre seines thatenreichen Lebens.

Auf ihn folgte im Amte von Wiebel als erster, Büttner als zweiter Generalstabsarzt. Rang und Titel eines dritten und vierten Generalstabsarztes erhielten, in Anbetracht ihrer Verdienste während der Feldzüge, Graefe und Rust.

Ersterer wurde Mit-Direktor bei dem Friedrich-Wilhelms Institut und der medicinisch-chirurgischen Akademie; Rust Mit-Direktor sämmtlicher klinischen Institute, soweit sie militair-ärztliche Bildungsstätten waren.

Die Umgestaltung des gesammten Medicinal-Wesens in Preussen im Jahre 1825 erregte in den folgenden Jahren auch im Militair-Medicinal-Wesen heftige Stürme und eine Reihe von Reform-Vorschlägen wurde laut. So viel auch in Betreff der höheren militair-ärztlichen Stellung bereits gethan war, der Stand der Hilfsärzte hatte noch fort und fort mit den alten Schäden zu kämpfen.

Man hatte sich nicht gänzlich von den früheren Einrichtungen trennen können, auch bedurfte die Armee einer so grossen Menge von unterärztlichem Personal, dass man hinsichtlich desselben nicht gar zu wählerisch sein durfte. So fanden hier noch fortgesetzt Solche Anstellung, welche einer wissenschaftlichen Ausbildung mehr oder weniger entbehrten oder nur auf den Chirurgenschulen oberflächliche Kenntnisse gesammelt hatten. Diese Klasse von Compagnie-Chirurgen schädigte in hohem Grade das Ansehen des ganzen militairärztlichen Standes, hielt bessere Elemente fern und lähmte gleichsam die gesunde einheitliche Entwickelung des Militair-Sanitäts-Dienstes.

Nur einleitende Schritte, unter denen als einer der wichtigsten die Einführung des Institutes der Chirurgen-Gehilfen zu verzeichnen ist, vermochte von Wiebel in seiner langen Amtsverwaltung zu thun, aber er ermöglichte die Durchführung derjenigen Veränderungen, welche sich unter seinen Nachfolgern vollzogen, und schon begann die Morgenröthe einer besseren Zeit für das Militair-Medicinal-Wesen emporzuleuchten, als er am 6. Januar 1847 verstarb.

Sein würdiger Nachfolger war Dr. Lohmeyer, dem alsbald Dr. Grimm als zweiter Generalstabsarzt zur Seite trat. Nahm Lohmeyer auch bereits am 7. October 1851 seinen Abschied, war dennoch sein Einfluss von hoher Wichtigkeit. Als nämlich nach Aufhebung der Chirurgenschulen (1848) der fühlbarste Mangel an Hilfsärzten in der Armee eintrat, benutzte er diesen Umstand, um die Anzahl der erforderlichen hilfsärztlichen Kräfte dauernd herabzusetzen, durch bessere Ausnutzung des Institutes der Chirurgen-Gehilfen zu ergänzen, wodurch die militairische Stellung der Aerzte ungemein gehoben wurde und die Allerh. Cab.-O. d. d. 12. Februar 1852 in entsprechender Art vorbereitet wurde, dass fortan nur Aerzte von vollkommener wissenschaftlicher und praktischer Durchbildung in der Armee Anstellung finden sollten.

Bereits am 28. October 1851 war der bisherige zweite Generalstabsarzt Dr. Grimm zum alleinigen Chef des Militair-Medicinal-Wesens ernannt, gleichzeitig war der Militair-Medicinal-Stab aus seiner eigenthümlich isolirten Stellung befreit und dem Kriegsministerium untergeordnet worden, eine Massregel, die zwar bereits seit langer Zeit Gebräuchliches und durch die Verhältnisse Gebotenes nur zu sanktioniren schien, da schon zur Zeit von Wiebel's Anträge und Vorschläge nicht mehr direkt durch den Generalstabsarzt, sondern durch den Kriegsminister dem Könige unterbreitet wurden, die aber dennoch für die weitere Entwickelung keineswegs ohne Bedeutung war.

Die Reorganisation der Armee im Jahre 1860 influirte kräftig anregend auch auf den Sanitätsdienst. Die Vergrösserung des Heeres um 36 Infanterie- und 18 Cavallerie-Regimenter bedingte nicht allein eine ausserordentliche Bewegung und Beförderung in dem militair-ärztlichen Personal, sondern machte auch für einen Kriegsfall besondere Massregeln erforderlich.

Der Kriegsminister, zunächst das praktische Bedürfniss in's Auge fassend, berief deshalb im November 1860 eine aus den dabei interessirten Dienstelementen zusammengesetzte Commission und gab derselben zu erwägen, auf welche Weise die Leistungsfähigkeit der Feld-Lazarethe entsprechend zu steigern sei? In Folge der betreffenden Beschlüsse Seitens der Commission entstand ein neues Feldlazareth-Reglement, welches d. d. 17. April 1863 die Königliche Billigung erhielt.

Waren früher die Lazarethe dem Befehl eines militairischen Commandanten, später, da diese Einrichtung sich keineswegs bewährte, commissarischer Verwaltung unterstellt gewesen, so hatte auch dies zu Unzuträglichkeiten geführt. Die Commission beantragte deshalb die Wiederherstellung einer einheitlichen Führung, jedoch nicht durch einen militairischen, sondern durch den ärztlichen Commandanten.

Die Ausführung dieses Vorschlages bezeichnet den ersten Schritt zu der veränderten Stellung des Sanitätspersonals im Heerwesen, wie solche d. d. 20. Februar 1868 durch die Formation des Sanitätscorps erfolgte, sie bewirkte den Uebertritt der Aerzte aus der Kategorie der Militair-Beamten in die der Personen des Soldatenstandes, die Gleichstellung derselben mit den Officieren, in Betreff der allgemeinen Consequenzen ihres militairischen Ranges, sie endlich leitete auch die Reorganisation in der Verwaltung des Militair-Medicinal-Wesens ein.

Am 28. September 1868 wurde der Militair-Medicinal-Stab gänzlich aufgehoben. Das gesammte Militair-Medicinal-Wesen trat vollständig in das Kriegsministerium ein und ressortirt seitdem in seinem ganzen Umfange einzig und allein von der „Militair-Medicinal-Abtheilung“, an deren Spitze der Chef des Militair-Medicinal-Wesens steht.

Die Statuirung der einheitlichen Oberleitung in der Hand desjenigen Elementes, dessen Beruf mit dem des Sanitätsdienstes Eins ist: des heilkundigen, bildet den Schlussstein der glücklichen Wandlungen, welche sich in rascher Folge im Sanitätsdienst der Armee vollzogen und sich auf das Trefflichste bereits praktisch in dem letzten grossen Kriege bewährten.

Die ungewisse Stellung ist für den Arzt beseitigt, die sichere Bürgschaft ist gefunden, dass fernerhin Wissenschaft und Humanität mit militairischer Disciplin vereint, den Sanitätsdienst der Armee verrichten werden, dieser selbst hat aufgehört nur als eine ökonomische Frage betrachtet zu werden, und das Wort des hochsinnigen Königs Friedrich Wilhelm IV. hat sich erfüllt:

„so gut wie möglich, nicht so billig wie möglich soll der kranke Soldat behandelt werden“.

Die Militair-Medicinal-Abtheilung des Kriegs-Ministeriums besteht gegenwärtig unter dem Kriegsminister, General der Infanterie Grafen von Roon, aus dem Abtheilungs-Chef, Generalstabs-Arzt der Armee Dr. Grimm, Chef des Militair-Medicinal-Wesens, Geh. Ober-Med.-Rath etc. etc.; drei ärztlichen und einem ökonomischen Referenten, den vortragenden Räthen Generalarzt Dr. Schubert, Ober-Stabsarzt

Dr. Coler, Ober-Stabsarzt Dr. Lommer, Geh. Kriegsrath Flügge, sowie zwei Hilfs-Referenten den Stabsärzten Dr. Heinzel und Dr. Dominik. Ausserdem gehört zur Abtheilung noch der Oberstabs-Apotheker Stein und das entsprechende Bureau-Personal.

Nach den Allerh. Bestimmungen über die Formation des Sanitätscorps d. d. 20. Febrar 1868 wird dasselbe gebildet von sämmtlichen im Officier- und Unterofficier-Range stehenden Militair-Aerzten des aktiven Dienst- und Beurlaubten-Standes der Armee und der Flotte. Der militairische Rang begründet für die Militairärzte alle Competenzen ihrer Charge.

Die einjährig-freiwilligen Aerzte und die Unterärzte stehen im Range der Unterofficiere mit Portepée. Die Assistenzärzte der unteren Gehaltsstufen haben den Rang der Seconde-Lieutenants, die älteren den Rang der Premier-Lieutenants.

Sämmtliche Stabsärzte haben Hauptmanns-Rang. Die jüngeren Oberstabsärzte desgleichen, jedoch mit den Pensions-Ansprüchen eines Hauptmanns I. Klasse, die ältesten den Rang eines Majors.

Den General-Aerzten ist, und zwar den beiden niedrigeren Gehaltsklassen, der Rang als Oberstlieutenant, den in der mittleren Gehaltsstufe stehenden, daneben der Pensions-Anspruch eines Regiments-Commandeurs gewährt, während die ältesten General-Aerzte den Rang eines Obersten bekleiden.

Der Generalstabsarzt der Armee steht im Range eines General-Majors.

Der Friedensetat des Sanitäts-Corps pro 1873 beträgt:

1 Generalstabsarzt,

16 Generalärzte,

231 Oberstabsärzte { 58 mit Majors-Rang,
173 mit Hauptmanns-Rang,

351 Stabsärzte,

681 Assistenzärzte { 249 mit Premier-Lieutenants-Rang,
432 mit Seconde-Lieutenants-Rang.

Für den Fall eines Krieges werden der Armee consultirende Aerzte mit dem Rang und den Competenzen der Corps-General-Aerzte beigegeben. Ihre Ernennung erfolgt auf Vorschlag des Generalstabsarztes durch Se. Majestät den König.

Die Thätigkeit der consultirenden Generalärzte ist eine rein wissenschaftlich-technische und haben sie die Pflicht, den Seitens der dirigirenden Lazarethärzte des ihnen angewiesenen Inspections-Bezirkes an sie ergehenden Requisitionen zu Consultationen, event. zur Ausführung von Operationen Folge zu geben.

Im letzten Kriege fungirten als consultirende General-Aerzte bei der 1. Armee: Professor Dr. Busch (aus Bonn), Dr. Bardeleben (Berlin), Dr. Wagner (Königsberg); bei der 2. Armee: Professor Dr. B. von Langenbeck, Professor Dr. Volkmann (Halle); bei der 3. Armee: Geh. San.-Rath Dr. Wilms, Generalarzt Dr. Wegner (Berlin), Professor Dr. Roser (Marburg), Generalarzt z. D. Dr. Stromeyer (Hannover).

Im Bereiche der immobilen Truppen des 1., 2., 9., 10. Armee-Corps fungirte als consultirender Generalarzt Professor Dr. Esmarch aus Kiel; für innere Krankheiten endlich der Geh. Ober-Med.-Rath Professor Dr. Frerichs.

Bei der Marine befinden sich ausser dem General-Arzt Dr. Steinberg

4 Oberstabs- und Marine-Aerzte I. Klasse,

13 Stabs- und Marine-Aerzte II. Klasse,

18 Marine-Assistenz-Aerzte.

Zu dem medicinisch-chirurgischen Friedrich-Wilhelms-Institut und zur Charité sind commandirt 21 Stabsärzte der Landarmee und 2 Stabsärzte von der Marine; bei den Cadettenhäusern in Berlin, Culm, Potsdam, Wahlstatt, Bensberg, Ploen und Oranienstein befinden sich gegenwärtig 1 Oberstabsarzt, 6 Stabsärzte, 6 Assistenzärzte und 1 Unterarzt; bei den Invalidenhäusern in Berlin und Stolp 1 Oberstabsarzt und 3 Assistenzärzte; endlich bei den 6 Invaliden-Compagnieen 1 Oberarzt und 3 Assistenzärzte.

Nach § 22 der Allerh. Verordnung d. d. 20. Februar 1868 ist Behufs Beförderung zum Oberstabsarzt, für die Stabsärzte sowohl des Dienststandes als auch des beurlaubten Standes, die Ablegung einer specifisch-militairärztlichen Prüfung nothwendig, zu welcher der Generalstabsarzt die Stabsärzte des aktiven Dienststandes, wie auch des beurlaubten Standes in einer dem Bedürfniss entsprechenden Zahl nach der Anciennität commandirt. Wer die Prüfung verweigert, verzichtet dauernd auf Beförderung.

Die Prüfung geschieht in Berlin vor einer Commission unter Vorsitz des Generalstabs-Arztes. Die Commissions-Mitglieder werden aus der Zahl der Referenten der Militair-Medicinal-Abtheilung, der Docenten der medicinisch-chirurgischen Akademie für das Militair und der Ober-Militairärzte Berlins durch den Generalstabsarzt dem Kriegsminister vorgeschlagen und auf dessen Anordnung berufen. Die Prüfung besteht aus einem schriftlichen, mündlichen und praktischen Theil.

Für die schriftliche Prüfung werden zwei Aufgaben aus dem Gebiete der Kriegsheilkunde gestellt, deren jede der Examinand in 3 Monaten zu bearbeiten hat. Der Präses der Commission überweist die Arbeit zwei Commissions-Mitgliedern als Referenten und Correferenten, mit deren Censur dieselbe demnächst bei den übrigen Mitgliedern zur Durchsicht circulirt.

Sind die Arbeiten probemässig befunden, erhält der Examinand den Befehl, sich zur mündlichen und praktischen Prüfung zu stellen. Die mündliche Prüfung erstreckt sich über alle Zweige der Kriegsheilkunde und des Militair-Medicinal-Wesens.

In der praktischen Prüfung hat der Examinand drei grössere Operationen an der Leiche auszuführen, sowie eine Untersuchung auf Dienst-Untauglichkeit, Invalidität etc. an Lebenden vorzunehmen.

Die allgemeinen Sanitäts-Verhältnisse Berlin's und das öffentliche Krankenwesen.

Nach der letzten Volkszählung hatte Berlin am 1. December 1871 eine Bevölkerung von:

826,341 Menschen.

Geboren wurden 1871: 28,805; eingewandert waren 132,871. Es hatte somit eine Vermehrung der Bevölkerung um 160,076 Menschen stattgefunden, wohingegen 31,900 verstorben, 78,689 ausgewandert waren, somit 109,589 in Abgang zu setzen sind, und die effektive Vermehrung der Bevölkerung etwa 50,000 betrug.

Der allgemeine Gesundheitszustand Berlin's hat sich in den letzten Jahren anhaltend verschlechtert, und war im Jahre 1871 ein äusserst ungünstiger. Die Sterblichkeit war so bedeutend, dass die Zahl der Todesfälle die der Geburten um 3088 überstieg, während in den Vorjahren die Zahl der Geburten stets die der Todesfälle um nahezu 6000 übertraf.

Als Todesursache findet sich:

Todtgeburt	1251	Mal.
Lebensschwäche	1356	„
Altersschwäche	809	„
Selbstmord	133	„
Mord und Todtschlag . . .	2	„
Verunglückung	259	„
Schwangerschaft und Kindbett	280	„
Wasserscheu	1	„
Innere akute Krankheiten . .	10795	„
Innere chronische Krankheiten	9875	„
Plötzliche Krankheitszufälle .	1668	„
Aeussere Krankheiten . . .	278	„
Nicht bestimmte Krankheiten	125	„
Pocken	5086	„
Sa.	31918.	

Es fällt somit die ausserordentliche Sterblichkeit des Jahres 1871 zwar zumeist der Pockenkrankheit zur Last, dennoch würde auch ohne diese die Mortalität immer eine abnorm hohe geblieben sein.

Am Heftigsten traten die Pocken auf dem Wedding, in der Luisenstadt, in der Oranienburger und Rosenthaler Vorstadt auf; am Mildesten in der Dorotheenstadt, im äusseren Theile der Friedrichstadt und in der Friedrich-Wilhelmstadt; nach der Höhenlage der Wohnungen zeigten sie in den Kellerwohnungen die grösste Sterblichkeit, namentlich bei Kindern unter einem Jahre. Die Epidemie liess erst um Ostern 1872 an Heftigkeit nach, nachdem sie länger als ein Jahr, vorzüglich in den unteren Klassen der Bevölkerung, in einer seit Einführung der Impfung unerhörten Weise gewüthet hatte.

Jm December und Januar 1871/72 erlagen dem Stickhusten und der Diphtheritis ausserordentlich viele Kinder. Auch die Cholera näherte sich, den Eisenbahnen folgend, im Sommer 1871 der Stadt; war am 26. Juli in Königsberg, am 10. August in Danzig, am 14. in Berlin.

Der erste und zwar tödtlich verlaufende Fall, Betreffs dessen in ätiologischer Beziehung Nichts zu ermitteln war, ereignete sich am Schiffbauerdamm No. 15, an einer Stelle, wo Panke und Spree, übersättigt mit Unrath aus der Stadt, sich vereinigen. Auch die früheren Epidemieen kamen am Schiffbauerdamm und in der Carlstrasse an der Panke zum Ausbruch.

Die Epidemie verlief rasch und milde. Sie schien die Erfahrung auf's Neue bestätigen zu wollen, dass Cholera und Pocken nicht gleichzeitig in grösserer Verbreitung an einem Orte sich vorfinden.

Die meisten Erkrankungen betrafen, wie im Jahre 1866, das Revier vor dem Halle'schen Thore. Die Zahl der Häuser, auf welche sich die Erkrankungsfälle vertheilten, betrug 37, und unter diesen befanden sich 19, in welchen auch bei der letzten Epidemie Erkrankungen stattgefunden hatten.

An den ungünstigen Sanitäts-Verhältnissen Berlin's haben zweifelsohne einen sehr bedeutenden Antheil die Wohnungsnoth, die Luftverderbniss durch die primitivste Form der Fortschaffung von Flüssigkeiten in offenen Rinnsteinen auf den Strassen, sowie die in Folge langer Aufnahme von Ausscheidungen erfolgte Durchschwängerung des Erdbodens mit organischen Substanzen, nicht weniger aber sicherlich die Freizügigkeit, welche die Zahl unbemittelter Einwohner in der Hauptstadt fortwährend in abnormer Weise vermehrt, sowie endlich die unzweckmässige Ernährung der Kinder im zartesten Lebensalter. Für letzteres spricht der Umstand, dass sich anhaltend die Zahl der Todesfälle bei Kindern im ersten Lebensjahre gesteigert hat, und dass das Maximum der Kindersterblichkeit in auffälligster Weise in die Sommer-Monate fällt.

Die Bevölkerung Berlin's vertheilte sich auf 178,561 Wohnungen in 14,478 Häusern: es kamen somit auf je ein Haus 57 Einwohner, während noch im Jahre 1840 je ein Haus nur 36 Bewohner zählte.

Von den Wohnungen waren 122,422 in Vorderhäusern, 56,139 in Hinterhäusern, und zwar 19,208 im Keller, 1176 im Entresol, 33,836 parterre, 40,513 eine Treppe hoch, 37,627 zwei Treppen hoch, 31,492 drei Treppen hoch, 14,709 vier und mehr Treppen hoch belegen; unter ihnen befanden sich 4565 ohne jeden heizbaren Raum, 95,423 mit einem, 40,524 mit zwei, 18,159 mit drei, 8222 mit vier, 9098 mit fünf bis sieben, 2570 mit acht und mehr heizbaren Zimmern.

Der Gegensatz zwischen Besitzenden und Nichtbesitzenden hat, wie allgemein, so doch besonders in Berlin sich in den letzten Jahren leider ganz ausserordentlich verschärft. Die traurigen Consequenzen der socialen Frage: Reichthum auf der einen, bitterster Mangel auf der anderen Seite machen sich in hohem Grade geltend und in allen ihren Folgen fühlbar. Der solide Mittelstand, dem früher die Mehrzahl der Berliner Einwohner angehörte, ist mehr und mehr geschwunden: äusserst zahlreich aber ist neben den wirklich Armen die Klasse derjenigen geworden, welche den Uebergang zur eigentlichen Armuth bilden, die auf ihrer Hände Arbeit angewiesen sind und kaum so viel zu erwerben vermögen, als sie für sich und ihre Familie zum nothwendigsten Lebensunterhalt bedürfen, und daher, sobald Krankheit an sie herantritt, in die bitterste Noth und schmerzlichste Bedrängniss gerathen.

Viel hat amtliche und private Fürsorge zur Abwehr und Linderung der Noth im öffentlichen Leben durch Stiftungen aller Art, durch Begründung wohthätiger Vereine und Institute gethan; bereitwillig bewährt sich stets auf's Neue die Mildherzigkeit als eine Lichtseite im Charakter der Berliner Bevölkerung, trotzdem aber liegt noch ein ausgedehntes Feld weiterer humaner Wirksamkeit offen. Hier interessirt uns besonders das, was im Interesse der öffentlichen Krankenpflege bisher geleistet ist, während wir des in anderen Richtungen Erzielten nur soweit Erwähnung zu thun beabsichtigen, als es zum Verständniss des Ganzen nothwendig erscheint.

Die städtische Armen- und Armen-Kranken-Pflege.

Der christlichen Kirche, welche von ihrer Begründung an eine Pflegerin der Armen und der Nothleidenden war, dankt auch Berlin den Ursprung seiner öffentlichen Armen- und Armen-Kranken-Pflege.

Erst unter Albrecht von Askanien in der Mitte des 12. Jahrhunderts begann das Christenthum, deutsches Leben und deutsche Gesittung mit sich führend, festen Fuss in der Mark zu fassen; unter seinen Segnungen verwandelten sich die Slavendörfer Berlin und Cöln an der Spree alsbald zu kräftig erblühenden deutschen Städten. Es entstanden Kirchen, Klöster und Kapellen, und mit ihnen in fast nothwendiger Verbindung Schulen und Hospitäler.

Eine ganz besondere Geistesrichtung bemächtigte sich

im 14. und 15. Jahrhundert durch Ablasswesen und Heiligendienst, wie der ganzen Christenheit, so auch der Bewohner der Schwesterstädte an der Spree, indem durch den Sinn der Werkheiligkeit eine grosse Zahl kirchlicher Stiftungen begründet wurde, welche späterhin zumeist Zwecken der Armenpflege sich nutzbar machten.

Ausser der Kirche waren für die Entwickelung des Armen- und Armen-Kranken-Wesens die Gilden von wichtigster Bedeutung. Ursprünglich waren die Gilden Verbrüderungen gleichgesinnter Geistlicher zur Uebung aller Pflichten der Frömmigkeit; erst allmählig gingen aus diesen Vereinigungen die weltlichen Kaufmanns- und Handwerks-Gilden hervor. Auch diese standen unter dem Schutz bestimmter Heiliger; hatten neben geselligen auch religiöse Zwecke; brachten Opfer zum Besten der Kirchen und auch der Armen.

In Berlin und Cöln trat das weltliche Gildenwesen ausserordentlich frühzeitig auf.

Die einzelnen Gewerkgilden, an deren Spitze der Gildemeister stand, bezweckten bessere Betreibung und Förderung ihres Gewerkes; strebten darnach, den Mitgliedern Vortheile und Rechte zu verschaffen; bildeten gemeinschaftliche Kassen, um den Mitgliedern in jeder Noth und Drangsal Unterstützung zu gewähren und dieselben gegen Verarmung zu wahren.

Unter den geistlichen Brüderschaften übte auf das Armen- und Armen-Kranken-Wesen die weitverbreitete Kalands-Gilde den segensreichsten Einfluss. Dieselbe nahm sich derjenigen Armen und Nothleidenden an, die sonst jeden Anhalts entbehrend, nicht Mitglieder einer bestimmten Zunft waren, namentlich der Fremden und der Vertriebenen. Im Jahre 1344 erhielt dieser Orden die Bestätigung des Bischofs von Brandenburg. Die Mitglieder des Ordens nannten sich Kalands-

Brüder, welche Bezeichnung sich von dem lateinischen calendae herschrieb, weil am Ersten jeden Monats die Berathungen der Brüderschaft stattfanden. Die Kalands-Brüder erwarben in der Folgezeit durch reichlich ihnen zufallende Legate und Vermächtnisse Besitzungen aller Art: Kalands-Güter, Kalands-Häuser und Höfe. Erst im 15. Jahrhundert artete der Orden aus, so dass das Wort „Kalendern" gleichbedeutend wurde mit schmausen und schwelgen.

Gingen somit direkt und indirekt die Anfänge der Armenpflege aus kirchlichen Institutionen hervor, so suchte auch der Rath beider Städte, als Inhaber der Polizeigewalt, der Verarmung vorzubeugen durch Gesetze gegen Müssiggang und Luxus und durch die Beschränkung, dass nur Solche als Bürger aufgenommen wurden, von denen Verarmung nicht zu befürchten war. Die älteste hierauf bezügliche Polizei-Ordnung für Berlin datirt aus dem Jahre 1335. Auch die Beaufsichtigung der Hospitäler war Sache der Stadtbehörden.

Mit der Reformation begann an Stelle dieser immer noch sehr unvollkommenen Armenpflege ein geordneteres Gemeinde-Armenwesen sich zu entwickeln, und in dem Visitationsrecess d. d. 15. August 1540, betreffend die Einführung des evangelischen Gottesdienstes in Berlin, wird nach allen Richtungen hin Rücksicht auf die Verbesserung des Armenwesens genommen. Ein „gemeiner resp. Armen-Kasten" wurde beim Rath in Berlin und in Cöln eingeführt, dem die Erträgnisse aus den des Sonntags in den Kirchen umgehenden Klingebeutel, milde Gaben, abgelöste frühere kirchliche Lehen überwiesen wurden. Bis 1695 bildete dieser „gemeine Kasten" den Mittelpunkt der öffentlichen Armenpflege.

Gegen Ende des 17. Jahrhunderts vermehrte sich die durch das Elend des dreissigjährigen Krieges sehr verringerte Einwohnerzahl Berlin's in kurzer Zeit ganz ausserordentlich schnell; eine Erweiterung der Armenpflege ward dringendes Bedürfniss, wenn anders den fortwährenden Conflikten zwischen den zahlreichen neuen Ansiedlern und den für sich noch immer abgeschlossenen Städten Berlin und Cöln, zu denen nun auch noch der Friedrichswerder und die Dorotheenstadt getreten war, ein Ende gemacht werden sollte.

Friedrich III. vereinigte deshalb sämmtliche Stadttheile zu einer einheitlichen Organisation des Armenwesens; ernannte 1693 eine Commission zur Berathung und Feststellung der erforderlichen gesetzlichen Ordnungen; schuf, den Beschlüssen der Commission gemäss 1695 an Stelle des Armen-Kastens die besser dotirte Armen-Kasse, 1697 ein allgemeines grosses Armenhaus, das gegenwärtige grosse Friedrichs-Waisenhaus und ernannte durch Patent d. d. 3. April 1699, unter der Direktion eines Staats-Ministers, eine immerwährende Armen-Commission, aus welcher 1703 das Armen-Direktorium, später die Armen-Direktion hervorging. Das Armen-Direktorium trat 1739 unter das Königliche Ministerium; bestand aus einem dirigirenden Geh. Rath, einigen unbesoldeten Mitgliedern, dem Chef der städtischen Polizei, dem ersten Königlichen Leibarzt und zwei Pröbsten. Die Fürsorge für die Armen-Angelegenheiten wurde eine staatlich geregelte und nur ein kleiner Theil verblieb der selbstständigen Verwaltung der Kirche und der Stadt.

In Folge der Städteordnung von 1808, sowie der Armenordnung von 1826 nahm die Armen-Direktion ihre jetzige Gestaltung an, und verwaltet seit 1819 das gesammte Armenwesen der Stadt, mit Ausnahme des auf die französische und jüdische Gemeinde bezüglichen, im Auftrage der Commune.

Die Armen-Direktion besteht aus Mitgliedern des Magistrats und der Stadtverordneten-Versammlung, sowie einigen Bürger-Deputirten und vier Assessoren, und zählt gegenwärtig unter ihren Mitgliedern vier Aerzte (Dr. Strassmann, Dr. Siegmund, Dr. Göschen, Dr. Körte.)

Vorsitzender ist der Stadtrath Gilow.

Das Bureau-Personal umfasst 48 Beamte.

Unter dem Direktorium stehen 116 Armen-Commissionen, bei denen ausser 105 Stadtverordneten 100 Vorsteher, incl. 3 besoldeter, 1080 Mitglieder thätig sind. Die Commissionen überwachen die Unterstützung der Armen ihres Bezirks. Die Gesammtausgaben der Haupt-Armenkasse betrugen 1871, abgerechnet die Kosten für das Friedrichs-Waisenhaus, das Arbeitshaus und dessen Filial-Hospital, das Friedrich-Wilhelms-Hospital und das städtische Siechenhaus, deren Verwaltung in besonderen Abtheilungen der Aufsicht des Plenums der Armen-Direktion unterliegt: 795,080 Thaler.

Die Zahl der Almosen-Empfänger, welche laufende Unterstützung erhielten, betrug 8678 (1,44 % der Einwohner).

Von den fortlaufend Unterstützten waren: 2117 männliche und 6561 weibliche Personen, und befanden sich von ihnen im Alter

unter 20 Jahren	43,
von 20—40 Jahren	396,
von 40—60 „	2162,
von 60—70 „	3375,
von 70—80 „	2284,
von 80—90 „	391,
von 90—100 „	27.

Unterstützt wurden wegen hohen Alters 5045, wegen Krankheit 3173, wegen unzureichenden Erwerbes 460.

Diejenigen, welche von der Armen-Direktion Unterstützung erbitten wollen, haben sich bei dem betreffenden Commissions-Vorsteher zu melden und nach Prüfung ihrer Verhältnisse die Gewährung von Extra-Unterstützungen, Pflegegeldern oder Almosen zu gewärtigen.

Ausser den Geld-Unterstützungen gewährt die Armen-Direktion auch Natural-Beihilfen, durch billige Verpachtung von Ackerland zum Kartoffelbau, durch unentgeltliche Darreichung nahrhafter Suppen (vom 15. December 1870 bis 15. März 1871 wurden aus den vorhandenen 11 Küchen an Hilfsbedürftige 429,300 Quart Suppe vertheilt), durch Bekleidung armer Confirmanden und Schulkinder, endlich durch die Gewährung von Holz oder eine Beihilfe in Geld zur Beschaffung von Brennmaterial etc.

Für die Armen-Krankenpflege sorgen 45 Armen-Aerzte und 1 Armen-Wundarzt gegen Besoldung; ausserdem unentgeltlich 2 Armenärzte bei dem Königlichen Universitäts-Klinikum, 4 Frauenärzte, 5 Augenärzte, 1 Ohrenarzt, 1 Arzt für Orthopädie und 2 Aerzte für chirurgische Krankheiten.

Zur Ausübung der kleineren chirurgischen Hilfeleistung sind die Aerzte berechtigt, sich der Heilgehilfen zu bedienen. Armen Gebärenden ist die zunächst wohnende Hebamme verpflichtet, gegen Zahlung des taxmässigen Satzes aus der Armenkasse den nöthigen Beistand zu leisten: desgleichen versieht die Poliklinik der Königlichen Entbindungs-Anstalt unentgeltlich die geburtshilfliche Armenpraxis.

Die Anstellung der Armenärzte erfolgt durch den Magistrat auf Vorschlag der Armen-Direktion und erstreckt sich immer auf 3 Jahre, nach deren Ablauf dieselbe und zwar stets auf fernere 3 Jahre erneut werden kann. Das jährliche Gehalt beträgt 200—350 Thaler.

Dem Reglement zufolge ist jeder Armenarzt verpflichtet, in dem ihm anvertrauten Bezirk zu wohnen und die ihm von der Armen-Commission überwiesenen Kranken gewissenhaft und sorgsam zu behandeln, ohne dafür Gebühren oder Geschenke fordern oder annehmen zu dürfen. Wichtige und lebensgefährliche Kranke muss derselbe täglich, chronische Kranke, die ihre Behausung nicht verlassen können, wenigstens zwei Mal wöchentlich besuchen. Ausserdem ist er gehalten, eine Stunde täglich festzusetzen, in welcher arme Patienten ihn in seiner Wohnung consultiren können.

Die Medicamente, bei deren Verordnung die Billigkeit einigermassen zu berücksichtigen ist, werden auf Rechnung der Armen-Direktion, welcher die Recepte als Belag eingereicht werden, in den Apotheken der Stadt verabfolgt.

Den Armenärzten ist gestattet, den Kranken event. auch eine verbesserte Diät, Fleisch, Wein etc. kostenfrei zu verordnen. Bandagen, Stelzfüsse etc. werden ebenso wie Brillen unentgeltlich geliefert, desgleichen Bäder verabfolgt, endlich wird auch von der Armen-Direktion in besonderen Fällen einzelnen Stadtarmen der Gebrauch der Heilquellen in vaterländischen Badeorten, sowie in Teplitz gewährt. Kranke, deren Behandlung in der Wohnung nicht stattfinden kann, sendet der betreffende Armenarzt in die Charité oder eines derjenigen Krankenhäuser, mit denen die Armen-Direktion ein Uebereinkommen abgeschlossen hat; wenn sie an Pocken erkrankt sind, in das Pockenlazareth; wenn sie an unheilbaren Krankheiten leiden, nach vorgängiger Genehmigung der Armen-Direktion in das städtische oder in eines der anderen Siechenhäuser.

Monatlich Seitens der Armenärzte einzureichende Berichte geben eine vollständige Uebersicht der behandelten Kranken, mit Angabe der Geheilten, Ungeheilten, Gestorbenen, sowie der an Heilanstalten Abgegebenen.

Im Jahre 1871 wurden im Ganzen behandelt:

durch die Bezirks-Armenärzte	48,443,
durch die Armen-Wundärzte	202,
durch die Armen-Augenärzte	1171,
durch die Armen-Frauenärzte	210,
Sa.:	50,026.

An Krankenhäuser und Hospitäler wurden überwiesen 4714; von den in den Wohnungen behandelten starben 2650.

Als städtisches Krankenhaus diente für Berlin ursprünglich die Königliche Charité, in welcher durch C.-O. d. d. 6. Juni 1835, wie wir bereits pag. 76 anführten, der Stadt die unentgeltliche Unterbringung von Geisteskranken und an Syphilis erkrankter Prostituirter, sowie jährlich 100,000 freie Verpflegungstage für die Armen gewährt wurden.

Da die Charité auch über diese Zahl hinaus Kranke gegen Zahlung Seitens der Armen-Direktion aufnahm, war dem Bedürfniss lange Zeit entsprochen. Mit der Zunahme der Bevölkerung gewährten zwar neuerrichtete Krankenhäuser Gelegenheit zu weiterer Unterbringung armer Kranker, dennoch begannen sich Nothstände, namentlich zur Zeit von Epidemieen, bemerklich zu machen, welche den Magistrat zur Einrichtung besonderer Cholera- und Pocken-Lazarethe nöthigten, und endlich bei den Behörden den Beschluss bewirkten, ein eigenes mit 600 Betten auszustattendes städtisches Krankenhaus zu errichten. Dasselbe ist vor dem Landsberger Thore am Friedrichs-Hain erbaut; seiner Fertigstellung sieht man binnen Jahresfrist entgegen. Die Kosten-Anschläge beziffern sich auf nahezu 2 Millionen Thaler.

Die neue städtische Kranken-Anstalt besteht aus 6 zweistöckigen Pavillons à 64 Betten, 4 einstöckigen Pavillons für äussere Kranke à 32 Betten, 2 Isolirgebäuden, jedes à 44 Betten mit kleineren Krankenräumen (der grösste zu 8 Betten) für ansteckende Krankheiten, die im Hause event. selber entstehen, zur Aushilfe etc.

Die Bau-Pläne sind von Gropius und Schmieden entworfen; die Ausführung ist dem Baumeister von Weltziehn übertragen.

Der Bau begann im Jahre 1869, und bedeckt in seiner Totalität einen Flächenraum von 38 Morgen. Das Terrain erhebt sich 60 Fuss über den Spiegel der Spree und ist mit einer eigenen Wasserleitung und mit Entwässerungs-Einrichtungen versehen.

Das Verwaltungsgebäude, mit der Front dem Friedrichs-Hain zugekehrt, hat zwei Eckflügel und einen Mittelbau; es enthält die Dienstwohnungen für 2 dirigirende und 2 Ober-Aerzte, für den Verwaltungs-Inspektor, die Bureaus und die Apotheke; ihm gegenüber befinden sich das Oekonomiegebäude und dazwischen die einzelnen Pavillons von Gärten umgeben. Die einzelnen Baulichkeiten sind unter sich durch unbedachte asphaltirte Wege verbunden. Ein ärztlicher Direktor soll die Oberleitung der Anstalt führen, und ist für dieselbe im Ganzen die Anstellung von 14 Aerzten in Aussicht gestellt.

Ventilations- und Heiz-Vorrichtungen sind besonders zu beachten.

Auch die Anlage einer neuen städtischen Irren-Anstalt ist dringendes Bedürfniss geworden, theils weil die betreffende Abtheilung der Charité nicht mehr genügt, theils weil die für unheilbare Geisteskranke vorhandene Irren-Verpflegungs-Anstalt überfüllt ist. Der Bau dieser Anstalt ist in Dalldorf bei Berlin in Angriff genommen.

Ausser den erwähnten existiren zur Zeit als städtische Krankenanstalten 1) das Pockenlazareth in der Pallisadenstrasse 59/60; 2) das Baracken-Lazareth in Moabit; 3) das

Siechenhaus für weibliche Kranke, Gitschinerstrasse 104/105, von denen später ausführlicher die Rede sein wird; 4) das Lazareth des Arbeitshauses und das Filial-Hospital in der Stralauerstrasse; 5) die Irren-Verpflegungs-Anstalt am Alexander-Platz und in der Wallstrasse 58.

In geschlossener Armen-Kranken-Pflege wurde 1871 auf Kosten der Commune verpflegt und den betreffenden Anstalten theils durch die Armen-Verwaltung und deren Organe, theils durch die Polizei überwiesen resp. auch auf eigene Meldung aufgenommen:

1. in der Charité, eingerechnet 79 Geisteskranke 13,579,
2. in dem Königlichen Universitäts-Klinikum 244,
3. im Diakonissenhaus Bethanien 865,
4. im St. Hedwig's Krankenhaus 440,
5. in den Augen-Kliniken des Dr. Brecht und Dr. Caspar 19,
6. im Elisabeth-Kinder-Hospital 43,
7. im Elisabeth-Krankenhaus . . . . 397.

Ausserdem in 4 Pocken-Heilanstalten . . . 7834.

An den für die geschlossene Armen-Kranken-Pflege gezahlten 202,315 Thlr. 18 Sgr. 1 Pf. participiren:

	Thlr.	Sgr.	Pf.
die Charité nach Abzug der 100,000 freien Verpflegungstage mit	170,210 Thlr.	22 Sgr.	1 Pf.
das Universitäts-Klinikum mit	4,803 „	15 „	— „
das Diakonissenhaus Bethanien mit	13,180 „	15 „	— „
das St. Hedwigs Krankenhaus mit	5,917 „	26 „	6 „
die Augen-Kliniken des Dr. Brecht und Dr. Caspar mit	286 „	5 „	— „

das Elisabeth-Kinder-Hospital
mit . . . . 1,296 Thlr. 22 Sgr. 6 Pf.
das Elisabeth-Krankenhaus mit 6,620 „ 2 „ 6 „

Die Kur- und Verpflegungskosten für die in den Pocken-Lazarethen Verpflegten wurden direkt bei der Stadt-Haupt-Kasse verausgabt.

Im Ganzen erforderte die offene und geschlossene Armen-Kranken-Pflege im Jahre 1871 einen Kostenaufwand von 249,025 Thlr. 3 Sgr.

Von der Armen-Direktion sind besondere Abtheilungen für die Verwaltung des Arbeitshauses, für die Verwaltung der städtischen Irren-Verpflegungs-Anstalt und für die Beaufsichtigung der städtischen Waisenpflege abgezweigt.

Das Arbeitshaus, Alexanderstrasse 3/4, im Jahre 1742 gestiftet und 1756—1758 mit einem Kostenaufwande von 110,000 Thaler durch Friedrich den Grossen an seiner jetzigen Stelle erbaut, war anfänglich im Schlächtergewerkshaus am Belle-Allianceplatz untergebracht, wovon, da jenes Haus an seiner Front einen steinernen Ochsenkopf als Abzeichen trug, die noch heute gebräuchliche Benennung der Anstalt als „Ochsenkopf" sich herschreibt.

Das Arbeitshaus hat den doppelten Zweck der Besserung verwahrloster Individuen durch Arbeit und Unterricht und der Aufnahme Pflegebedürftiger. Es finden Unterkommen in demselben einzelne Obdachlose und obdachlose Familien; Personen, welche nach §§ 361. 362 des Straf-Gesetz-Buches mit Correktionshaft belegt sind; endlich aus der Charité und anderen Kranken-Anstalten als unheilbar krank entlassene Arme.

Im Jahre 1871 befanden sich durchnittlich täglich im Arbeitshause 518 Personen.

Die Leitung der Anstalt führt der Direktor Herfordt, als Arzt ist Dr. Moses bei derselben angestellt.

Das Lazareth des Arbeitshauses zählt 63 Betten in zwei Abtheilungen; durchschnittlich war dasselbe täglich mit 48 Kranken belegt. Unheilbare Kranke aus anderen Anstalten gingen im Laufe des Jahres dem Lazareth zu: 240. Dieselben verblieben in demselben bis ein anderes Unterkommen für sie gefunden war.

Die städtische Irren-Verpflegungs-Anstalt steht unter der technischen Leitung des Direktors des Arbeitshauses. Anstalts-Aerzte sind Dr. Ideler und Dr. Sander.

Die Männer-Abtheilung befindet sich am Alexanderplatz No. 4, die Weiber-Abtheilung in der Wallstrasse No. 58. In ökonomischer Beziehung sind beide Anstalten mit dem Arbeitshause verbunden. Leider sind beide höchst unzweckmässig und unzureichend; auch die Verpflegung lässt sehr Vieles zu wünschen. Verschiedene Verpflegungsklassen giebt es nicht. Der Verpflegungssatz beträgt monatlich 9 Thlr. 27 Sgr. 6 Pf.

Die Aufnahme erfolgt auf polizeiliche Requisition, sobald sofortige Unterbringung eines alleinstehenden oder unbemittelten Geisteskranken nothwendig ist, wobei leider unvermeidlich, dass häufig frische Erkrankungsfälle zuerst in der Irren-Verpflegungs-Anstalt untergebracht werden, ehe ihre Ueberweisung in eine eigentliche Heilanstalt erfolgt. Die Krankenzahl betrug 1871 durchschnittlich täglich 220 Männer und 215 Frauen. Von den Männern gehörten die meisten dem Arbeiterstande an; aus höheren Ständen befanden sich unter den Pfleglingen: 1 Major, 1 Oberlehrer, 8 Kaufleute. Von den weiblichen Kranken waren die meisten unverehelicht. Seit 1870 hat man damit begonnen, Geisteskranke auf Kosten der Commune in Privat-Irren-Anstalten unterzubringen, und befanden sich in dem Maison de santé in Schöneberg, in den Anstalten des Dr. Filter und Dr. Edel zu Charlottenburg, in der Lambelet'schen und Welczeck'schen Anstalt zu Pankow, ult. 1871: 119 Communal-Pfleglinge.

Ueber die städtische Waisenpflege, deren Leitung einer besonderen Abtheilung der Armen-Direktion unter dem Vorsitz des Stadtrath Zelle, sowie den seit 1866 bestehenden 116 Waisenämtern (die Waisenamts-Bezirke harmoniren mit den Armen-Commissionsbezirken) obliegt, sei hier im Allgemeinen nur bemerkt, dass ultimo 1871 sich in Communalpflege 3080 Kinder, von diesen 471 in den städtischen Waisen-Anstalten, und 2609 in der Kostpflege bei Privat-Personen befanden: ausserdem waren auf Kosten der Commune in der Vereins-Anstalt für sittlich verwahrloste Kinder auf dem Urban ultimo 1871: 53 Kinder, im grünen Hause, Hochstrasse 9: 15 Knaben, in der Gossner'schen Erziehungs-Anstalt, Potsdamerstrasse 119b: 6 Mädchen untergebracht.

In der Idioten-Anstalt zu Neustadt Eberswalde und in dem Wilhelms-Stift zu Potsdam befanden sich Ende 1871: 18 Communal-Zöglinge.

Die Fürsorge für die Ausbildung taubstummer und blinder Kinder armer hiesiger Einwohner in der Königlichen Taubstummen- und Blinden-Anstalt ist der städtischen Schul-Deputation übertragen.

Als städtisches Waisenhaus existirt für Berlin:

Das grosse Friedrich's Waisenhaus, Stralauerstr. No. 58. — Wie Eingangs dieses Abschnittes erwähnt, vom Kurfürst Friedrich III. im Jahre 1697 als Armenhaus gestiftet, diente die Anstalt bald hauptsächlich zur Aufnahme verwaister Kinder: es befanden sich 1721 bereits nahezu 400

Waisen in derselben, und seit dem Ende des vorigen Jahrhunderts wurde die Anstalt ausschliesslich als Waisenhaus benutzt. Als Anstaltsarzt fungirt gegenwärtig Dr. Ideler; schwerer erkrankte Kinder werden den Krankenhäusern überwiesen. Der durchschnittliche Bestand an Kindern beläuft sich zur Zeit zumeist auf 80—120.

Mit dem Friedrich's Waisenhaus ist als Filial: die städtische Waisen-Anstalt in Rummelsburg bei Berlin verbunden.

Dieselbe ist auf 500 Kinder berechnet, auf das Zweckmässigste eingerichtet und im Jahre 1859 eröffnet. Die Anstalt, aus 7 einzelnen Gebäuden und einem Lazarethe bestehend, beherbergte anfänglich Knaben und Mädchen, seit 2 Jahren nur Knaben. Das Lazareth dient auch zur Aufnahme kranker Waisenkinder, die sich in der Kostpflege in Berlin befinden und hatte zeitweilig einen Bestand von 100 und mehr Kranken. In demselben ist eine eigene Schwächlingsstation für solche Kinder eingerichtet, die besserer Verpflegung und ärztlicher Ueberwachung bedürfen. Dieselbe hat durchschnittlich 15—20 Pfleglinge, doch können bis gegen 40 Aufnahme finden. Anstaltsarzt ist Dr. Bollert.

Den städtischen Waisenhäusern stehen in Bezug auf die Waisenpflege einige Privat-Stiftungen und Gemeinde-Anstalten erfolgreich zur Seite.

Im Interesse der öffentlichen Krankenpflege finden sich fundirte Freistellen in einigen Kliniken und Heilanstalten. Wohlthätige Vereine bieten freie ärztliche Behandlung und Verpflegung; vor Allem wirken segensreich in dieser Hinsicht die Krankenpflege-Vereine, unter denen als der wichtigste und bedeutendste der allgemeine Gewerks-Kranken-Verein erscheint.

Unheilbar kranke Arme werden ausser in dem städtischen Siechenhaus, in den Vereins- und Parochial-Siechenhäusern für durchschnittlich 5 Thaler monatlich Seitens der Armen-Direktion untergebracht. Ende 1871 befanden sich in dem städtischen Siechenhaus 110, im Elisabeth-Siechenhaus 23, im Frauen-Siechenhaus Bethesda 40, im Männer-Siechenhaus 28 Communal-Pfleglinge.

Alte erwerbsunfähige nicht kranke Arme finden eine letzte Zuflucht in den Hospitälern, welche theils städtische, theils selbstständige Anstalten, meist unter städtischem Patronat, sind.

Die zahlreichen Stiftungen, Legate und Vermächtnisse, welche speciellen Zwecken der Wohlthätigkeit dienen, werden von einer eigenen Abtheilung des Magistrats, der Haupt-Stiftungskasse verwaltet.

Die gesammten Kosten der Armen-Verwaltung betrugen 1871: 1,165,042 Thaler.

Der Gewerks-Kranken-Verein.

Wie bereits oben erwähnt, entwickelte sich das Gildenwesen in Berlin ausserordentlich frühzeitig und existirten bereits am Ende des 16. Jahrhunderts fast bei allen Gewerken gemeinsame Kranken-Kassen. Bei den Schwarzfärbern stand fest, dass jeder Meister seinen Gesellen alle 14 Tage einen Theil des Lohnes abziehen musste; auch war jeder Meister gehalten, vierteljährlich Etwas in die Lade zu geben, damit in Krankheitsfällen sowohl Meister wie Gesellen Unterstützung erhalten könnten. Die Seilergesellen versammelten sich alle Sonntag, um Etwas in die Lade zu legen zum Unterhalt erkrankter Gesellen, und aus dem Jahre 1660 wird berichtet, dass sich die sogenannten Viergewerke: Bäcker, Tuchmacher, Fleischer und Schuhmacher ein gemeinsames Haus hielten, in welches ihre Kranken gebracht wurden. Trotz dieser günstigen Anfänge war die Krankenpflege bei den hiesigen Gesellenschaften, von denen nur einige der grösseren einen bestimmten aus ihrer Kasse besoldeten Arzt hatten, eine höchst mangelhafte. Zur leichteren Erlangung unentgeltlicher ärztlicher Hilfe vereinigten sich deshalb im October 1845 die Gesellenschaften der Schlosser, Schmiede, Schneider, Schuhmacher, Seidenwirker, Tischler und Weber, welche an je einen bestimmten Arzt ein jährliches Honorar zahlten, dahin, dass den Mitgliedern dieser Kassen es gestattet sein sollte, bei jedem Arzte, welcher aus einer dieser Kassen Honorar bezöge, unentgeltliche ärztliche Hilfe zu suchen. Die betreffenden Gewerksärzte erklärten sich mit dieser Anordnung einverstanden und fand dieselbe so allgemeinen Beifall, dass mehrere kleinere Gesellenschaften einer ähnlichen Einrichtung beizutreten wünschten. In Folge dessen wurde ein Statut zu einem Verein, unter dem Namen: „Gewerks-Kranken-Verein" entworfen und dieser Entwurf vom Magistrat, als der zuständigen Aufsichtsbehörde, bestätigt. Am 1. April 1846 begann der Gewerks-Kranken-Verein seine Wirksamkeit und gehörten etwa 10,000 Mitglieder zu demselben.

Nach den Bestimmungen in der allgem. Gewerbe-Ordn. vom 17. Januar 1845 wurden die bestehenden Gewerks-Privilegien revidirt, und erhielten die Gesellenschaften für ihre Kassen Statuten; auch wurden auf Grund des Ortsstatuts für Berlin d. d. 7. April 1853 neue Kranken-Kassen für Fabrikarbeiter eingerichtet. In dem Ortsstatut ist angeordnet, dass die Kassen-Mitglieder gehalten sind, in Hinsicht der ärztlichen Hilfe dem Gewerks-Kranken-Verein beizutreten, durch welche Anordnung der Verein eine grössere Verbreitung gewann, so dass er im Jahre 1871: 70 verschiedene Krankenkassen mit zusammen 75,642 Mitgliedern umfasste, welchen gegen bestimmte Beiträge in Krankheitsfällen freie ärztliche Behandlung, Arznei und Geldunterstützung zu Theil wird.

Bei den 75,642 Mitgliedern kamen 1871 zur Beobachtung und wurden durch 37 Vereinsärzte behandelt: 70,314 Krankheitsfälle; von den Erkrankten wurden 3354 in Krankenhäusern aufgenommen; in den Wohnungen starben 1065; in der Charité 301; im St. Hedwig's Krankenhaus 92; im Diakonissenhaus Bethanien 40; im Königlichen Universitäts-Klinikum 21; im Augusta-Hospital 5; im Lazarus-Krankenhaus 25; in der Irren-Verpflegungs-Anstalt 4; im Friedrich-Wilhelms-Hospital 4; endlich in den Pocken-Lazarethen 211; in Summa 1768.

Von den Verstorbenen waren 39 bei der Arbeit verunglückt, 12 ertranken, 1 erstickte durch Kohlendampf, 2 fanden den Tod durch Sturz von Bauten, 1 durch Verschütten; 6 machten durch Erhängen, 3 durch Erschiessen, 2 durch Vergiften ihrem Leben ein Ende.

Zur Behandlung kamen u. A. Pleuritis und Pneumonie 1630, gastrisches Fieber 2185, Typhus 309, Intermittens 500, Gelenkrheumatismus 733, Pocken 5658 Mal.

Verausgabt wurden für Arznei 58,364 Thaler, für Bandagen und Brillen 1957 Thaler, für Bäder 1209, für Mineralwasser 78, für wundärztliche Hülfe 3296 Thaler, Honorar an die Aerzte 11,797 Thaler etc.

Ein Verwaltungs-Comité, aus 28 Personen bestehend, bildet den Vorstand des Vereins. Die Mitglieder gehen aus Wahl der Vorstände der einzelnen Kranken-Kassen hervor; als Vorsitzender fungirt der Magistrats-Deputirte Stadtrath Dr. Weber. Derselbe überwacht die Gesetzmässigkeit der

Beschlüsse, nimmt die Jahresrechnungen ab und regulirt das ganze Geschäftsverfahren. Die Vereinskasse befindet sich im Gewahrsam des Kassen-Beamten auf dem Rathhaus (Zimmer 115). Für jede zu besetzende Vereins-Arzt-Stelle wählt das Verwaltungs-Comité nach einem bestimmten Wahlmodus den Betreffenden, der dem Magistrats-Collegium zur Bestätigung vorgestellt wird.

Ist die Bestätigung erfolgt, schliesst der Magistrats-Deputirte Namens des Comités mit dem gewählten Arzt einen Contrakt, in welchem eine gegenseitige dreimonatliche Kündigung vorbehalten bleibt. Die Stadt ist in 37 Bezirke eingetheilt: der Vereinsarzt muss in dem ihm zugewiesenen Bezirke seine Wohnung haben. Kranken, welche sich den Anordnungen der Aerzte nicht fügen, kann auf Antrag des Arztes in wiederholtem Falle freie Behandlung und Krankengeld entzogen werden.

Bei vorkommenden plötzlichen Erkrankungen haben die Vereinsmitglieder das Recht, sich der Hilfe eines jeden Arztes zuerst zu bedienen, jedoch muss darüber sofort Anzeige bei dem Vereinsarzt gemacht werden. Auf Bescheinigung der Dringlichkeit des Falles und der Angemessenheit des Preises durch den Vereinsarzt zahlt der Verein das Honorar an den fremden Arzt.

Die Vereinsärzte beziehen vierteljährlich postnumerando ihr Gehalt, welches zwischen 250 und 300 Thaler jährlich variirt; ausserdem erhalten sie nach Massgabe des Umfanges ihrer Thätigkeit am Schluss des Jahres als Ergänzungsgehalt Gratificationen von 25 bis 100 Thaler.

Sobald die Anstellung eines Vereinsarztes erforderlich ist, erlässt der Vorsitzende des Gewerks-Kranken-Vereins eine Bekanntmachung zur Meldung der auf die Stelle reflektirenden Aerzte in drei der gelesensten Zeitungen.

Die etwaigen Meldungen geschehen schriftlich zu Händen des Vorsitzenden; den zum Verein gehörenden Kassen-Vorständen, sowie den bereits angestellten Vereinsärzten steht es frei, geeignete Persönlichkeiten in Vorschlag zu bringen.

Die Wahl geschieht durch die Comité-Mitglieder nach absoluter Stimmenmehrheit.

Die Aerzte übernehmen die Verpflichtung, jeden sich als Mitglied des Vereins legitimirenden Fabrikarbeiter und Gesellen zu untersuchen und gewissenhaft und liebreich zu behandeln. Jeder Arzt muss täglich Sprechstunden halten, und solche Kranke, welche nicht ausgehen können, in ihren Behausungen besuchen.

Nicht alle dem Verein angehörigen Krankenkassen verabreichen freie Arznei und werden die betreffenden Bestimmungen von dem Comité den Aerzten mitgetheilt. Die Anweisungen von Bädern etc. werden, wie die Recepte, auf gestempelten Blättern niedergeschrieben, doch bedürfen erstere einer Gegenstempelung durch den Kassen-Vorstand.

Die Hauskranken erhalten wöchentlich eine Unterstützung in baarem Gelde auf Grund eines vom Arzte unterzeichneten Krankenscheins. Zum Krankenhause dürfen nur solche Kranke befördert werden, wo ungünstige häusliche Verhältnisse etc. dies dringend erforderlich machen; doch steht, auch wenn dies vom Arzt nicht verlangt wird, dem Kassen-Vorstand das Recht zu, den Kranken zur Heilung einem Krankenhaus zu überweisen.

Als Vereins-Aerzte fungiren z. Z. Dr. Wohl, Dr. Marheinecke, Dr. Woznitzka, Sanitäts-Rath Dr. Bührig, Dr. Mahlo, Dr. Wilde, Geh. San.-Rath Dr. Lohde, Dr. Becher, Sanitäts-Rath Dr. Rintel, Dr. Puchstein, Dr. Fischer, Dr. Schnorr, Dr. Marotsky, Dr. Hahn, Dr. L. Meyer, San.-Rath Dr. J. Meyer, Geh. San.-Rath Dr.

Simonsohn, San.-Rath Dr. Prietsch, Dr. Ehrenhaus, Dr. Brämer, San.-Rath Dr. Nagel, Dr. Paalzow, Dr. Tunkel, Dr. Thun, Dr. Krüger, Dr. Kretschmer, Dr. Plessner, Dr. Witte, Dr. Horneffer, Dr. Klockmann, Sanit.-Rath Dr. Hauck, Dr. Alt, Dr. Retslag, Dr. von Sobbe, Dr. Francke, Dr. Mendel; als angestellter Augenarzt Dr. Brecht. Für Friedrichsfelde fungirt als Gewerksarzt Dr. S. Simonsohn.

Von den Genannten sind Gewerks-Kranke aus dem eigenen, sowie auch auf Zuweisung der betreffenden Aerzte aus anderen Revieren in eine specielle Behandlung zu nehmen bereit: Dr. Hahn: äusserlich Kranke und Augenkranke, Dr. Ehrenhaus: Halskranke, Dr. Krüger: Brustkranke, Dr. Mendel: Gehirn- und Nervenkranke.

Ausserdem haben sich zu unentgeltlicher Behandlung von Gewerks-Kranken erboten die Specialärzte: für Augenkranke Dr. Hirschberg und Dr. Caspar; für Gehörkranke Professor Dr. Lucae; für elektrische Behandlung Dr. Hitzig, Dr. Eulenburg, Dr. Spiro und Dr. Blaschko; für äusserlich Kranke Dr. Küster; für Hautkranke Dr. Hofmann; für Brust- und Unterleibskranke Dr. Joseph.

Oeffentliche Krankenhäuser.

In Betreff der Zahl und Grösse, sowie der Einrichtungen seiner Krankenhäuser steht Berlin hinter den anderen Europäischen Hauptstädten keineswegs zurück, obgleich hier nicht wie in den katholischen Ländern die der eigentlichen Krankenpflege gewidmeten Anstalten Klöstern und geistlichen Orden ihren Ursprung verdanken, vielmehr alle erst in verhältnissmässig neuerer Zeit als Eigenthum des Staates und der Stadt, sowie als Königliche oder private Stiftungen entstanden sind.

Abgesehen von dem Charité-Krankenhaus, dessen wir wegen seiner Bedeutung für den medicinischen Unterricht bereits Seite 71 ff. Erwähnung thaten und von den kleineren Anstalten, deren wir im vorhergehenden Capitel gedachten, zählt Berlin gegenwärtig 10 grössere öffentliche Krankenhäuser, nämlich:

1. Das Diakonissenhaus Bethanien, am Mariannenplatz.

Vom König Friedrich Wilhelm IV. im Jahre 1845 begründet, mit einem Kostenaufwand von etwa 600,000 Thlr. erbaut und am 10. October 1847 eröffnet, hat Bethanien die Bestimmung, Mutterhaus für evangelische Diakonissen zu sein, und dieselben in Diensten der Barmherzigkeit, besonders aber in der Krankenpflege auszubilden und zu üben. Unter dem Protektorat der Königin-Wittwe Elisabeth ist für die Anstalt ein eigenes Curatorium eingesetzt; Mitglieder desselben sind: der Geh. Ober-Regierungs-Rath Schede, Hof-Prediger von Hengstenberg, Präsident Gamet, Generalstabsarzt Dr. Grimm, Geh. Medic.-Rath Dr. Quincke, Frau Geh. Räthin Stahl, Frau Gräfin von Egloffstein, Frau Generalin von Walsleben. Als Mitglieder mit nur berathender Stimme gehören dem Curatorium ferner an: die Oberin, der Pastor und die beiden dirigirenden Aerzte. Die Stelle eines Vorsitzenden im Curatorium ist z. Z. unbesetzt. Als Ober-Aufsichts-Behörde fungirt der evangelische Ober-Kirchenrath. Die Direktion der Anstalt verwaltet die von dem Curatorium berufene Oberin (Luise Kirsch, geb v. Gerlach); alle sonstigen Beamten werden gleichfalls vom Curatorium erwählt und von dem Ober-Kirchenrath resp. von dem Consistorium der Provinz Brandenburg bestätigt. Das Curatorium stellt den Jahres-Etat fest, revidirt die Rechnungen und ertheilt die Decharge.

Der Oberin zur Seite stehen rathend und helfend der Geistliche und der Oberarzt, sowie eine Stellvertreterin (Probemeisterin) und 2—4 ältere Diakonissen. Die Oberin soll als eine Mutter im Hause walten und wird deshalb auch so von den Schwestern genannt.

Betreffs der Aufnahme zum Diakonissen-Amt gilt im allgemeinen, dass nur evangelische Jungfrauen und Wittwen von kräftiger Gesundheit, welche das 18. Lebensjahr zurückgelegt und das 36. nicht überschritten haben, angenommen werden. Die Probepflegerinnen kommen aus allen Ständen. Die Vorbereitung umfasst mindestens 3 Jahre. Die Ausbildung in der Krankenpflege wird durch den Umfang und die besonderen Verhältnisse der Heilanstalt sehr begünstigt und die Gewandtheit und Sicherheit in der Pflege chirurgischer Kranken besonders gefördert. Die Schwestern erhalten Alles, was sie bedürfen, niemals jedoch Lohn. Können sie nicht mehr arbeiten, bietet ihnen die Anstalt selber eine Zuflucht. Im dritten Jahre erhält jede Schwester einen 4—5 wöchentlichen Urlaub zu einer Erholungsreise, zu Eltern oder Verwandten, resp. auch nach Heringsdorf, wo das Mutterhaus ein freundliches Asyl „Königsgabe" besitzt. Die Zahl der Schwestern beträgt z. Z. 178; von ihnen befinden sich mehr als 100 auf auswärtigen Stationen. An letzteren hat Bethanien jetzt 31, meistentheils Krankenhäuser, nämlich 23, darunter 8 städtische, 2 Siechenhäuser, 2 Waisen-Anstalten, 1 Asyl für entlassene weibliche Strafgefangene etc. Ausserdem üben die Kranken- und Armenpflege in den Gemeinden und zwar in Peterswaldau, Görlitz und Magdeburg Diakonissen vom Mutterhause Bethanien aus.

Das Capital-Vermögen der Anstalt beträgt etwas über 450,000 Thaler.

Die mit Bethanien verbundene Heilanstalt wird in technischer Beziehung von den Oberärzten Dr. Goldtammer und Geh. San.-Rath Dr. Wilms geleitet; ersterer ist gleichzeitig dirigirender Arzt der inneren, letzterer dirigirender Arzt der äusseren Abtheilung. Auf beiden Abtheilungen fungiren 4 Assistenzärzte (gegenwärtig Dr. Bartels, Dr.

Langenbuch, Dr. Dütsch und Dr. Dellhaes), welche von den Oberärzten erwählt werden.

Anfänglich auf 350 Betten berechnet, musste die Anstalt in Folge der durch Ueberfüllung entstehenden ungünstigen Salubritäts-Verhältnisse die Belegung um so mehr auf 230 bis 240 Betten beschränken, als meist nur schwere Fälle zur Aufnahme kommen.

Von letzterer ausgeschlossen sind Geisteskranke und die an Pocken, Syphilis, Krätze, Epilepsie oder an unheilbaren Krankheiten Leidenden.

Die Verpflegungssätze betragen, je nach den drei verschiedenen Verpflegungsklassen: 17½, 30 und 60 Silbergr. pro Tag.

Die Krankenpflege geschieht durch Diakonissen, denen auf der Männer-Abtheilung Krankenwärter zugegeben sind. Die Dispensir-Anstalt des Hauses wird von 2 als Apothekerinnen geprüften Diakonissen verwaltet.

Alle Einrichtungen der Anstalt sind als mustergiltig zu betrachten. Die Krankenzimmer haben durchweg Oelfarbenanstrich; Reservezimmer zum Wechseln sind auf jeder Station vorhanden, auch fehlt es nicht an einem geräumigen und hellen Operationssaal für die äussere Abtheilung. Ueberall herrscht Ordnung und Sauberkeit. Die Wirthschaftsräume sind zweckmässig und ihre Einrichtungen bequem und praktisch. Ein grosser wohlangelegter Garten umgiebt das Krankenhaus. In demselben befindet sich eine Meierei mit eigener Milchwirthschaft, sowie die Leichenkapelle nebst Sektionszimmer. Grosse Sorgfalt ist auch auf die Anlage der Closets und der Abzugcanäle verwendet und werden dieselben fortlaufend desinficirt. Insgesammt bedeckt die Anstalt einen Flächenraum von nahezu 28 Morgen.

Ausser einem Vertrage mit der Stadt, der die Anstalt zur Aufnahme von 100 armen Kranken auf Kosten der Commune verpflichtet und einem viel benutzten Gesinde-Abonnement, welches der Herrschaft gegen einen jährlichen Beitrag von 3 Thalern für jeden Dienstboten kostenfreie Aufnahme derselben in Erkrankungsfällen sichert, hat das Haus eine Anzahl von Freibetten, deren Belegung, soweit sie nicht von den Stiftern geschieht, der Oberin zusteht.

Die ersten 20 sind von dem König Friedrich Wilhelm IV. gegründet, welchem Vorbilde andere Wohlthäter folgten, so dass das Haus jetzt über 55 mit Capital fundirte Freistellen disponirt. Dieselben kommen häufig auch auswärtigen Kranken zu Nutze.

Seit dem Bestehen der Anstalt sind in derselben mehr als 40,000 Kranken verpflegt. Nach dem Verwaltungsbericht für das Jahr 1871 hatte das Krankenhaus ult. 1870 einen Bestand von 211 Kranken; neu aufgenommen wurden 1871: 2498, im Ganzen wurden somit verpflegt: 2709 mit 84,879 Verpflegungstagen, davon 14,736 frei. Der durchschnittlich tägliche Krankenbestand betrug 232, der der Frei-Verpflegten 40.

Unter den Kranken waren 2543 Evangelische, 142 Katholische, 1 Mennonit, 2 Baptisten und 21 Juden.

Es sind geheilt und gebessert entlassen 1915, ungeheilt 174, gestorben 385; davon 102 in den ersten 48 Stunden nach der Aufnahme und 37 Kinder unter 2 Jahren. Ultimo 1871 verblieb ein Bestand von 235 Kranken.

Die Gesundheitsverhältnisse in beiden Abtheilungen (für innere und äussere Krankheiten) können gegenwärtig als befriedigende bezeichnet werden.

Eine Baracke mit 24 Betten für Erwachsene, 4 Betten für Kinder und einem kleinen Isolirzimmer ist mit einem

Kostenaufwand von 17,000 Thalern errichtet, ein Desinfektionsapparat mit Dampfheizung hergestellt. In der Kinder-Station wie auch in der Baracke befinden sich Ventilations-Oefen, die zwar an sich (ein jeder kostet etwa 400 Thaler) und Betreffs des Verbrauchs an Brennmaterial (circa 100 Thlr. pro Winter) kostspielig, jedoch auch ausserordentlich wirksam sind.

Auch ein Krankenzelt mit 6 Lagerstätten ist während der günstigen Jahreszeit im Garten aufgestellt.

Hospital-Krankheiten (an denen 1869: 166 erkrankten und 77 starben) kamen im Jahre 1871 nur 102 Mal mit 26 Todesfällen vor. Es wurden beobachtet: Erisypelas 71, Wund-Diphtheritis 6, Hospital-Brand 6, Pyaemie 19 Mal.

Auf der inneren Abtheilung verstarben von 212 Typhus-Kranken 22.

Die ausgezeichnete Persönlichkeit des dirigirenden Arztes der äusseren Abtheilung hat den Ruf Bethaniens weit verbreitet, und von jeher besonders viel chirurgische Fälle der Anstalt zugeführt. Im Jahre 1871 wurden Operationen verrichtet:

23 Amputationen (gestorben 8).
32 Resectionen (gest. 5).
1 Oper. pseudarthroseos.
16 Ligaturen der Gefässe (gest. 1),
 13 Mal in der Wunde,
 3 Mal in der Continuität.
37 Tracheotomieen (gest. 29),
 2 Mal bei Erwachsenen,
 35 Mal bei Kindern.
23 Herniotomieen (gest. 13).
11 Operationen der Fistula und Fissura ani.
6 Operationen der Hämorrhoiden (gest. 1).

3 Operationen der Blasenscheidenfistel (gest. 1).
6 Episiorraphie.
3 Urethrotomia extern. (gest. 3).
3 Castratio (gest. 1).
1 Lithotripsie.
10 Operationen der Hydrocele,
 1 durch Schnitt,
 9 durch Punktion und Jod-Injekt.
97 Operationen von Neoplasmen (gest. 7),
 17 durch Cauterisation,
 80 durch Exstirpation.
3 Paracentes. thoracis (gest. 3).
8 Paracentes. hydrovarii (gest. 1).
3 Operationen von Fisteln.
2 Operationen von Phimos.
13 forcirte Streckungen.
17 Tenotomieen und Myotomieen.
18 Operationen der Hasenscharte (gest. 2).
2 Cheiloplastik.
2 Operationen der Kothfistel.
Insgesammt 340 Operationen mit 75 Todesfällen.

2. Das katholische oder St. Hedwig's-Krankenhaus und das St. Hedwig's-Hospital,

Grosse Hamburgerstrasse No. 10.

Von vier Ordensschwestern des h. Carl Borromäus wurde im Jahre 1846 hierselbst in der Kaiserstrasse ein klösterliches Institut eröffnet, welches anfänglich dem Bischof von Nancy, seit 1849 einem deutschen Mutterhaus in Trier untergeordnet, und so bescheiden die erste Anlage auch erschien, dennoch für die Aufnahme von etwa 50 Kranken eingerichtet war. Am 20. October 1851 fand die Grundsteinlegung zu dem neuen Gebäude in der Hamburgerstrasse statt, welches mit einem Kostenaufwand von 140,000 Thalern errichtet, am 11. September 1854 eröffnet und auf 260 Betten eingerichtet wurde. Durch Ankauf angrenzender Grundstücke erweiterte sich die Anstalt mehr und mehr und erblühte unter der Leitung der Oberin Marie Angélique Eschweiler, welche seit nunmehr 18 Jahren ihr Amt auf das Trefflichste verwaltet. Das 8 Morgen grosse Terrain umfasst ausser den Baulichkeiten des Klosters und Krankenhauses eine hübsche Capelle, Amtswohnungen für die Aerzte, ausgedehnte Wirthschaftsräume (Bäckerei, Kuhstall, Waschhaus etc.), weite Gartenanlagen, sowie ein eigenes Gebäude für 36 Hospitaliten, Männer und Frauen, welche Seitens des Kirchen-Collegiums der katholischen Kirche Freistellen erhalten, resp. von der städtischen Armen-Direktion für eine monatliche Pension von 5 Thalern in dem Hospital untergebracht sind.

Die Oberaufsicht über das St. Hedwig's-Krankenhaus und die Zweiganstalt führt ein Comité, in welchem sich u. A. der Probst Herzog, der Geh. Rath Stive, Legationsrath von Köhler etc. als Mitglieder befinden.

Zwei Oberärzte Dr. Vollmar und Dr. Schmidt sind, der eine für die innere, der andere für die äussere Abtheilung angestellt und wohnen in einem Nebenhause der Anstalt; zwei Assistenzärzte sind unter ihnen thätig und wechseln alle zwei Jahre. Für die Krankenpflege sorgen 26 Schwestern, von denen zwei, welche die Prüfung als Apothekerinnen abgelegt haben, die eigene Dispensiranstalt des Hauses verwalten.

Mit Ausnahme von Geisteskranken und solchen, welche an Syphilis, Krätze, Pocken, Cholera oder an besonders langwierigen, unheilbaren Krankheiten leiden, werden äusserlich wie innerlich Kranke jeder Confession auf Grund eines ärztlichen Attestes aufgenommen, wenn sie entweder die Kurkosten auf einen Monat vorausbezahlen, oder auf Anweisung einer Kranken-Kasse der Armen-Commission oder der Polizei zur Anstalt kommen. Verunglückte und alle diejenigen, deren Zustand die Zurückweisung ohne Gefährdung nicht gestattet, finden ohne Weiteres Aufnahme. Auch vergiebt die Oberin nach eigener Wahl Freistellen, deren z. Z. meist 10—12 besetzt sind.

Die Verpflegungskosten betragen, je nach der Klasse, für Kinder unter 8 Jahren 10 Sgr., für Kinder von 8—14 Jahren 12½ Sgr, für Erwachsene 17½ Sgr., 1 Thlr. und 1 Thlr. 20 Sgr. pro Tag.

Die Anstalt, deren Gesammt-Ausgaben jährlich etwa 60,000 Thlr. betragen, besteht durch sich selbst und durch milde Beiträge. Es ist bei derselben auch ein Abonnement für Dienstboten unter denselben Bedingungen, wie in Bethanien eingerichtet.

Im Jahre 1871 wurden in dem St. Hedwig's-Krankenhause verpflegt: 3433 Kranke: davon verstarben 330, geheilt entlassen wurden 2843, verblieben ult. 1871: 260.

Unter den Kranken befanden sich 2571 Männer und 862 Frauen; von ihnen waren

Katholiken:	1034,
Protestanten:	2378,
Juden:	19,
Muhamedaner:	2.

Freie Verpflegung genossen:
126 Katholiken, 36 Protestanten und 2 Juden.

3. Das Elisabeth-Krankenhaus, Lützowstrasse 24. 25.

Am 16. November 1833 trat, veranlasst durch Joh. Evangelista Gossner, Pastor an der Böhmischen Kirche, ein Frauen-Kranken-Verein hierselbst zusammen, welcher zum Zweck hatte, in allen Theilen der Stadt kranken weiblichen Personen freie Pflege, Kur, Arznei und Beköstigung, theils in ihren Wohnungen, theils auch in einigen zur Aufnahme von 10 bis 12 Kranken in der damaligen Hirschelstrasse gemietheten Zimmern, seit 1836 jedoch in dem von dem Verein mit Hilfe eines Königlichen Zuschusses von 6000 Thalern angekauften eigenen Hause, Potsdamer-Strasse No. 31, zu gewähren. Das betreffende Grundstück, von einem grossen Garten umgeben, zeigte sich auch hinsichtlich der Baulichkeiten zweckentsprechend, bot Raum für 30—40 Kranke und kostete 20,000 Thaler.

Die Mitglieder des Vereins, um welchen sich Ihre Majest. die verwittwete Königin Elisabeth und die verstorbene Prinzessin Wilhelm besondere Verdienste erwarben, thaten persönliche Dienstleistungen bei den Kranken und zahlten Beiträge. Vom 1. October 1839 bis 31. December 1840 wurden Seitens des Vereins 1200 Kranke in ihren Behausungen besucht, versorgt und gepflegt; von ihnen kamen 352 in das neuerrichtete Krankenhaus, und während im ersten Jahre seines Bestehens der Verein nur eine Total-Einnahme von 503 Thlrn. erzielte, betrug dieselbe 1840: 14,385 Thlr.

Im Jahre 1839 wurde das Krankenhaus durch einen Anbau erweitert; zählte nunmehr 80 Betten, von denen durchschnittlich meist 60 besetzt waren und gehörte seiner Zeit bereits zu den besten Anstalten Berlins.

Aufnahme fanden unentgeltlich arme kranke Frauen und Jungfrauen. Gegen Zahlung Seitens der Herrschaft auch erkrankte weibliche Dienstboten.

Das rasche Emporblühen des Stadttheils, in welchem das Elisabeth-Krankenhaus (es führt den Namen nach der barmherzigen Landgräfin Elisabeth von Thüringen, † 1231) belegen ist, spiegelte sich ab auch in den ferneren Wandlungen der Anstalt.

Abermals stellte sich binnen Kurzem das Bedürfniss einer Vergrösserung heraus, und da ausserdem die Räume im alten Hause den gesteigerten Ansprüchen der Neuzeit nicht mehr entsprachen, wurde am 24. October 1865 der Grundstein zu einem grossartigen Neubau gelegt und derselbe bereits im Juli 1867 mit einem Kostenaufwand von 111,119 Thalern nach den Plänen des Geh. Ober-Bau-Rath Hesse durch den Baumeister Rönisch vollendet.

In seiner nunmehrigen Gestaltung nimmt das Elisabeth-Krankenhaus unzweifelhaft einen hervorragenden Platz unter den Krankenanstalten Berlins ein. Freundliche helle Krankenräume, gute Ventilations- und Heiz-Vorrichtungen, luftige Corridore, dazu die wohlgepflegten Gartenanlagen, welche die Anstalt umgeben, sind Vorzüge, wie sie selten in solcher Vortrefflichkeit zusammen sich vorfinden, zumal in einem so stark bevölkerten Stadttheile.

Es kann unter solchen Umständen nicht Wunder nehmen, dass die Frequenz des Krankenhauses sich äusserst schnell steigerte, so dass, trotzdem von der unentgeltlichen Verpflegung Abstand genommen werden musste, während im Jahre 1867 nur 456 Kranke verpflegt wurden, die Zahl derselben 1871: 1014 betrug.

Die Kranken werden in drei verschiedenen Verpflegungsklassen à 50, 25 und 17½ Thlr. pro Monat verpflegt: auch ist ein Dienstboten-Abonnement, à 3 Thlr. jährlich, eingerichtet und viel benutzt.

Die Krankenpflege wurde, wie oben erwähnt, ursprünglich durch Mitglieder des Vereins ausgeübt. Bei Begründung des eigenen Hauses hatte jedoch der Prediger Gossner bereits eine Schwesterschaft begründet, an deren Spitze eine Oberin gestellt wurde und deren Mitglieder christliche Jungfrauen aus den verschiedensten Lebensstellungen in der Anstalt selbst in allen den Beruf der Krankenwartung betreffenden Dingen Unterweisung erhielten, um alsdann die Krankenpflege, den Haushalt und nach bestandener Prüfung die Apotheke zu verwalten.

Mit der Vergrösserung der Anstalt entwickelte und erweiterte sich das Institut dieser Schwesterschaft und nahm schliesslich das Elisabeth-Krankenhaus, wie schon zuvor den Charakter, so im Jahre 1863 auch den Namen eines Diakonissen-Mutterhauses an; unterhält zur Zeit auch auswärts einige Filiale und übt, zwar in nur beschränktem Maasse, ausserhalb des Hauses die Krankenpflege in der Gemeinde. Im Ganzen zählt die Anstalt etwas über 40 Diakonissen. Oberin ist seit 1867 Gräfin Anna von Arnim-Blumberg. Als Oberarzt fungirt z. Z. der Geh. San.-Rath Dr. Hofmeier, der bereits seit mehr als 25 Jahren an dem Krankenhause wirkt; das Amt eines dirigirenden Arztes ruht in den bewährten Händen des Dr. Otto Lehnerdt, welcher seit 1866 als zweiter Arzt bei der Anstalt angestellt ist. Zwei Assistenzärzte stehen ihm zur Seite.

Vorsitzender des Vorstandes des Frauen-Kranken-Vereins und des Curatoriums des Elisabeth-Krankenhauses ist der General-Superintendent Dr. Büchsel.

Die Einnahmen der Anstalt aus Beiträgen und Pflegegeldern betrug 1871: 38,529 Thlr.; die Ausgabe beziffert sich auf 38,332 Thlr.

Eine abermalige Vergrösserung der Anstalt ist in Angriff genommen und ist der dazu erforderliche Anbau auf etwa 30,000 Thlr. veranschlagt.

4. Das Lazarus-Krankenhaus, Bernauerstrasse 115. 116.

Im Jahre 1865 begründete der Pastor Boegehold von der St. Elisabeth-Kirche mit Hilfe milder Beiträge ein kleines Krankenhaus, welches mit einer Capelle verbunden, Raum für 10 Kranke bot und die Bestimmung hatte, vorzüglich armen Mitgliedern der Gemeinde, welche an unheilbaren Krankheiten litten, unentgeltliche Aufnahme und Verpflegung zu gewähren. Da ein grösseres Krankenhaus in jener Gegend sich immer mehr als dringendes Bedürfniss fühlbar machte, nahm der Begründer Bedacht, die Anstalt entsprechend zu erweitern, und es gelang ihm, ohne jede staatliche Beihilfe, im Jahre 1867 einen Neubau beginnen zu können, welcher am 15. Mai 1870 eröffnet wurde und Raum für mindestens 100 Kranke bietet.

Die Gesammtkosten für Bau und Einrichtung betrugen über 90,000 Thlr. Mit der Erweiterung verwandelte sich die Anstalt in ein Diakonissen-Mutterhaus. Augenblicklich üben 30 Schwestern die Krankenpflege aus. Die Aufsicht führt, unter dem Vorsitz des Begründers, ein Vorstand aus 5 Mitgliedern bestehend.

Bei der grössten Einfachheit, die sich in Anlage und Einrichtung des Hauses bemerklich macht, ist dennoch der

Salubrität gebührend Rechnung getragen, und sind die Heiz- und Ventilations-Vorkehrungen in hohem Grade zu loben.

Im Lazarus-Krankenhaus finden Kranke jeden Alters, nur unter denselben Beschränkungen, wie in den meisten anderen Krankenhäusern, Aufnahme; jedoch werden in demselben auch Unheilbare verpflegt und gehören durchschnittlich 40 % des Bestandes an Kranken der letzteren Kategorie an. Der Verpflegungssatz beträgt per Kopf und Tag 17½ Sgr., 1 Thlr. und 2 Thlr. Für Kinder unter 14 Jahren beträgt derselbe 10 Sgr. Kinder unter 2 Jahren werden nicht aufgenommen. Für Pfleglinge der Anstalt, für welche die Armen-Direktion einem neuerdings getroffenen Abkommen gemäss zahlt, beträgt der Verpflegungssatz nur 12½ Sgr. per Tag. Einige Freistellen vergiebt der Vorstand; auch sind 6 durch Familien-Vereine fundirte Freibetten vorhanden. Wie in den vorerwähnten Anstalten ist auch im Lazarus-Krankenhaus ein Dienstmädchen-Abonnement eingerichtet.

Dirigirender Hausarzt ist der Sanit.-Rath Dr. Reinke. Ein Assistenzarzt (z. Z. Dr. Wollermann) wohnt in der Anstalt.

Die Anstalt besteht durch sich selbst und durch fortlaufend zu erhebende freiwillige Beiträge. Dieselbe entsendet auch einzelne ihrer Diakonissen zur Privat-Kranken-Pflege in die Stadt und nach auswärtigen Stationen.

Im ersten Jahre ihres Bestehens wurden in der Anstalt 56 Kranke behandelt, im zweiten 57, im dritten 35, im vierten (1870), nachdem die Eröffnung des Neubaues am 16. Mai stattgefunden hatte 404 (darunter 253 Soldaten), im fünften Jahre (1871) endlich 661.

Auch eine chirurgische Poliklinik wird durch den dirigirenden Arzt im Krankenhause abgehalten.

5. Das Augusta-Hospital.
Scharnhorststrasse am Invaliden-Park.

Unter dem Protektorat Ihrer Majestät der Kaiserin bildete sich im Jahre 1866 hierselbst ein Frauen-Lazareth-Verein, welcher während des Krieges die Militair-Verwaltung in der Pflege verwundeter und erkrankter Krieger unterstützte, nach Eintritt des Friedens jedoch bestehen blieb, um „durch Ausbildung freiwilliger und bezahlter Krankenpflegerinnen, durch Sammlung von Erfahrungen und Nachrichten über Verbesserungen auf dem Gebiete der Lazareth-Einrichtung und Lazareth-Verwaltung, endlich durch Bereithaltung von Geldmitteln, sich auf die Thätigkeit vorzubereiten, die ein Kriegsfall nothwendig mache, und der Krankenpflege überhaupt dauernd förderlich zu sein."

Im Anschlusse an den internationalen Genfer- und den Preussischen Verein zur Pflege verwundeter und erkrankter Krieger führt auch der Frauen-Lazareth-Verein als Abzeichen das rothe Kreuz im weissen Felde.

Mitglieder des Vereins sind Diejenigen, welche einen Jahresbeitrag von mindestens 2 Thalern zahlen, oder von der Allerhöchsten Protektorin wegen ihrer Thätigkeit für Vereinszwecke zu Mitgliedern ernannt werden.

Den Vorstand bilden unter dem Vorsitz der Freifrau von Patow zwölf Damen und fünf Herren, welche auf je zwei Jahre gewählt und von Ihrer Majestät ernannt werden. Technischer Direktor ist der Geh. Reg.-Rath Dr. Esse.

Der Verein errichtete im Jahre 1866 in der Köpnicker-Strasse No. 169 ein Reserve-Lazareth, in welchem er auf seine Kosten Verwundete verpflegte, und traf nach Auflösung desselben ein Abkommen mit der Charité, demzufolge in der letzteren auf seine Rechnung Personen im Kranken-Wartdienst ausgebildet wurden, und den Mitgliedern sich die Möglichkeit eröffnete, die Krankenpflege praktisch zu üben. Um jedoch dem so ausgebildeten Personal zu einer dauernden Pflege von Kranken Gelegenheit zu bieten, so begründete, zumal da bei der rasch sich mehrenden Bevölkerung der Stadt Berlin die vorhandenen Kranken-Anstalten für das Bedürfniss schon längst nicht mehr ausreichend erschienen, der Verein, hauptsächlich auf Anregung seiner erlauchten Beschützerin, ein eigenes Krankenhaus auf dem von Ihrer Majestät der Kaiserin geschenkten Grundstück im nördlichen Theil des Invalidenparks. Das Unternehmen fand allseitig ungetheilten Beifall und rasche Förderung durch reichlich zufliessende Beiträge. Der Bau-Inspektor Blankenstein führte unter Leitung des Geh. Reg.-Rath Dr. Esse den Bau, welcher dem Baracken-System angehört und schon jetzt durch die Erfolge dargelegt hat, einen wie grossen Fortschritt dies System auf dem Gebiet des Krankenhauswesens darstellt. An ein massives Mittelgebäude, aus Kellergeschoss und 2 Etagen bestehend, schliessen sich 2 Baracken-Lazarethe durch Uebergänge an, welche letzteren selber durch Verdoppelung der Dachflächen, Verstärkung der Fensterbrüstungen, Herstellung von Luftschichten und Rolljalousien an allen Fenstern zu heizbaren Baracken-Lazarethen gemacht sind. Auch zwei Pavillon-Baracken für 16 Kranke, Geschenk eines besonderen Frauen-Vereins, und zwei auf Kosten des Commerzienraths Gerson errichtete Zelt-Lazarethe für je zwei Kranke, eigenthümlich doch höchst zweckmässig construirt, fehlen nicht.

Im Kellergeschoss des Oekonomie-Gebäudes befinden sich die Speise- und Waschküche mit Einrichtungen versehen, welche die Ausdünstungen für die in den oberen Etagen befindlichen Räume unschädlich machen. In der Parterre-Etage sind 2 grössere und 4 kleinere Zimmer, theils zur Aufnahme von Kranken, theils zum Aufenthalt des Aufsicht-Personals, sowie für die Dispensir-Anstalt hergerichtet; ebendaselbst ist auch das reichgeschmückte Conferenzzimmer für den Vorstand des Vereins. Die kleine Capelle für die Hausandachten ist durch die Munificenz der Kaiserin auf das Geschmackvollste decorirt. Badezimmer und sonstige für die Krankenpflege erforderliche Einrichtungen finden sich in allen Etagen vor. Der Bodenraum birgt die Reservoire für kaltes und warmes Wasser; letzteres wird durch die im Souterrain belegene Cylinder-Feuerung hergestellt.

Die ganze Composition der Baulichkeiten, wie sie hier nach den eigensten Ideen des Geh. Reg.-Rathes Dr. Esse ausgeführt ist, stellt eine Musteranstalt in jeder Hinsicht dar, wie sie zweckentsprechender und freundlicher, zugleich aber auch eleganter und zierlicher kaum gedacht werden kann.

Am 27. December 1869 erfolgte die feierliche Eröffnung der neuen Anstalt, welche nunmehr den Namen: „Augusta-Hospital" erhielt, und am 6. April 1870 wurde die erste Kranke recipirt.

Das Hospital hat mehr als 90 Betten. Herstellung und Einrichtung desselben kostete, abgesehen von den reichen Geschenken Ihrer Majestät etc., incl. des gesammten Inventars über 60,000 Thaler. Seit seinem Bestehen verpflegte das Augusta-Hospital im Jahre 1870: 195; 1871: 240; 1872 bis October: 397 Kranke. In den beiden ersten Jahren befanden sich in seiner Pflege auch 66 Officiere und 184 Soldaten.

Oberin der Anstalt ist Gräfin Hedwig von Rittberg, welche sich im Jahre 1866 als ausgezeichnete Pflegerin in den Kriegslazarethen bewährte und später Gelegenheit nahm, sich in der Charité mit der Verwaltung eines Krankenhauses genauer bekannt zu machen. Neben ihr wirken im Hospital noch 4 von ihrer Majestät erwählte freiwillige Pflegerinnen als Hospital-Schwestern, ausser welchen bezahlte Wärter und Wärterinnen den Krankendienst ausüben. Augenblicklich ist man damit beschäftigt, ein neues festes Gebäude herzustellen, welches neben einigen Krankenzimmern auch Wohnungsräume für des Weiteren anzulernende freiwillige Pflegerinnen bieten soll, um das Augusta-Hospital seiner eigentlichen Bestimmung zuzuführen und es zu einer Ausbildungsanstalt für weibliche Krankenpflege zu machen.

Die Total-Ausgaben der Anstalt betragen durchschnittlich 20,000 Thlr. jährlich.

Dieselben werden durch die Beiträge der Mitglieder; durch die Zinsen des schon aufgesammelten Capital-Vermögens von etwa 54,000 Thlrn.; endlich durch die Seitens der Kranken gezahlten Kurkosten gedeckt. Es liegt in den Intentionen des Vorstandes, sobald die Jahres-Einnahmen es gestatten, das Augusta-Hospital zu einem Asyl für verschämte kranke Arme umzugestalten, welche sich ungern entschliessen, in die grossen öffentlichen Kranken-Anstalten zu gehen, und deren Mittel nicht ausreichen, so hohe Kur- und Verpflegungskosten zu zahlen, wie sie in Privat-Anstalten gefordert werden und leider auch im Augusta-Hospital unter den gegebenen Verhältnissen noch gefordert werden müssen.

In dem Hospital finden Aufnahme Personen jedes Standes und jeder Confession, welche an akuten körperlichen Krankheiten leiden. Die Aufnahme ist abhängig von der Beibringung eines ärztlichen Attestes, welches die Natur der Krankheit und die Wahrscheinlichkeit der Heilung derselben nachweist, sowie von der Vorausbezahlung der Kurkosten auf mindestens einen Monat. Erfolgt die Aufnahme auf Antrag eines Orts-Vorstandes oder einer Behörde, einer Corporation etc., so bedarf es nur des entsprechenden Reverses.

Eine gesetzliche Verpflichtung zur Aufnahme eines Kranken besteht für das Augusta-Hospital nicht; über die Zulässigkeit derselben entscheidet vielmehr allein der Vorstand. Der Kur- und Verpflegungs-Kostensatz ist z. Z. auf 20 Sgr. pro Tag und Kopf festgesetzt, wofür neben vollständiger Verpflegung ärztliche Behandlung, Arznei und erforderlichen Falles auch Anstaltskleidung gewährt wird.

Für Kranke, welche Seitens der Armen-Direktion oder von Corporationen in dem Augusta-Hospital untergebracht werden, beträgt der Verpflegungssatz 15 Sgr. pro Tag.

Dirigirender Arzt auf der inneren Abtheilung ist Stabsarzt Dr. Fräntzel, auf der äusseren Dr. Küster. Für den Assistenzarzt (z. Z. Dr. Bruberger) wird demnächst eine Wohnung im Hause hergestellt werden.

6. Das jüdische Krankenhaus, Auguststrasse 14. 15.

Bereits im Jahre 1703 trat in der hiesigen jüdischen Gemeinde die Gesellschaft der Krankenbesucher: „Bickur Cholim" zusammen, deren Mitglieder verpflichtet waren, erkrankte Glaubensgenossen zu besuchen und ihnen den Trost des Gebetes und freundlichen Zuspruchs zu bringen, die jedoch alsbald auch das materielle Wohl der Kranken in's Auge fassend, 1756 ein eigenes Krankenhaus in der Oranienburger Strasse errichtete und die Verwaltung desselben übernahm. Bei der Feier des hundertjährigen Bestehens dieser Gesellschaft brachte die Gemeinde ein nicht unbeträchtliches Capital zusammen, welches als Keren Hajobel (Jubelfond) dem Krankenhaus überwiesen wurde und den Grund zu dem eigenen Vermögen desselben bildete. Im Jahre 1821 ging die Anstalt in Besitz und Verwaltung der Gemeinde über. Die Bickur Cholim beschränkte sich nunmehr wieder, ihrer ursprünglichen Bestimmung gemäss, auf die rein geistige und religiöse Fürsorge für die Kranken. Die Krankenanstalt, 1862 von der Oranienburgerstrasse nach der Auguststrasse verlegt, woselbst für sie ein Neubau mit einem Kostenaufwand von 170,000 Thlrn. errichtet war, ist auf 120 Betten berechnet, eins der grössten jüdischen Krankenhäuser in Deutschland. Zur Aufnahme kommen, mit Ausschluss Unheilbarer und Pockenkranker, Kranke jeden Alters und jeder Confession, Kinder vom 2. Jahre an. Die Verpflegungssätze betragen monatlich 60, 45, 35 und 17½ Thaler. Arme werden unentgeltlich verpflegt. Ueber 12 fundirte Freistellen disponirt die Anstalt. Augenblicklicher Bestand (ult. October 1872) sind 88 Kranke, darunter 30 Christen.

Als Aerzte fungiren, für die innere Station: Professor Dr. Traube, für die äussere: Geh. Ob.-Med.-Rath Professor Dr. von Laugenbeck. Zwei Assistenzärzte (gegenwärtig Dr. M. Meyer und Dr. Lewinsky) wohnen in der Anstalt.

Die Anstalt steht unter einem eigenen Curatorium (Vorsitzender: Rentier B. Beruhard), hat eine eigene Apotheke und wird erhalten durch die Pflegegelder, die Zinsen ihres nicht unbeträchtlichen Capital-Vermögens und einen jährlichen Zuschuss Seitens der Gemeinde. Der Etat beläuft sich jährlich auf 12—14,000 Thlr.

Im Jahre 1871 sind in dem Krankenhaus 556 Kranke verpflegt worden.

In allernächster Zeit beabsichtigt man auf dem bereits angekauften Nachbar-Grundstück ein Siechenhaus zu errichten. Die Baugelder in Höhe von 60,000 Thalern sind zu diesem Zwecke bereits disponibel.

Mit dem Krankenhause ist auch eine Veranstaltung für die offene Armen-Krankenpflege in der jüdischen Gemeinde verbunden. Drei Aerzte (Geh. San.-Rath Dr. Rehfeld, Geh. San.-Rath Dr. Holstein und Dr. Goldbaum) sind Seitens der von der Gemeinde im Jahre 1837 eingesetzten Armen-Commission als Armenärzte angestellt.

Die von denselben für Arme der Gemeinde verordneten Arzneien werden unentgeltlich aus der Dispensir-Anstalt des Krankenhauses geliefert, resp. von dem letzteren in den städtischen Apotheken bezahlt.

7. Das französische Krankenhaus: darüber das Nähere im nächsten Abschnitt bei Besprechung des Hospice français.

8. Das Elisabeth-Kinder-Hospital, Pionierstrasse 7a.

Die unter dem Protektorat Ihrer Maj. der verwittweten Königin Elisabeth stehende Anstalt ist im Jahre 1842 begründet. Sie ist Eigenthum des Vereins zur Beförderung der Klein-Kinder-Bewahranstalten, von demselben mit Hilfe freiwilliger Beiträge und eines Gnadengeschenkes der Königin-Wittwe, im Betrage von 3000 Thlrn., für 15,000 Thlr. erbaut und wird durch die fortlaufenden Beiträge der Vereins-Mitglieder, sowie durch die Pflegegelder erhalten. Die Anstalt verpflegt 40 bis 60 kranke Kinder im Alter von 2—9 Jahren, theils unentgeltlich, theils für ein geringes Pflegegeld. Seitens der Armen-Direktion sind meist 12 Kinder für monatlich je 5 Thlr. im Hospital untergebracht.

Eine Wirthschafterin und 7 Pflegerinnen verwalten die Hausgeschäfte und bewirken die Krankenpflege. Ein eigenes Curatorium, an dessen Spitze seit Begründung der Anstalt der General a. D. von Webern steht, führt die Aufsicht.

Zur Aufnahme kommen Kinder von 2—9 Jahren, mit Ausnahme derjenigen, welche an ansteckenden Krankheiten leiden. Zur Zeit hat die Anstalt einen Bestand von 43 Kranken, meist an Scrophulosis und Rhachitis leidenden Kindern.

Anstaltsarzt ist der Sanitätsrath Dr. Klaatsch, grössere Operationen verrichtet der Geh. San.-Rath Dr. Wilms.

Am Schlusse des Jahres 1870 befanden sich in der Anstalt: 38 Kinder: aufgenommen wurden im Laufe des Jahres 70; es wurden somit verpflegt im Jahre 1871: 108. Davon starben 10, wurden geheilt 50, gebessert 7, ungeheilt entlassen 2, verblieben in Behandlung 39.

Die Gesammt-Einnahmen im Jahre 1871 beliefen sich auf 6043 Thlr. 7 Sgr. 1 Pf., die Gesammt-Ausgaben auf 5655 Thlr. 22 Sgr. 2 Pf.

9. Das städtische Baracken-Lazareth in Moabit, Thurmstrasse No. 35. 36.

Die Anstalt ist auf städtische Kosten für 250,000 Thlr. erbaut.

Im Januar 1872 begonnen und im April ejusd. ann. bereits vollendet, war sie ursprünglich bestimmt, die bei etwaigem Ausbruch von Epidemieen an solchen Erkankenden aufzunehmen. Bei der Ueberfüllung der anderen Kranken-Anstalten Berlin's, namentlich auch der Charité, ist das Lazareth jedoch in den ersten Tagen des October 1872 für Kranke jeder Art, welche von anderen Anstalten zurückgewiesen werden, eröffnet worden, und wurden in der ersten Woche bereits 346 Kranke aufgenommen.

Das Lazareth besteht aus 16 einzelnen Baracken, jede zu 30—40 Betten, und bedeckt die ganze Anlage einen Flächenraum von etwa 30 Morgen. Neuerdings ist eine Erweiterung der Anstalt um 9 Baracken beschlossen und sind die Baugelder in Höhe von 63,000 Thlr. Seitens der städtischen Behörden bereits bewilligt.

Die Aufnahme-Bedingungen sind die gleichen wie auf der Charité.

Mit der Verwaltung ist der Inspektor Merke betraut und ressortirt dieselbe, wie sämmtliche städtische Krankenhaus-Angelegenheiten von einer besonderen Unter-Abtheilung der Armen-Direktion.

Als dirigirender Arzt fungirt der San.-Rath Dr. Heim in Moabit. Vorläufig zwei Assistenzärzte (z. Z. Dr. Röhle und Dr. Werner) wohnen in der Anstalt. Die Ober-Aufsicht führt der Magistrat.

10. Das städtische Pocken-Lazareth, Pallisadenstrasse 59. 60.

Für 200 Kranke eingerichtet und aus städtischen Mitteln erhalten, steht die Anstalt unter Verwaltung des Magistrats und unter der Oberaufsicht der Sanitäts-Commission des Polizei-Präsidiums. In derselben finden zahlungsfähige Pockenkranke für 15 Thlr. monatlich, Arme unentgeltlich Aufnahme und Behandlung. Verschiedene Verpflegungsklassen giebt es in der Anstalt ebensowenig, wie in der Pocken-Abtheilung der Charité. Im Bedürfnissfalle soll das Lazareth auch bei anderen epidemischen Krankheiten benutzt werden.

Die Verwaltung leitet der Inspektor Frommer, behandelnder Arzt ist Dr. Lothar Meyer, welcher diätarisch angestellt ist. Im Jahre 1871 wurden in dem Pocken-Lazareth aufgenommen 2362 Männer und 1432 Frauen, zusammen 3794 Kranke. Es starben 308 Männer und 263 Frauen, zusammen 571 (15%). Mitte September 1872 war nur noch ein Bestand von 7 Kranken in der Anstalt vorhanden, und im October 1872 wurde dieselbe vorläufig gänzlich geschlossen. Pockenkranke finden jeder Zeit Aufnahme in der Anstalt, sowohl diejenigen, welche mit einer ärztlichen Bescheinigung versehen sind, als auch die, deren Erkrankung erst in der Anstalt constatirt wird. Die Kranken werden, wenn sie ausser Stande sind sich zu Fuss nach der Anstalt zu begeben, durch den Polizei-Krankenwagen, welcher bei jedem Polizei-Revierbureau requirirt werden kann, nach der Anstalt befördert. Die Trantportkosten werden, wenn die Kranken diese nicht sogleich bezahlen können, in der Anstalt veranslagt.

Hospitäler und Siechenhäuser, die Königliche Blinden-Anstalt und das Taubstummen-Institut.

a. Hospitäler.

Das Bedürfniss betagten armen Leuten Zufluchtsörter zu eröffnen, in welchen sie vor Mangel geschützt, ruhig den Tod abwarten konnten, hat sich schon frühzeitig bei den christlichen Völkern gezeigt. Bereits der Pabst Pelagius II. (577 – 590) widmete sein väterliches Erbhaus diesem Zwecke und allein in Rom fanden sich im 9. Jahrhundert schon mehr als 20 Hospitäler.

Man verband alsbald mit diesen Stiftungen auch andere gemeinnützige Zwecke, bestimmte sie zur Aufnahme armer Reisender, verlassener Waisen, Siecher, Gebrechlicher und Geisteskranker und übertrug nach Entstehung der geistlichen Orden Mönchen und Nonnen die Wartung und Pflege der in den Hospitälern untergebrachten Armen und Kranken. Am häufigsten finden wir die Begründung derartiger Institute in den Zeiten der Kreuzzüge, als kaum glaubliche Schaaren von Priestern und Kämpfern in Folge der erduldeten Beschwerden, der schlechten Nahrung und des Mangels, mit den hartnäckigsten Hautkrankheiten behaftet, der Heimath zuwanderten, welche, da man sie nicht zu heilen verstand, zur Verhütung weiterer Ansteckung abgesondert werden mussten. Meist ausserhalb der Städte wurden deshalb die neuen Anstalten errichtet und anfänglich fast ausschliesslich als leprosoria zur Aufnahme Aussätziger benutzt.

Zur Zeit Ludwig's VIII. (1223—1226) zählte man allein in Frankreich 2000, und in ganz Europa über 19,000 solcher Aussatzhäuser.

Mit dem endlichen Weichen jener furchtbaren Krankheiten übergab man die Gebäude ihrer ersten Bestimmung wieder oder zog sie ein: die bestehen blieben, begüterte christliche Milde in reichem Maasse. Auch unser Land zählte solcher Stiftungen viele und Berlin hat gegenwärtig deren, welche in der ursprünglichen Bedeutung als Hospitäler dienen, überhaupt noch 17, von grösserer oder geringerer Ausdehnung, aus früheren und späteren Zeiten stammend, theils unter Verwaltung des Magistrats, theils einzelnen Gemeinden zugehörig.

Die drei ältesten sind die Hospitäler zu St. Georg, zum heiligen Geist und die St. Gertraudt-Stiftung.

1. Das Hospital zu St. Georg,
Spandauerstrasse 2.

2. Das Hospital zum heiligen Geist,
Georgenkirchplatz 33. 34.

3. Die Hollmann'sche Wilhelminen-Amalien-Stiftung,
Linienstrasse 163—165 und Koppenplatz 11.

Die obengenannten drei Hospitäler stehen unter gesonderten Curatorien, jedoch unter dem gemeinsamen Patronat des Magistrats; die beiden ersten stammen aus sehr alter Zeit, letzterer ist 1831 durch den Stadtrath Aug. C. Friedrich Hollmann gestiftet.

Die Begründung des Hospitals zu St. Georg fand wahrscheinlich bereits um 1158, die des Hospitals zum heiligen Geist im Begion des 13. Jahrhunderts statt. Bereits im Jahre 1272 werden beide Hospitäler im Gildenbrief der Bäcker erwähnt und 1278 verlieh der Bischof Ludolphus von Halberstadt in einem Indulgenzbrief, welcher im Archiv des Rathhauses bewahrt wird, allen denen, die in Reue ihrer Sünden dem Spital zu St. Georgen eine hilfreiche Hand leihen würden, einen sechzigtägigen Ablass. Von Anfang an war der Rath Patron beider Hospitäler und dienten dieselben längere Zeit zur Aufnahme von Rittern, die mit dem Aussatz behaftet aus dem Orient heimkehrten; standen unter derselben Verwaltung und besassen ein bedeutendes Vermögen (14 Cölnische Stadthufen, Besitzungen in Weissensee und Heinersdorf etc.), verloren aber dasselbe zum grössten Theil wieder und litten vielfach unter den Ereignissen der Zeiten. Mit dem Hospital zum heiligen Geist ist die kleine, 1827 renovirte Kirche gleichen Namens vereinigt; die St. Georgen-Kirche, welche gleichfalls früher mit dem St. Georg's-Hospital in Verbindung stand, ist bereits seit langer Zeit von der Stiftung getrennt.

Das St. Georg's-Hospital befand sich vordem unfern der jetzigen Königsbrücke, wurde jedoch 1716 in seine jetzigen Baulichkeiten verlegt. Der Anstalt, welche höchst beschränkte und unvortheilhafte Wohnungsräume darbot, nahm sich mit besonderer Liebe der im Jahre 1822 in das Curatorium berufene Stadtrath Hollmann an, bewirkte einen Umbau und eine bedeutende Erweiterung und begründete schliesslich aus eigenen Mitteln, als eine besondere Abtheilung des Hospitals, die Wilhelminen-Amalien-Stiftung.

Die Hospitäler besitzen ausser den Hospital-Gebäuden, den dazu gehörigen vermietheten Baulichkeiten und der Kirche zum heiligen Geist, Ackerland und Wiesen, auch ein nicht unbeträchtliches Capital-Vermögen. Sie haben die Bestimmung 83 Hospitaliten beiderlei Geschlechts, die das 50. Lebensjahr überschritten haben, gegen ein Einkaufsgeld von 40—340 Thalern (je nach dem Lebensalter) mit freier Wohnung, Feuerung etc. zu versorgen.

Die Wilhelminen-Amalien-Stiftung bietet Wittwen und Töchtern aus dem höheren und mittleren Beamten- und Bürgerstande im Alter eine sorgenfreie Zuflucht. Sie hatte bis 1835 ihre Räumlichkeiten in einem Anbau des St. Georgen-Hospitals; darnach, um seiner Stiftung dauernden Bestand zu geben, errichtete der Stadtrath Hollmann für dieselbe das eigene Gebäude in der Linienstrasse, und die städtischen Behörden unterstützten das Unternehmen, indem sie den benöthigten Grund und Boden unentgeltlich abtraten. Anbauten erweiterten die neue Anstalt, welche am 5. November 1837 durch Bischof Dr. Neander feierlich eröffnet wurde. Dieselbe bietet Raum für 146 Beneficiatinnen, welche das 55. Lebensjahr überschritten haben. Für das an die Stiftungskasse zu entrichtende Eintrittsgeld werden ihnen Seitens der Anstalt freie Wohnung etc., 4 Thlr. monatlich, in Krankheitsfällen freie ärztliche Behandlung und Arznei etc. gewährt. Das Eintrittsgeld variirt von 60—340 Thlr., je nach dem erreichten Alter.

Zur Zeit beherbergt das Wilhelminen-Amalien-Stift 115; das Hospital zum heiligen Geist 49; das St. Georgen-Hospital 35 Pfleglinge.

Als Anstaltsärzte fungiren z. Z. die Sanitätsräthe Dr. Klein und Dr. Hildebrand.

4. Die St. Gertraudt-Stiftung, früher St. Gertraudt-Hospital genannt, Wartenbergstrasse.

Die Anstalt 1415 begründet, ursprünglich für 12 adlige Fräulein, später für 24 Personen bürgerlichen Standes bestimmt, war von Anfang an dem Magistrat von Cöln unterstellt und mit den Zinsen von Aeckern und Wiesen dotirt.

Gegenwärtig steht ein aus Mitgliedern der städtischen Verwaltung gebildetes Curatorium, unter dem Vorsitz des Stadtrath Pohle, an der Spitze der Anstalt. Dieselbe bietet Männern und Frauen, Verheiratheten und Unverheiratheten, welche das 50. Lebensjahr überschritten haben, selbstständige Bürger waren, resp. Bürgerwittwen und Bürgertöchtern freie Wohnung und Heizung, sowie monatlich 5 Thlr. in baarem Gelde. Das Hospital war früher in der Leipzigerstrasse No. 61. 62 belegen, bot Raum für 41 Hospitaliten und wurde, nachdem das ihm zugehörige Grundstück für den bedeutenden Preis von 260,000 Thalern verkauft war, nach dem stattlichen Neubau in der Wartenbergstrasse verlegt. Bis jetzt ist erst der eine Seitenflügel bewohnt, doch hofft man binnen Kurzem den inneren Ausbau vollendet zu haben, und dann die Zahl der Hospitaliten auf 100 vermehren zu können. Zur Zeit hat die Anstalt einen Bestand von 47 Pfleglingen.

Die Einrichtungen der Anstalt sind mustergiltig. Jeder Hospitalit hat ein Zimmer: Ehepaare erhalten zwei kleine Stuben.

Grosse helle wohlverwahrte Corridore geben im Winter Gelegenheit zum Promeniren: auch fehlt es nicht an sonstigen häuslichen Bequemlichkeiten. Besondere Krankenzimmer werden nicht eingerichtet; schwerer Erkrankte den Kranken- resp. Siechenhäusern überwiesen.

Als Hausarzt der Anstalt fungirt der Sanitäts-Rath Dr. Schröder.

5. Das Jerusalemer Hospital,
Jerusalemerstrasse 57.

Als im Jahre 1484 an der Stelle der 1728 erbauten Jerusalemer Kirche eine Kapelle errichtet wurde, war mit derselben bereits ein Hospital verbunden. Dasselbe ursprünglich von einem Klausner bewohnt, welcher die Aufsicht über die Kapelle führte und Almosen sammelte, wurde 1680 durch den Kurfürstlichen Rath von Martiz umgebaut, später vom König Friedrich Wilhelm II. erweitert, und diente acht armen bejahrten Frauen zur letzten Zuflucht.

Eigenthum der Jerusalemer Kirchen-Gemeinde, bietet das Hospital gegenwärtig 16 Hospitalitinnen freie Wohnung und Heizung, ausserdem 5 Thlr. monatlich und in Erkrankungsfällen freie ärztliche Behandlung. Arzt der Anstalt ist Dr. C. Küster. Das Hospital enthält auch 4 Zimmer, welche gegen einmalige Zahlung von 300 Thlrn. älteren Frauen aus der Gemeinde bis zu ihrem Tode frei überlassen werden.

6. Das Jacobs-Hospital,
Oranienstrasse 80.

Das Hospital, 1605 bereits vorhanden, ursprünglich ein Pesthaus, von der Petri-Gemeinde später neuerbaut, bietet ganz die nämlichen Beneficien wie das vorige Hospital, doch beträgt die Geldunterstützung monatlich nur 4 Thlr.

Das Hospital hat 12 Freistellen und 11 durch Zahlung eines Eintrittsgeldes zu erwerbende. Als Arzt fungirt an demselben Dr. Döring.

7. Das Hospital der Parochial-Kirche, Waisenstrasse 28.

Das von der Gemeinde der Parochial-Kirche mit Hilfe eines Vermächtnisses von 8251 Thlrn. Seitens des 1750 verstorbenen Predigers Dr. Jacob Elsner gestiftete Hospital bietet 16 alten Frauen, theils unentgeltlich, theils gegen ein Eintrittsgeld von 3—400 Thlrn. vollständig freie Verpflegung und monatlich eine kleine Beihilfe in Geld.

Die Aufsicht über die Anstalt führt ein eigenes Curatorium, an dessen Spitze der Prediger der Parochial-Kirche steht. Als Anstaltsarzt fungirt der Sanitätsrath Dr. Sieber.

8. Das Königliche Dom-Hospital, Georgenstrasse 22.

Das Hospital, aus Königlichen Gnadengeschenken und dem Erträgniss von Collekten begründet, besteht seit 1754. Curatorium und Aufsichtsbehörde ist das Domkirchen-Collegium, Direktor der Anstalt der Hofprediger Kögel. Die Anstalt hat ein Capital-Vermögen von mehr als 60,000 Thlrn. und gewährt alten hilfsbedürftigen Frauen der Domgemeinde freie Wohnung, Heizung, Licht, 4 Thaler monatlich und in Erkrankungsfällen freie ärztliche Behandlung, resp. unentgeltliche Aufnahme in ein Kranken- event. Siechenhaus. Im Garten des Hospitals befindet sich ein eigenes kleines Lazareth, welches Raum für 4—6 Kranke bietet und diejenigen Hospitalitinnen aufnimmt, die besonderer Pflege bedürfen, deren Zustand im Uebrigen jedoch nicht die Aufnahme in eine grössere Krankenanstalt wünschenswerth erscheinen lässt. Als Anstaltsärzte fungiren der Geh. San.-Rath Dr. Erbkam und der gerichtliche Wundarzt Dr. Cosson. Ultimo 1871 war in der Anstalt ein Bestand von 38 Hospitalitinnen: unter diesen befanden sich 6, welche früher von der Armen-Direktion unterstützt waren, deren Unterstützung jedoch nach ihrer Aufnahme in das Hospital Seitens der Armen-Direktion an die Dom-Hospital-Kasse gezahlt wurde.

9. Das Friedrich-Wilhelm-Hospital, Grosse Frankfurterstrasse 17.

Im Jahre 1799 von Friedrich Wilhelm III. gestiftet, befand sich die Anstalt früher unter der Bezeichnung des „neuen Hospitals" im Gebäude der ehemals Splittgerber'schen Zuckersiederei an der Waisenbrücke, siedelte aber im Jahre 1849 in seine jetzigen Baulichkeiten über, welche von der Stadt mit einem Kostenaufwand von etwa 300,000 Thalern errichtet waren. Die Bestimmung des Hospitals ist, arbeitsunfähigen, unverheiratheten, unbescholtenen Personen beiderlei Geschlechts, die zur Commune Berlin gehören, unentgeltlich ein sorgenfreies Unterkommen im Alter zu gewähren. Das Institut ist eins der grossartigsten und wohlthätigsten. Die Anstalt hat ein aus der Mitte der städtischen Behörden gewähltes Curatorium, die Ober-Aufsicht führt die Armen-Direktion, Verwaltungs-Direktor ist der im Hause wohnende Inspektor Dennerlein.

Ultimo 1870 verblieb ein Bestand an Hospitaliten von	466.
Hierzu kamen 1871:	
durch Aufnahme aus der Stadt	118,
aus dem Arbeitshaus-Hospital	57,
aus verschiedenen Stiftungen	20.
Sa.	661.
Von diesen gingen im Laufe des Jahres ab, um ferner mit einer laufenden Unterstützung, ausserhalb des Hospitals, zu bestehen . .	27,
nach dem Arbeitshaus-Hospital	4,
durch Versetzung in Stiftungen	18,
nach Kranken-Anstalten	22,
durch den Tod	119.
Sa.	190.

Es verblieben demnach ult. 1871: 471, und zwar 210 Männer und 261 Frauen.

Die Anstalt hat ein eigenes kleines Lazareth für 50 Kranke. Als Arzt fungirt der Sanitätsrath Dr. Poppelauer.

Der Bestand der ult. 1870 in ärztlicher Behandlung befindlichen Kranken betrug . . .	56.
Im Jahre 1871 waren Zugang	345.
Sa.	401.

Von diesen wurden geheilt 156: kamen nach Kranken-Anstalten 22: starben 119: somit blieben ult. 1871 im Lazareth und im Hause als Bestand 104 Kranke und zwar: 39 Männer und 65 Frauen.

Unter den Todesursachen findet sich am häufigsten: Alterssiechthum, nämlich 26 Mal verzeichnet. Schlagfluss bewirkte in 13, Lungenentzündung in 10, Lungenkatarrh in 7 Fällen den Tod.

Die Gesammt-Ausgaben beliefen sich im Jahre 1871 auf 47,610 Thlr. 19 Sgr. 4 Pf., incl. eines Zuschusses von etwa 36,000 Thlrn. aus der Stadt-Haupt-Kasse. Das Capital-Vermögen der Anstalt beträgt circa 140,000 Thlr.

Mit dem Friedrich-Wilhelm-Hospital sind 3 kleinere Hospitäler verbunden, welche früher als eigene Anstalten existirten, jetzt nur besondere mit eigenen Fonds fundirte Abtheilungen der Anstalt darstellen; es sind dies:

a. Das Dorotheen-Hospital, 1672 vom grossen Kurfürst und seiner Gemahlin Dorothea gegründet, welches auf dem Georgenkirchhof errichtet, ursprünglich ein Hospiz für hierselbst etwa erkrankende Fremde, vom Jahre 1711 an eine Irren-Anstalt, schliesslich ein Asyl für anfänglich 12, später für 24 arme alte Wittwen wurde. Als Aufsichtsbehörde fungirte von 1706 an die Armen-Commission, später das Armen-Direktorium, seit 1820 endlich der Magistrat.

b. Das Koppe'sche Hospital, um 1708 in der Auguststrasse 59 errichtet, ehemals das „Thürmchen" genannt, wahrscheinlich von dem Rathmann und Stadtwachtmeister Koppe als Wohnung für den Todtengräber des 1840 geschlossenen Koppe'schen Armen-Kirchhofs erbaut, seit 1739 als Hospital benutzt, welches 21 Hospitalitinnen aufnimmt.

c. Das Spletthaus-Hospital, räthselhaften Ursprungs, seit undenklichen Zeiten dem Patronat des Magistrats unterstellt, Anfang vorigen Jahrhunderts als Lazareth für ansteckende Krankheiten benutzt, welches gleichfalls 24 arme Frauen beherbergte.

10. Die Weydinger-Schreiner'che Stiftung,
Grosse Frankfurterstrasse 23. 23a.

Die Stiftung, 1837 durch den Kaufmann Joh. Heinrich Weydinger mit 100,000 Thalern begründet, gewährt unverheiratheten oder verwittweten Männern und Frauen, welche das 60. Lebensjahr überschritten haben und den Gewerken der Tuchmacher, Raschmacher und Weber angehören, freie Wohnung und monatlich 4 Thlr. baare Unterstützung. Seitens der Armen-Direktion wird den Hospitaliten in Erkrankungsfällen freie Arznei, resp. unentgeltliche Aufnahme in einem öffentlichen Krankenhause bewilligt. Hausarzt ist der San.-Rath Dr. Poppelauer.

Die Anstalt hat ein aus Bürgern der Stadt bestehendes Curatorium. Die Oberaufsicht führt der Magistrat.

Ende 1872 hatte die Anstalt einen Bestand von 56 Hospitaliten.

11. Das Nicolaus-Bürger-Hospital,
Grosse Frankfurterstrasse 13. 16.

Nachdem der Kaiser Nicolaus von Russland im Jahre 1838 das Haus Unter den Linden No. 7 angekauft und von der Stadt Berlin das Ehrenbürgerrecht erhalten hatte, machte er dem Magistrat ein Geschenk von 5000 Dukaten und wurde diese Summe in Folge eines Communal-Beschlusses zur Begründung eines Hospitals bestimmt, welches den Namen des Kaiserlichen Wohlthäters führend, 95 unbemittelten Männern, welche das 60. Lebensjahr überschritten haben und mindestens 10 Jahre selbstständige Bürger der Stadt waren, freie Wohnung, Licht, Heizung und monatlich 5 Thlr. 22 Sgr. 6 Pf. an baarem Gelde gewährt. Das Capital ist durch Geschenke und Vermächtnisse bedeutend vergrössert. Ein Curatorium, aus 5 Mitgliedern des Magistrats bestehend, leitet die Verwaltung; die Oberaufsicht führt der Magistrat. Erkrankte werden, falls das Leiden schwerer ist, oder falls sie besonderer Pflege bedürfen, einer Kranken-Anstalt überwiesen, andernfalls durch den Anstaltsarzt San.-Rath Dr. Poppelauer in der Anstalt behandelt. Ende 1872 hatte die Anstalt einen Bestand von 90 Hospitaliten.

12. Die Rother'sche Stiftung, Belle-Alliance-Strasse 1 u. 2.

Auf Veranlassung des Geh. Staats-Ministers und Chef der Seehandlung wurde die Stiftung im Jahre 1840 aus gewissen Ueberschüssen der Seehandlung begründet und derselben als fortdauerndo Einnahme der Reinertrag aus dem Geschäftsbetrieb der Königl. Leihämter überwiesen.

Zweck der Stiftung ist die Unterstützung unverheiratheter Töchter von Beamten und Officieren, die mindestens das 40. Jahr überschritten haben. Ein Curatorium führt die Aufsicht über die Anstalt, welcher das Stiftshaus Belle-Alliance-Strasse 1 und 2 zugehört. In dem Hause finden 45 Beneficiantinnen freie Aufnahme und geniessen aussordem eine jährliche Unterstützung von 48—72 Thlrn. und in Erkrankungsfällen freie ärztliche Behandlung etc. Auch ausserhalb des Hauses gewährt die Stiftung Geldunterstützung in Höhe bis zu 40—60 Thlrn. Arzt der Anstalt ist Dr. Zober.

13. Die St. Jacobi-Stiftung,
Jacobi-Kirchstrasse 5.

Die Stiftung, fälschlich auch „Siechenhaus von St. Jacobi" genannt, besteht seit 1856. Dieselbe ist von der St. Jacobi-Gemeinde begründet und hat die Bestimmung, 12 altersschwachen Personen Wohnung und Verpflegung zu gewähren. Wurden früher auch alte Männer in derselben aufgenommen, so beabsichtigt man, ferner nur noch Frauen zuzulassen. Augenblicklich befinden sich in der Anstalt: 1 Mann und 9 Frauen. In erster Linie werden Mitglieder der Gemeinde berücksichtigt. Die Pfleglinge zahlen ein kleines Pflegegeld, resp. zahlt für dieselben die Armen-Direktion ein solches.

Die Aufsicht führt ein eigenes Curatorium, an dessen Spitze der Ober-Consist.-Rath Bachmann steht; eine Vorsteherin verwaltet die Hausgeschäfte. Die Anstalt besteht durch die Pensionen und durch freiwillige Beiträge. Als Hausarzt fungirt Dr. Ohrtmann.

14. Das Gesinde-Hospital,
Koppenstrasse 43.

Das Hospital besteht seit 1861, ist eine städtische Anstalt, welche der Deputation für den Gesinde-Belohnung und Unterstützungs-Fond unterstellt ist und von den Beiträgen des dienenden Gesindes erhalten wird.

Die Anstalt bietet Mitgliedern des dienenden Standes, welche das 50. Jahr überschritten haben, freie Wohnung, Heizung und Licht, ausserdem 4 Thaler monatliche Unterstützung. Nur leichter Erkrankte werden im Hause behandelt.

Hausarzt ist der Sanit.-Rath Dr. Vocke.

Ende 1871 hatte die Anstalt einen Bestand von 111 Pfleglingen beiderlei Geschlechts.

15. Das Hospice français, das französische Hospital,

Grosse Friedrichstrasse 126. 129.

Das Maison de Réfuge,

Grosse Friedrichstrasse 61.

Das Maison d'Orange,

Dorotheenstrasse 26.

Als nach der Aufhebung des Edikts von Nantes zahlreiche französische Reformirte Frankreich vorliessen und bei dem grossen Kurfürsten günstige Aufnahme fanden, bildete sich, wie in verschiedenen anderen Städten, so auch in Berlin eine französische Gemeinde. Privilegien liessen den Emigranten ihre volksthümliche Gerichtsverfassung und selbstständige Verwaltung ihrer kirchlichen Angelegenheiten und erfüllte sie mit einem solchen Eifer für das Gemeinwohl, dass gleich nach Begründung der französischen Colonie hierselbst verschiedene gemeinnützige Einrichtungen und Anstalten in's Leben traten.

Im Jahre 1687 hatte die Kurfürstin Dorothea der Gemeinde ein umfangreiches Terrain zwischen der Friedrich- und Luisenstrasse geschenkt, auf welchem zunächst, 1697, nur ein Hospital für bejahrte Gemeinde-Mitglieder errichtet wurde. Nach diesem Grundstück wurden 1844 das der Gemeinde zugehörige Kinder-Hospital (petit hôspital), die Ecole de Charité, sowie das Waisenhaus verlegt, so dass diese Stiftungen jetzt ein in sich geschlossenes Ganzes darstellen, welches mit dem gemeinschaftlichen Namen: Hospice français bezeichnet wurde.

Das Waisenhaus, 1725 begründet, früher Charlottenstrasse No. 55 belegen, beherbergt gegenwärtig 31 Knaben und 31 Mädchen, unter ihnen auch einige Pensionaire für eine Pension 150 Thlr. jährlich.

Die Ecole de Charité, früher Jägerstrasse 63 und Klosterstrasse 43, wurde im Jahre 1747 als Erziehungs-Anstalt für 12 arme Kinder begründet, Behufs deren besserer Erziehung die Entfernung aus dem elterlichen Hause nothwendig oder wünschenswerth erschien. Die Anstalt ist in der Folgezeit bedeutend erweitert und zählt gegenwärtig 41 Knaben und 42 Mädchen als Zöglinge.

Das Kinder-Hospital, als eine besondere Abtheilung des Hospitals, gleichzeitig mit diesem entstanden und früher mit demselben vereinigt, dient einerseits zur Pflege armer kranker Kinder, andererseits zur Aufnahme von Kindern bis zum 8. Lebensjahre, ehe dieselben in eine der vorerwähnten Anstalten aufgenommen werden können.

Es beherbergt zur Zeit 18 Kinder.

Das Gebäude, welches die drei Anstalten in sich birgt, trägt an seiner Front die Inschrift: „Hospice pour les enfants de l'Eglise du Réfuge".

Mit einer höchst zweckmässigen inneren Einrichtung verbindet es sehr gefällige äussere Formen und bietet Raum für mehr als 200 Zöglinge. Jedes der Institute hat eine besondere Verwaltung; eine General-Direktion führt die Leitung der Gesammt-Anstalt: erstere ist aus den Special-

Direktionen und einigen Mitgliedern des Consistoriums zusammengesetzt, denen eine Commission von 6 Damen zur Seite steht.

Als Erziehungs- und Verwaltungs-Inspektor im Hause fungirt Herr Beccu.

Anstaltsarzt ist der Sanit.-Rath Dr. la Pierre.

An ansteckenden Krankheiten erkrankte Kinder werden öffentlichen Kranken-Anstalten überwiesen.

Das Hospital, wie oben erwähnt, 1697 errichtet (ursprünglich ein kurfürstliches Jagdschloss) diente anfänglich zur Aufnahme 30 alter erwerbsunfähiger Personen und beherbergt gegenwärtig 80 Hospitaliten (Männer und Frauen), welche theils unentgeltlich, theils gegen eine kleine Pension alles zum Leben Erforderliche empfangen.

Mit dem Hospital ist ein Pensionat für Damen verbunden, welches in einem Seitenflügel der Anstalt untergebracht ist, und in welchem etwa 20 Damen gegen einmalige Zahlung von 600 Thlrn. freie Wohnung und Brennmaterial für Lebenszeit erhalten. Die Zinsen des eingezahlten Capitals geniessen die Beneficiatinnen, doch fällt dasselbe nach ihrem Tode an die Anstalt.

Eine besondere Abtheilung des Hospitals dient als: Krankenhaus. In demselben finden 24 kranke Mitglieder der Gemeinde, meist unentgeltlich, Aufnahme. Arzt am Hospital und für das Krankenhaus ist gleichfalls der Sanit.-Rath Dr. la Pierre.

Sämmtliche Anstalten bestehen durch die Zinsen ihrer Capitalien und laufende Beiträge Seitens der Colonie. Die Verwaltung des Hospitals führt der Inspektor Villeneuve, die Ober-Aufsicht eine besondere Commission.

Ein Neubau des Hospitals steht bevor und sind für denselben bereits 80,000 Thlr. durch freiwillige Beiträge zusammengebracht.

Die Gesammt-Anstalt ermangelt nicht einer eigenen Kirche; auch eine Anstalts-Bäckerei ist vorhanden, welche mit einer Marmite verbunden, an etwa 70 Arme Suppe, Fleisch und Brod vertheilt.

Für die offene Krankenpflege in der Gemeinde sind drei Aerzte angestellt (Sanit.-Rath Dr. la Pierre, Sanit.-Rath Dr. Lohde und Dr. Semler).

Das Armenwesen überhaupt verwaltet das Diakonat und die Commission des dons; letztere verfügt über den Legatenfond: auch gehören ihr u. A. die Achard'schen Häuser in der Französischenstrasse 40. 41.

Das Maison de Réfuge, Gr. Friedrichstrasse No. 61, ist am 8. April 1700, zunächst für die zuerst nach der Schweiz ausgewanderten, sodann von dort vertriebenen französischen reformirten Familien hauptsächlich aus dem Ertrag einer Collekte gegründet. Kurfürst Friedrich III. schenkte der Anstalt Ländereien hier und bei Neu-Haldensleben.

Ursprünglich zur Aufnahme von Familien bestimmt, wurde das Maison de Réfuge bald ein Hospital für Altersschwache und beherbergt gegenwärtig 12 alte arme Frauen und einige bedürftige Männer.

Das Maison d'Orange, Dorotheenstrasse No. 26, ist 1708 durch den damaligen englischen Gesandten am hiesigen Hofe, Lord Raby, mit in England gesammeltem Gelde für die aus der Herrschaft Oranien 1703 vertriebenen Reformirten gestiftet, und im Jahre 1792 neuerbaut. Es unterhält 8 Beneficiaten und unterstützt Arme ausserhalb des Hauses.

Special-Direktionen verwalten beide Anstalten. Betreffs des Maison d'Orange erhält der jedesmalige englische Botschafter alljährlich den Rechenschaftsbericht.

16. **Das St. Hedwig's-Hospital:** darüber das Nähere Seite 241.

17. Die Alter-Versorgungs-Anstalt der jüdischen Gemeinde,

Grosse Hamburgerstrasse 26. 27.

Bereits im Jahre 1673 entstand bei der hiesigen jüdischen Gemeinde eine Beerdigungs-Gesellschaft „Gemiloth Chassadim", welche dafür zu sorgen hatte, dass jedes verstorbene Gemeinde-Mitglied nach den Normen des Rituals bestattet und die Beerdigung armer Glaubensgenossen auf Kosten der Gemeinde bewirkt wurde. Aus den Einnahmen dieser Gesellschaft flossen jährlich grössere Summen in die Gemeindekasse und wurden zur Unterstützung der Armen etc. verwendet, bis ein Gemeinde-Beschluss d. d. 27. Juli 1829 bestimmte, diese Beiträge einem besonderen Zwecke zuzuführen, und mittelst ihrer eine Alter-Versorgungs-Anstalt zu begründen. Dieselbe wurde auch alsbald in der Oranienburgerstrasse No. 8 errichtet und siedelte 1844 nach der Hamburgerstrasse No. 26. 27 über, woselbst ein eigener Neubau mit einem Kostenaufwande von etwa 18,000 Thalern hergestellt war.

Die Anstalt gewährt vollständig freien Unterhalt und monatlich 1—1½ Thlr. an 52 Hospitaliten, Männer und Frauen, doch müssen dieselben 15 Jahre Mitglieder der Gemeinde gewesen sein, die Männer das 60., die Frauen das 55. Lebensjahr überschritten haben. Die Aufnahme erfolgt durch den Gemeinde-Vorstand, unter dessen Ober-Aufsicht ein besonderer Vorsteher die Anstalt verwaltet. In geringer Anzahl werden Hospitaliten auch gegen Zahlung eines durch den Vorstand zu fixirenden Einkaufsgeldes aufgenommen. Die Anstalt wird erhalten durch die Zinsen ihres eigenen Capital-Vermögens, durch Beiträge einzelner Gemeinde-Mitglieder, endlich durch einen jährlichen Zuschuss aus der Gemeinde-Kasse. Die Total-Ausgaben derselben betrugen 1871: 32,590 Thaler. Als Hausärzte fungiren die für die offene Armen-Krankenpflege (cfr. Seite 255) angestellten Aerzte; schwerer Erkrankte werden dem Krankenhause überwiesen. Durch einen für die nächste Zeit in Aussicht genommenen Anbau soll die Anstalt erweitert und Platz für noch 30 Hospitaliten gewonnen worden.

Im Anschluss an die Alter-Versorgungs-Anstalt besteht für die jüdische Gemeinde, welche sich überhaupt durch ihre wohlorganisirte Armen- und Armen-Krankenpflege vortheilhaft hervorthut, eine besondere Commission zur Unterstützung Armer und zur Ueberwachung der Waisenpflege.

Die 1779 durch testamentarische Verfügung der Dina geb. Zaduck Nauen, verwittweten Jacob Cohn, gestiftete Nauen'sche Erziehungs-Anstalt gewährt in dem ihr zugehörigen Hause Spandauerstrasse No. 48 sechs armen jüdischen Knaben Wohnung, Unterhalt und Unterricht.

Die Moses Mendelsohn'sche Waisen-Erziehungs-Anstalt, zum Andenken Moses Mendelsohn's an dessen hundertjährigem Geburtstag, 10. September 1829 errichtet und am 24. März 1836 in's Leben getreten, sorgt für die Erziehung armer Waisenkinder, Knaben und Mädchen, indem sie dieselben in Familienpensionen unterbringt und ihre Ausbildung überwacht.

Ein besonderes Curatorium verwaltet die Anstalt und das nicht unbedeutende Capital-Vermögen derselben.

Mit Hilfe freiwilliger Beiträge begründete der Rektor Baruch Auerbach am 30. April 1832 ein Erziehungs-Institut für Knaben, dem 1842 ein zweites für Mädchen an die Seite trat.

Beide Anstalten, früher in der Rosenstrasse, jetzt Oranienburgerstrasse No. 38 belegen, erfreuen sich der segensreichsten Wirksamkeit.

Endlich errichteten Moritz und Sarah Reichenheim mit einem Fundations-Capital von 250,000 Thalern im Weinbergsweg ein Waisenhaus, welches am 8 Mai 1871 der Gemeinde überwiesen wurde. Mit dieser Stiftung ist eine zweite von Siegfried Beschütz im Betrage von 30,000 Thalern verbunden.

Ein 1833 gestifteter Frauen-Verein dient gleichfalls Zwecken der Waisen-Erziehung in beschränkterem Maasse und versieht rekonvalescente Arme mit kräftiger Speise, während ein anderer 1823 begründeter Frauen-Verein unbemittelte Wöchnerinnen mit Geld und Kinderzeug unterstützt.

Die 1745 gestiftete Gesellschaft: Chebrath Naschim trägt Sorge für die Pflege armer kranker Frauen und der im Jahre 1772 begründete Sandikin-Verein, ursprünglich bestimmt, armen Kindern Pathen zu bestellen, dient jetzt der Fürsorge für Wöchnerinnen in eigenthümlicher, jedoch höchst zweckmässiger Weise. Es werden nämlich durch diesen Verein jeder Wöchnerin in der Gemeinde, arm oder reich, zwei Büchsen überreicht, von denen die eine eine Summe Geldes enthält. Die Wöchnerin nimmt das Geld aus der Büchse, kann es ganz oder zum Theil für sich behalten, resp. aber auch in die zweite versiegelte Büchse legen, und event. aus eigenen Mitteln Etwas hinzuthun. Die letzte Büchse bleibt längere Zeit verschlossen, so dass selbst Seitens des Vereins nicht erkannt werden kann, welche Wöchnerin etwa Geld für sich behielt.

Ausser den angeführten Wohlthätigkeits-Einrichtungen existiren endlich in der Gemeinde noch eine Reihe von Familien-Stiftungen, die specielleren Zwecken der Humanität gewidmet sind.

---

b. Siechenhäuser.

1. Das städtische Siechenhaus, Gitschinerstrasse 104. 105.

Anfang der vierziger Jahre errichtet und ursprünglich zu einem städtischen Krankenhaus für den etwaigen Ausbruch von Epidemieen bestimmt, wurde das Haus auf Veranlassung der Regierung alsbald seiner jetzigen Bestimmung übergeben: ein Asyl für unheilbare weibliche Kranke zu sein, welche, meist auf Kosten der Commune, resp. auch auf eigene Kosten (10 Thlr. monatlich) daselbst eine letzte Zuflucht finden.

Die Anstalt ist der Armen-Direktion unterstellt: ein Inspektor sorgt für die Verwaltung, 6—7 Wärterinnen für die Krankenflege. Als Anstaltsarzt fungirt interimistisch Dr. Lothar Meyer.

Die Aufnahme in die Anstalt ist stets bei der Armen-Direktion zu beantragen.

Ultimo 1870 war Bestand:	105	Kranke.
Zugang 1871	56	„
Sa.	161	Kranke.
Abgang im Jahre 1871	51	„
Blieb ult. 1871 Bestand	110	Kranke.

Von den aus der Anstalt Geschiedenen sind 9, welche von den betreffenden Armen-Commissionen fernerhin nach Bedürfniss unterstützt wurden; 8 gingen in andere Anstalten über; gestorben sind 34.

Von den in der Anstalt Verpflegten befanden sich im Alter von 20—30 Jahren 2; von 70—80 45; von 80—90 21; über 90 nur 1.

Unter den Krankheiten sind vorherrschend: Lähmungen und Altersschwäche, demnächst Krebsleiden.

Die meisten Medicamente werden nach specieller Anordnung des Arztes, welcher täglich in den Vormittagsstunden sämmtliche Kranke besucht, in der Anstalt selbst zusammengesetzt, wodurch die Arzneikosten sehr verringert werden.

Die Gesammtkosten betrugen bei dem städtischen Siechenhaus 1871: 11,451 Thlr. 13 Sgr. 11 Pf., wozu noch die bei der Stadt-Haupt-Kasse gezahlten Gehälter für die Beamten, Miethswerth des Grundstücks und des Inventariums gezogen werden müssen.

Ausser im städtischen Siechenhaus wurden Seitens der Armen-Direktion in die übrigen Vereins- und Parochial-Siechenhäuser Unheilbare gegen eine Vergütigung von 7 bis 8 Thalern monatlich untergebracht.

2. Das Frauen-Siechenhaus Bethesda am Spandauer Schifffahrts-Canal.

Die Anstalt besteht seit 1855; durch milde Beiträge begründet, hatte sie zuerst nur ein Zimmer im Elisabeth-Krankenhaus inne, erwarb dann ein eigenes Haus in der Teltowerstrasse und siedelte 1868 in das am Schifffahrts-Canal, mit einem Kostenaufwande von 48,000 Thalern neuerrichtete Gebäude über. Aus milden Beiträgen und den Pflegegeldern wird die Anstalt erhalten. Auch die Johanniter gaben derselben bis vor Kurzem einen jährlichen Zuschuss von 300 Thlrn. Die Anstalt beherbergt 93 sieche Frauen, unter denen sich gegenwärtig 44 Communal-Pfleglinge befinden. Die übrigen zahlen ein geringes Pflegegeld von 2—8 Sgr. täglich. Auch einige Pensionnairinnen aus besseren Ständen, welche monatlich 10—20 Thlr. zahlen, befinden sich in der Anstalt. Alle Altersstufen sind vertreten; die jüngste Kranke z. Z. ist 15, die älteste etwas über 100 Jahre alt. Krebs- und gichtische Leiden sind vorwiegend.

Zehn Diakonissen vom Mutterhaus Bethanien, unter einer leitenden Schwester, üben die Krankenpflege. Als Arzt ist Dr. Solger angestellt, welcher wöchentlich einmal, nach Bedürfniss auch öfters, die Anstalt besucht.

Ein Vorstand und ein Verwaltungs-Direktorium, an dessen Spitze der Hofprediger von Hengstenberg steht, führen die Oberaufsicht. Ultimo 1870 hatte die Anstalt einen

Bestand von	90	Kranken,
zugegangen sind 1871	20	„
Sa.	110	Kranke;
hiervon starben im Laufe des Jahres	11	„
entlassen wurden	6	„
blieb ult. 1871 Bestand	93	Kranke.

Die Gesammtkosten betrugen 1861: 7383 Thlr. 18½ Sgr.

3. Das Elisabeth-Siechenhaus, Schönhauser Allee 144.

Das im Jahre 1856 mit Unterstützung des Johanniter-Ordens durch freiwillige Beiträge begründete, unter dem Protektorat der Königin-Wittwe stehende Elisabeth-Siechenhaus beherbergt 35—40 sieche, theils an unheilbaren Krankheiten (ausgenommen Krebsleiden), und an Schwächen eines hohen Alters leidende Frauen, von denen die meisten über 70, einige über 90 Jahre alt sind. Drei Diakonissen aus Kaiserswerth leiten unter einem besonderen Curatorium, an dessen Spitze der Pastor Bögehold steht, die Anstalt. Dieselbe von einem 1¼ Morgen grossen Garten umgeben, macht einen ausserordentlich wohlthuenden und freundlichen Eindruck und wird durch freiwillige Beiträge, sowie durch die gezahlten Pflegegelder erhalten. Der Verpflegungssatz beträgt 10—15 Thlr. monatlich: für Pfleglinge, welche Seitens der Armen-Direktion in der Anstalt untergebracht werden, wird nur ein Betrag von 5 Thlrn. monatlich entrichtet. Seit dem Bestehen der Anstalt fungirt unentgeltlich als Hausarzt an derselben der Geh. San.-Rath Dr. Oesterreich.

Im Jahre 1869 wurden 45 Sieche im Elisabeth-Siechenhaus verpflegt, von denen 12 verstarben. Die Einnahmen betrugen: 3494 Thlr., die Ausgaben: 3507 Thlr.

4. Das Männer-Siechenhaus, Schönhauser Allee 59.

Die Anstalt, früher in Schöneberg belegen, besteht seit 1856. Dieselbe ist mit Hilfe freiwilliger Beiträge durch den am 18. November 1868 verstorbenen Oberst-Lieutenant a. D.

von Thümen begründet, und hat die Aufgabe: durch Alter, Krankheit und Gebrechen sieche Männer ohne Unterschied der Confession aufzunehmen, und denselben neben vollständiger Verpflegung ärztliche Hilfe und Arznei meist unentgeltlich zu gewähren. Die Anstalt hat 60 Stellen, doch sind gegenwärtig nur 40 besetzt. Der financiellen Lage der Stiftung wegen sind noch einige Räumlichkeiten des Hauses miethsweise vergeben.

Die Verwaltung der Anstalt besorgt unter einem besonderen Vorstand der im Hause wohnende Hausvater. Der Verpflegungssatz für zahlende Pfleglinge beträgt monatlich 10 Thaler; für diejenigen, welche Seitens der Armen-Direktion unterstützt werden 5 Thaler. Als Hausarzt fungirt unentgeltlich der Sanit.-Rath Dr. Heymann, welcher auch dem Vorstand als technisches Mitglied angehört. Die Anstalt besitzt ein Capital-Vermögen von etwa 35,000 Thalern.

5. Das Krüppel-Asyl „Eben-Ezer", Elisabethstrasse 41.

Das Asyl ist mit Hilfe milder Beiträge im November 1870 durch Fräulein Christine Henney gestiftet. Es soll Krüppeln aller Art, die ohne Familienanhalt sind, eine letzte Zufluchtsstätte sein. Es beherbergt z. Z. 25 Hilfsbedürftige, die je nach ihrer Zahlungsfähigkeit eine kleine Pension entrichten, resp. auch unentgeltlich verpflegt werden. Die Anstalt hat das Grundstück, auf dem sie sich befindet, zwar erworben, doch lasten auf ihr so bedeutende Schulden, dass sie zu ihrem Fortbestehen einer gründlichen Aufbesserung ihrer Lage bedürfen möchte. Vorsteherin ist Frl. Chr. Henney, der ein selbsterwählter Beirath zur Seite steht.

c. Die Königliche Blinden-Anstalt, Wilhelmstrasse 139.

Die erste Lehranstalt für Blinde wurde in Paris durch Valentin Hauy 1784 errichtet, die erste in Deutschland in Berlin.

Professor Dr. Zeune eröffnete dieselbe im Auftrage des Königs Friedrich Wilhelm III. am 14. October 1806 in der Gipsstrasse. Die Anstalt hatte die Aufgabe, die Erziehung von 4 Blinden auf Königliche Kosten zu bewirken. Das Institut hatte sehr unter den Zeitverhältnissen zu leiden, und erfuhr erst 1812 eine wesentliche Förderung, indem ihm ein ehemaliges Militair-Lazareth auf dem Georgen-Kirchhof überwiesen und die Zahl der Königlichen Freistellen um 3, später noch um 5 vermehrt wurde. Gleichzeitig mit den Frei-Zöglingen wurden in der Anstalt blinde Kinder aus der Stadt unentgeltlich unterrichtet, und nicht gering ist der Segen anzuschlagen, den die Anstalt durch den thatsächlichen Nachweis der Bildungsfähigkeit blinder Kinder und durch Auffindung von Unterrichtswegen und Unterrichtsmitteln für Blinde stiftete. Sie wurde Mutter-Anstalt des Blinden-Unterrichts für die gesammten Preussischen Staaten und Vorbild für sämmtliche gleichartige Institute, die als ständische oder Privat-Anstalten nach und nach in allen Provinzen des Landes entstanden. Durch die bedeutende Stiftung, welche der Domdechant Freiherr von Rothenburg der Anstalt testamentarisch vermachte (dieselbe belief sich auf 68,000 Thlr.), kam dieselbe 1834 in die Lage, das Grundstück, Wilhelmstrasse No. 139, die ehemalig Plamann'sche Erziehungs-Anstalt für 26,000 Thlr. zu erwerben und dadurch Räumlichkeiten zu gewinnen, in welchen eine grössere Anzahl der Zöglinge und ihrer Lehrer untergebracht werden konnte. Es wurden abermals 12 neue Freistellen begründet und eine Trennung der Schüler und Zöglinge in 2 Klassen durchgeführt. Unterricht wird ertheilt im Lesen, Schreiben, Rechnen, in der deutschen Sprache, Formenlehre, Naturkunde und in der Religion, in der Musik, in männlichen und weiblichen Handarbeiten und im Turnen. Ziel der Unterweisung ist: den Zöglingen einen sittlichen Halt zu geben, ihre geistigen Fähigkeiten zu entwickeln, ihre Urtheilskraft zu üben, ihr Sprachvermögen zu stärken, ihre Gemüthsbildung, namentlich auch durch Beschäftigung mit der Musik zu fördern und durch das Erlernen von Handarbeiten sie in den Stand zu setzen, sich wenigstens einen Theil ihres Lebensunterhaltes selbst zu erwerben. Staunenswerth sind die erreichten Erfolge, einfach doch höchst sinnreich ist die Construktion der Bildungsmittel. Eine eigene Druckerei in der Anstalt stellt die in erhabener Schrift gedruckten Bücher her, welche der feinfühlende Finger des Blinden mit Leichtigkeit liest. Ausser den Freizöglingen werden in der Anstalt auch Pensionaire gegen Zahlung von 120 Thalern jährlich aufgenommen. Blinde aus höheren Ständen finden eine Privat-Pension bei dem Direktor, da auch für sie die schulgerechte Unterweisung das Zweckmässigste und Beste ist.

Augenblicklich beherbergt die Anstalt 17 männliche und 10 weibliche Pensionaire und Freizöglinge, ausser welchen sich noch 6 Schulgänger aus der Stadt an dem Unterricht betheiligen. Letztere zahlen ein festgesetztes Schulgeld, welches je nach den Verhältnissen bis zu 40 Thalern jährlich beträgt.

Die Anstalt wird erhalten durch die Zinsen des ihr zugehörigen Capitals und die selbsterzielten Einnahmen. Der Staat zahlt nur die Gehälter an die Beamten und Lehrer. Ober-Behörde der Anstalt ist das Provincial-Schul-Collegium.

Die Aufnahme soll statutenmässig nicht vor dem 10., resp. nicht nach dem 15. Lebensjahr erfolgen, ohne dass jedoch diese Bestimmung eine absolut bindende ist. Drei wissenschaftliche Lehrer, von denen der eine gleichzeitig den Musik-Unterricht ertheilt, ein technischer Werkmeister und eine Lehrerin für weibliche Handarbeiten bilden das Lehr-Personal, während ein Hausvater und seine Frau die Oekonomie verwalten. Provisorisch leitet die Anstalt der Direktor Rösner, welcher bereits 15 Jahre im Blinden-Bildungsfach arbeitet; als Arzt fungirt bei derselben seit beinahe 40 Jahren Dr. Siegmeyer.

Der Etat beträgt beinahe 8000 Thaler jährlich.

Die Anstalt entspricht keineswegs dem Bedürfnisse, so dass alljährlich zahlreiche Gesuche um Aufnahme zurückgewiesen werden müssen: es ist dieserhalb das Grundstück in der Wilhelmstrasse für 151,000 Thaler verkauft und wird mit Hilfe dieses Betrages und der sonst vorhandenen Fonds zur Zeit in Steglitz ein Neubau errichtet, welcher Raum für 90 bis 100 Pensionaire bietet, und in etwa 1½ Jahren vollendet sein soll. Den Unterhalt dieser neuen Anstalt wird der Staat übernehmen.

Für die aus der Anstalt entlassenen Blinden entsprechend zu sorgen, ist noch dem Wohlthätigkeitssinn der Zukunft überlassen; auch die von dem verstorbenen Stadtrath Hollmann in der Wilhelmstrasse No. 4 begründete Blinden-Vereins-Anstalt, welche zur Zeit 4—6 Blinde beschäftigt und solchen Aufnahme bietet, welche jenseits des schulfähigen Alters erblindeten, um ihnen Unterricht in technischen Arbeiten zu ertheilen, vermag dies ebensowenig, wie der 1862 gestiftete Moon'sche Blinden-Verein, welcher unter dem Vorsitz des General-Superintendenten Dr. Hoffmann anfänglich andere Ziele zu verfolgen suchte, sich jetzt jedoch mehr auf zweckmässige Aufhilfe der Arbeitskraft der Blinden und eine materielle Ergänzung ihres unzureichenden Erwerbes beschränkt, denn allemal kann der bestunterrichtete Blinde selbstständig weniger erwerben, als der Gesunde, so dass seine Lage in dieser Hinsicht trauriger ist, als die selbst des Taubstummen, welcher durch Erlernung eines Handwerks sich seine Existenz zu sichern vermag. Ganz richtig bemerkt deshalb Zeune, dass bei Armuth die Taubheit, bei Reichthum die Blindheit erträglicher sei.

Das Verhältniss der Sehenden zu den Blinden ist nach den verschiedenen Erdstrichen verschieden, und wird bei älteren Autoren angenommen, dass in Aegypten etwa der 100., in Japan der 300., bei uns etwa der 1600. Mensch blind, der 1500. taub sei. Letztere Zahlen stimmen mit den Angaben neuerer Untersucher ziemlich überein, doch ist hierbei zu berücksichtigen, dass etwa nur $\frac{2}{3}$ aller Blinden vor dem 30. Lebensjahre und $\frac{1}{3}$ nach demselben erblinden, während $\frac{1}{3}$ aller Nichthörenden vor jenem Jahr, und nur $\frac{2}{3}$ nach demselben taub werden. Noch wichtiger für die Erziehung ist, dass bis zum 15. Lebensjahr nur $\frac{1}{12}$ aller Nichtsehenden erblinden, dagegen $\frac{1}{3}$ aller Nichthörenden taub werden, so dass auf 6 erziehbare Blinde 35 erziehliche Taubstumme kommen, welcher eigenthümliche Umstand sich auch deutlich in der Frequenz der Blinden- und der Taubstummen-Anstalten documentirt.

d. Die Königliche Taubstummen-Anstalt, Linienstrasse 83—85.

Dem Vorbilde Spaniens folgend, wo zuerst durch Pedro de Ponce ein Unterricht der Taubstummen eingeführt wurde, entstanden gegen das Ende des vorigen Jahrhunderts, fast gleichzeitig in Frankreich, wie in Deutschland, Lehr-Anstalten für Taubstumme, welche dort in dem Abbé de l'Epée, in Deutschland in Samuel Heinicke ihren Stifter verehren. Von Anfang an standen sich die französiche und die deutsche Schule des Taubstummen-Unterrichts schroff gegenüber, denn während Heinicke die Tonsprache für geistige Entwicklung der Taubstummen für unumgänglich nothwendig hielt, erklärte Abbé de l'Epée dieselbe für überflüssig und die Ausbildung für die Schriftsprache, vermittelst der Geberdensprache, für das Wichtigste. Jener verfolgte die Absicht, den Taubstummen dahin zu bringen, dass er ganz in der Wortsprache denke und hatte deshalb die Methode, von Grund aus mit der Articulation zu beginnen; dieser nahm später die Geberdensprache nicht allein als Mittel, sondern auch als Zweck, und knüpfte die zu erlernende Wortsprache als Uebersetzung daran. Wenn Heinicke mit der Articulation leichter zum Ziele kam, so liegt die Ursache theilweis wohl in dem einfachen klaren Lautsystem unserer Sprache, theilweis in unserer Orthographie; de l'Epée dagegen hatte in der französichen, für die Articulation, sowohl in Hervorbringung der Laute, wie rücksichtlich der Schreibweise, grössere Schwierigkeiten zu überwinden.

Auf dem jetzigen Standpunkte der Taubstummenbildung ist eine Ausgleichung beider Systeme beinahe erfolgt; denn wird auch in der hiesigen Anstalt bei jedem Taubstummen die Articulation als Basis der Wortsprache noch immer in erster Linie cultivirt, so wird doch auch die Geberde in keiner Weise vernachlässigt: sie ist die Muttersprache des Taubstummen und das nächste Mittel, durch welches er, in Bildern denkend, neue Anschauungen zur Vorstellung erhebt und mimisch oder pantomimisch darstellt, sie ist endlich am Vorzüglichsten geeignet, um auf Herz und Gemüth des Taubstummen zu wirken.

Die in der hiesigen Anstalt in Anwendung kommende Geberdensprache ist eine rein natürliche, insofern dadurch Zustände aus dem Gebiete der sinnlichen Wahrnehmung dargestellt werden, und eine traditionelle und conventionelle, in sofern abstrakte Dinge füglich nicht anders, als durch künstliche Geberden darstellbar sind. Zeichen für Begriffswörter existiren nur wenige; bei Benutzung des Stammzeichens für eine Anschauung, die Begriffen zu Grunde liegt, werden künstliche Nebenzeichen vermieden, das Stammzeichen vielmehr mit dem gesprochenen Worte begleitet, weshalb auch der Taubstumme stets auf den Mund des Sprechenden sehen muss, um ihn zu verstehen.

Betreffs des Lehrziels werden verschiedene Grade der Ausbildung unterschieden. Das höchste Ziel bedingt, dass ein Zögling in sprachlicher Beziehung befähigt werde, sich vermöge eines etymologischen Wörterbuchs und seiner Grammatik selbst in der Lektüre zu orientiren, um sich Belehrung für gesellige Unterhaltung, Bureaudienst, Kunstverständniss und religiöse Erbauung zu verschaffen, und dass er sich der Wortsprache nahezu wie ein Hörender bediene.

Während die Blinden-Erziehung vorzüglich praktische Zwecke anstrebt, beschränkt sich die Taubstummen-Bildung auf theoretische Anleitung, und überlässt das Erlernen praktischer Fertigkeiten dem eigenen Ermessen der Zöglinge, welchen sich dazu bei verschiedenen Handarbeiten in der Stadt Gelegenheit bietet.

Die hiesige Unterrichts-Anstalt wurde begründet durch Dr. Ernst Adolph Eschke im Jahre 1788; sie befand sich anfänglich in der Leipzigerstrasse, war eine Privat-Anstalt, und siedelte 1792 nach Schönhausen über, von wo sie 1798 nach Berlin zurückverlegt und nunmehr als eine Königliche Anstalt in dem, aus Königlichen Fonds für 7800 Thlr. angekauften Grundstücke in der Linienstrasse untergebracht wurde. Eschke wurde mit dem Titel eines Königlichen Professor zu ihrem Direktor bestellt und unter seiner Obhut entwickelte sich das Institut und genoss bald eines ganz ausgezeichneten Rufes, nicht allein als Erziehungs-Anstalt für Taubstumme, sondern auch als Bildungs-Institut für Taubstummen-Lehrer. Einige Legate fielen der Anstalt zu; die Frequenz blieb anhaltend im Steigen und wiederholt wurde eine Erweiterung der Anlage nothwendig. Allmählig entstanden auch in allen Provinzen des Landes Unterrichts-Institute für Taubstumme, welche sämmtlich die Berliner Lehr-Anstalt zum Muster nahmen.

Das gesammte Taubstummen-Wesen in Preussen ist dem General-Inspector, Geh. Reg.-Rath Saegert, welcher eine lange Reihe von Jahren hindurch als Lehrer und als Direktor an der hiesigen Anstalt thätig war, unterstellt. Im Uebrigen ressortirt die Anstalt von dem Provincial-Schul-Collegium. Direktor derselben ist z. Z. Herr Reimer, welcher seit beinahe 50 Jahren als Lehrer der Anstalt wirkt. Dieselbe zählt augenblicklich 40 Pensionaire (26 Knaben und 14 Mädchen) und 80—90 Schulgänger.

Der Unterricht wird durch 8 Lehrer in 8 verschiedenen Klassen ertheilt. Von den Pensionairen, welche Wohnung, Pflege und Unterricht empfangen, sind 12 Inhaber Königlicher Freistellen; einige zahlen ein Kostgeld von 60 Thlrn.

jährlich, welches event. aus den Fonds der Anstalt für sie bestritten wird; einige sind Privat-Pensionaire des Direktors oder der Lehrer.

Ausser diesen Zöglingen nehmen an dem Unterricht eine Anzahl Freischüler Theil, welche ausserhalb der Anstalt wohnen, sowie zahlende Schüler, für welche ein Schulgeld von 32 Thlrn. jährlich, meist von Seiten der Commune, entrichtet wird, wofür sie ausser dem Unterricht auch die benöthigten Lehrmittel empfangen.

Die Kosten der Anstalt werden durch ihre eigenen Einnahmen und aus Königlichen Kassen bestritten. Der Etat beträgt jährlich etwas über 11,000 Thlr.

Die Gesuche um Aufnahme sind an das Königliche Provincial-Schul-Collegium zu richten.

Im Genuss Königlicher Freistellen sollen sich der Regel nach nur Kinder aus der Provinz Brandenburg befinden. Die Aufnahme soll nicht vor dem vollendeten 7. und nicht nach vollendetem 12. Lebensjahre erfolgen.

Die Zahl der in der Provinz Brandenburg vorhandenen taubstummen Kinder schulpflichtigen Alters wird auf etwa 400 geschätzt, von denen mehr als die Hälfte ohne regelrechten Unterricht bleibt. Zwar entsenden jährlich die Landarmen-Direktionen einzelne Volksschullehrer auf 6 Wochen an die hiesige Anstalt, um den Taubstummen-Unterricht kennen zu lernen, doch ist die Ausbildung derselben bei der kurz bemessenen Zeit naturgemäss eine viel zu mangelhafte, um irgend welche bedeutendere Erfolge zu ermöglichen. Es ist in dieser Hinsicht gerade die Provinz Brandenburg am Wenigsten günstig gestellt; denn während sämmtliche andere Provinzen mehr als eine derartige Lehranstalt besitzen (Hannover und Sachsen je 5) und sich im ganzen Preussischen Staat zur Zeit etwa 40 Taubstummen-Lehr-Institute befinden, ist die Provinz Brandenburg einzig und allein auf die hiesige Anstalt angewiesen.

Zur sittlichen Belebung und geistigen Fortbildung seiner Mitglieder ist aus Schülern der hiesigen Anstalt ein Verein gebildet, welcher gesellige Vereinigung der Leidensgefährten zu belehrenden Mittheilungen und Unterhaltungen, Unterstützung des Einzelnen durch Rath und That zur Aufgabe hat.

Militair-Lazarethe.

Als das älteste Militair-Lazareth Berlin's dürfte das Charité-Krankenhaus zu betrachten sein, welches gleich nach seiner Begründung zur Aufnahme erkrankter Soldaten benutzt wurde. Wie in demselben gemeinschaftlich mit bürgerlichen Kranken auch solche vom Militair verpflegt wurden, entstanden, in Gemässheit einer Instruktion d. d. 30. Januar 1725, ähnlich organisirte Lazarethhäuser Anfangs des vorigen Jahrhunderts auch in anderen Garnisonen. Die Verpflegung des kranken Soldaten, welche Seitens des Staates nicht weiter beaufsichtigt wurde, sondern dem Gutdünken des Compagnie-Chefs und des Feldscherers überlassen war, blieb trotzdem eine äusserst mangelhafte und dürftige und noch zur Zeit Friedrich's des Grossen war es den Regimentern anheimgestellt, Räume für die Unterbringung ihrer Kranken zu miethen, wie es Sache des Feldscherers war, für die Beschaffung der Arzneien zu sorgen. Am Besten geregelt wurde die Lazareth-Verpflegung zuerst bei dem Artillerie-Corps in Berlin, als bei dieser Truppe der General-Chirurgus Theden als Regiments-Feldscherer fungirte. Theden traf so zweckmässige Anordnungen, dass dieselben zur Grundlage der späteren Organisation des Militair-Lazarethwesens gemacht werden konnten, doch begann dasselbe erst in entsprechender Weise sich zu entwickeln, nachdem im Jahre 1807 die Lazarethe aufgehört hatten Privat-Anstalten der Truppen zu sein, und die Verpflegung des erkrankten Soldaten unter die Obhut des Staates gestellt worden war. Je weiter aber bisher das Lazarethwesen in Preussen verhältnissmässig zurückgeblieben war, um so schneller blühte es nun empor, und erreichte nicht nur, sondern übertraf alsbald die gleichen Einrichtungen in anderen civilisirten Staaten.

Nachdem der Generalstabs-Chirurgus Görcke d. d. Königsberg, 30. September 1809 ein Regulativ über die Lazareth-Verpflegung entworfen hatte, wurde noch in demselben Jahre die 1767 in der damaligen Kasernenstrasse am Brandenburger Thor für das Regiment „Prinz Friedrich" aufgeführte Kaserne durch den Kriegsrath Klepper als Garnison-Lazareth für die Besatzung Berlin's eingerichtet, und diente 1812 zur Aufnahme der Kranken der französischen, 1813—1814 derjenigen der russischen Truppen; beherbergte vorübergehend auch Kriegsgefangene. Im Jahre 1814 wurde das Lazareth seiner ersten Bestimmung wieder überwiesen, doch erwiesen sich alsbald bei der Vermehrung der Berliner Besatzung die vorhandenen Räume als unzureichend, so dass von 1818 an einzelne Regimenter und Abtheilungen der Garnison eigene Lazarethe erhalten mussten: so 1818 das Regiment Kaiser Alexander, 1822 die Garde-Ulanen, 1823 die Garde-Schützen und Garde-Pioniere, 1830 die Garde-Kürassiere und Garde-Dragoner.

Am 1. Juli 1838 schied das Kaiser Franz-Garde-Grenadier-Regiment aus dem Verbande des Garnison-Lazareths aus, in seine Stelle trat das 2. Garde-Regiment z. F., ausser welchem nun auf das Lazareth angewiesen blieben: die Garde-Artillerie-

Brigade, Artillerie- und Ingenieurschule, die Eleven der Thierarzneischule, sämmtliche in Berlin anwesende fremde Militairpersonen und alle Pockenkranke der Garnison, für welche Letzteren eine besondere Abtheilung im Hause eingerichtet war. Das Lazareth selber erhielt den Namen: Special-Lazareth für die Garde-Artillerie und das 2. Garde-Regiment z. F. Der Etat war auf 232 Köpfe berechnet, Raum für 364 Betten vorhanden. Seit dem 1. Januar 1829 wurde auch die Arznei-Verpflegung eine besser geregelte, und es erhielten die einzelnen Lazarethe, unter diesen zuerst das Special-Lazareth für die Artillerie etc., eigene Dispensir-Anstalten.

Da in der Folgezeit die Einrichtungen des Lazareths den gesteigerten Ansprüchen Betreffs der Krankenpflege nicht mehr genügten, wurde ein Neubau auf einem dem Invalidenhause zugehörigen Grundstücke mit einem Kostenaufwande von etwa 200,000 Thalern errichtet und als Garnison-Lazareth im Jahre 1853 eröffnet.

1. Das Garnison-Lazareth, Scharnhorststrasse 11.

Das Lazareth erhebt sich mit drei Stockwerken in freier schöner Lage, inmitten eines parkartigen Gartens, ist für 600 Betten eingerichtet und seit 1867 mit einer Lazareth-Baracke für 32 Betten versehen. Während der Sommer-Monate wird auch eine Anzahl Krankenzelte im Garten aufgestellt.

Zum Verbande des Lazareths gehören gegenwärtig das 2. Garde-Regiment z. F. (Kasernen: Gr. Friedrichsstrasse 107 und Karlstrasse 34. 45), das Garde-Füsilier-Regiment (Kaserne:

Chausseestrasse 76—78), das Garde-Feld-Artillerie-Regiment (Kasernen: Friedrichsstrasse am Oranienburger Thor und am Kupfergraben), Regiment Garde du Corps (Kaserne: Charlottenstrasse bei der Akademie), das 2. Garde-Ulanen-Regiment (Kaserne: bei Moabit), das Eisenbahn-Bataillon und alle Passanten, ausserdem die Eleven der militairärztlichen Bildungs-Anstalten.

Der durchschnittliche Bestand an Kranken beträgt etwa 250 Mann, welche gemäss § 91 des Lazareth-Verpflegungs-Reglements vom Jahre 1852 auf Stationen vertheilt sind. Von den Stationen sind zwei für innere, eine für äussere Krankheiten, die vierte sogenannte gemischte Station dient zur Aufnahme für Augenkranke, Syphilitische und Krätzkranke.

Die Behandlung wird durch 4 Ober-Militair-Aerzte (Stabs- und Oberstabs-Aerzte der betheiligten Truppen) geleitet, welche halbjährlich mit einander wechseln. Unter denselben sind 4 assistirende Aerzte, die in der Anstalt wohnen, angestellt.

Das ganze Lazareth ist gemäss Cab.-Ordre d. d. 24. October 1872 dem Chef-Arzt, gegenwärtig Oberstabs-Arzt Dr. Krautwurst, unterstellt, unter welchem die Kassen- und die Oekonomie-Verwaltung die Leitung der Geschäfte führen.

Oberaufsichts-Behörde ist die Intendantur des Garde-Corps.

Die Aufsicht über die Dispensir-Anstalt, mit welcher ein Arznei-Reserve-Depot und ein sehr bedeutendes Bandage-Magazin verbunden ist, führt ein Ober-Militairarzt, dem ein Assistenzarzt zur Seite steht.

Zwei freiwillige Pharmaceuten fungiren in der Apotheke. Etwa 40 Lazareth Gehilfen versehen den Krankendienst.

Von den assistirenden Aerzten, meist einjährig freiwilligen Unterärzten, ist täglich Einer du-jour; auch von den Oberärzten hat wöchentlich Einer die Verpflichtung, jederzeit Meldungen von besonderen Vorkommnissen im Lazareth entgegenzunehmen, event. selber das Erforderliche anzuordnen.

Die Einrichtungen des Lazareths sind zu loben; es fehlt in keiner Hinsicht an dem im Interesse der Kranken Wünschenswerthen; auch Bade-Einrichtungen, selbst ein russisches Bad, sind vorhanden.

Die Verpflegung ist, wie in allen Militair-Lazarethen, nach dem Reglement für die Friedenslazarethe der Königlich Preussischen Armee d. d. 5. Juli 1852 geregelt. Dasselbe hat nachträglich und namentlich neuerdings durch Beköstigungs-Regulative mannigfache Abänderungen und Verbesserungen erfahren. — Die Aufnahme in das Lazareth erfolgt täglich zwischen 2 und 4 Uhr Nachmittags durch den betreffenden du-jour habenden Arzt. Jeder aufzunehmende Soldat bringt einen von dem betreffenden Truppenarzt ausgestellten Lazarethschein mit. In dringenden Fällen erfolgt die Aufnahme jederzeit.

Die Kranken-Visiten finden in den Vormittagsstunden durch die Ober-Militair-Aerzte, Nachmittags nur durch die Hilfs-Aerzte statt.

Im Jahre 1872 wurden im Garnison-Lazareth 3644 Kranke mit 99,855 Verpflegungstagen verpflegt. Gestorben sind im Lazareth 53. Den grössten Krankenbestand hatte zumeist die äussere Station.

Während des Krieges war das Lazareth hauptsächlich mit schwerer Verwundeten belegt; auch war in der benachbarten Central-Turnanstalt eine Neben-Abtheilung eingerichtet und zur Aushilfe eine Anzahl von Civil-Aerzten für die Behandlung gewonnen. Die Zahl der Verwundeten, die Seitens des Lazareths verpflegt wurden, belief sich zeitweilig auf beinahe 400.

2. Das Lazareth des Kaiser-Franz-Garde-Grenadier-Regiments No. 2 (Kaserne: Pionierstasse), Neue Grünstrasse 19.

Das Lazareth besteht seit 1751, in welchem Jahre es durch das Regiment von Woldeck angekauft und zur Aufnahme der Kranken des Regiments hergerichtet wurde. Aus dem Regiment von Woldeck entstand 1808 das 2. Garde-Regiment z. F., welches anfänglich in der Nähe des Lazareths kasernirt war, später nach den Kasernen in der Friedrichs- und Carlstrasse verlegt wurde und sein Lazareth am 1. Juli 1838 dem Franz-Garde-Grenadier-Regiment überliess, welches bis dahin seine Kranken dem Garnison-Lazareth überwiesen hatte.

Das Lazareth, ringsum abgeschlossen, höchst ungünstig am „grünen Graben" belegen, ist auf 135 Betten eingerichtet und hat durchschnittlich einen Bestand von 60—70 Kranken. Chef-Arzt ist der Oberstabsarzt Dr. Struck. Im Lazareth findet stationsweise Behandlung statt. Ein wachthabender Arzt wohnt in der Anstalt.

Im Jahre 1872 wurden 794 Kranke bei 19,942 Verpflegungstagen in dem Lazareth behandelt. Gestorben sind 8.

3. Das Lazareth des Kaiser-Alexander-Garde-Grenadier-Regiments No. 1 (Kaserne: Alexanderstrasse 1 und 56), Königsgraben 17.

Das Lazareth besteht seit 1818 und ist auf 135 Betten eingerichtet. Der durchschnittliche Krankenbestand beläuft sich auf 60—70 Mann. Chefarzt ist der Oberstabsarzt Dr. Cammerer. Ein wachhabender Arzt wohnt im Hause. Die Behandlung wird stationsweise bewirkt. Im Jahre 1872 sind im Lazareth 750 Mann behandelt; gestorben sind 16 Mann; die Zahl der Verpflegungstage betrug: 21,165.

4. Das Lazareth des 2. Garde-Dragoner-Regiments (Kasernen: Lindenstrasse 36a und Alexandrinenstrasse 12. 13), Belleallliance Platz 13.

Das Lazareth, im Jahre 1822 begründet, diente zuerst zur Aufnahme für die Kranken des damals in der Wilhelmstrasse kasernirten Garde-Ulanen-Regiments, später für die des 1. Bataillons des 8. Infanterie-Regiments, welches 1848 nach Berlin gekommen war und bis 1860 hierselbst verblieb, seit 1860 für diejenigen des neubegründeten 2. Garde-Dragoner-Regiments. Das Lazareth ist für 40 Kranke eingerichtet, meist jedoch nur mit der Hälfte belegt. Chefarzt ist der Oberstabsarzt Dr. Valentini.

Ein wachhabender Arzt wohnt im Hause. Stationsweise Behandlung findet der beschränkten Krankenzahl wegen nicht statt. Die Arzneien liefert die Dispensir-Anstalt des Lazareths der Garde-Kürassiere. Im Jahre 1872 wurden aufgenommen

270 Kranke; die Zahl der Verpflegungskranke betrug 7315. Gestorben sind 3. Das Lazareth hat eine freundliche aber unruhige Lage; hinter dem Hause befindet sich ein kleiner Garten.

5. Das Lazareth des Garde-Schützen-Bataillons und der Garde-Pioniere. (Kaserne und Lazareth: Köpnickerstrasse 13—15.)

Das Lazareth, welches 1823 erbaut wurde, dient zur Aufnahme der Kranken des Garde-Schützen-Bataillons, des Garde-Train- und des 3. Train-Bataillons. Es ist auf 80 Kranke eingerichtet, durchschnittlich mit 50 Mann belegt. Chefarzt ist der Stabsarzt Dr. Kaddatz; neben ihm leitet die Behandlung bei den Pionieren und den Trains der Stabsarzt Dr. Diesterweg. Auch in diesem Lazareth ist von einer stationsweisen Behandlung Abstand genommen. Ein wachhabender Arzt wohnt in der Anstalt. Im Jahre 1872 wurden im Lazareth behandelt bei 18,580 Verpflegungstagen 628 Mann; gestorben sind 6.

6. Das Lazareth der Garde-Kürassiere und des 1. Garde-Dragoner-Regiments (Kaserne: Alexandrinenstrasse 128 und Bellealliancestrasse 6), Hollmannstrasse 3.

Das Lazareth besteht seit 1830. Dasselbe ist eingerichtet auf 70—80 Betten, durchschnittlich belegt mit 40 bis 50 Mann. Chefarzt ist der Oberstabsarzt Dr. Frentzel. Derselbe leitet, in Vertretung des Oberstabsarzt Dr. Wendt, allein die Behandlung, die gleichfalls nicht stationsweise geschieht. Drei Unterärzte, von denen stets einer im Lazareth wohnt, sind bei der Anstalt thätig. Im Jahre 1872 wurden 771 Mann verpflegt; gestorben sind 7. Die Zahl der Verpflegungstage betrug 14,816.

7. Das Lazareth des Invalidenhauses, Invalidenstrasse 47—50.

Das im Jahre 1748 von Friedrich dem Grossen erbaute Invalidenhaus war ursprünglich auf eine Besatzung von 1 Commandanten, 12 Officieren und 600 Mann berechnet, beherbergt jedoch gegenwärtig nur etwas über 100 Mann. Zur Aufnahme schwerer Erkrankter waren früher einige Zimmer in dem einen Seitenflügel des Hauses hergerichtet, doch wurde 1844 ein eigenes, mit 60 Betten versehenes Lazareth erbaut, während die ehemals als Krankenstuben benutzten Räume jetzt als Pflegestation für Altersschwache dienen. Im Lazareth befinden sich durchschnittlich meist nur 10—12 Mann. Die Behandlung im Lazareth wie im Hause leitet der Oberstabsarzt Dr. Leuthold, unter dem zwei Assistenzärzte angestellt sind.

8. Das Lazareth des Cadettenhauses, Neue Friedrichstrasse 13.

Im Jahre 1774 erbaut, hat das Cadettenhaus 6—700 Zöglinge im Alter von 14—18 Jahren; seit dem Jahre 1820 ist die Anstalt mit einem eigenen Lazareth versehen, welches früher 6 Krankenstuben umfasste, seit 1872 aber auf 12 Zimmer erweitert, Raum für 60 Kranke bietet. Der durchschnittliche Krankenbestand beträgt 20—30. Vom 1. December 1871 bis ult. November 1872 wurden im Lazareth 914 Cadetten aufgenommen; von ihnen verstarben 4. Hauptsächlich zur Beobachtung kommende Krankheiten sind: Scharlach, Masern, Halsentzündungen und Typhus. Die Behandlung leitet der Oberstabsarzt Dr. Langenmayer, unter dem 3 Assistenzärzte den Dienst im Lazareth und im Hause versehen. Die Einrichtungen des Lazareths sind denen in anderen Militair-Lazarethen gleich, nur in geringerem Maasse ist grösserer Bequemlichkeit Rechnung getragen.

Mit Ausnahme des Garnison-Lazarethes und des Lazareths des Invaliden- sowie des Cadettenhauses lassen sämmtliche Special-Lazarethe, die u. A. auch der Abzugskanäle und der Waterclosets entbehren, in sanitätlicher Beziehung sehr viel zu wünschen übrig, nud wenn auch kleinere Kranken-Anstalten in mehrfacher Hinsicht den Vorzug vor grösseren zu haben scheinen, ist dennoch für die Verwaltung und zweckmässige Einrichtung vortheilhafter an Stelle vieler kleiner Anstalten eine allgemeine grössere zu errichten, zumal bei dem jetzt üblichen Baracken-System der Anhäufung Kranker in einer Lokalität und den daraus resultirenden Nachtheilen erfolgreich vorgebeugt werden kann. Es liegt deshalb im Plane der Militair-Behörden, in nächster Zeit ein zweites grosses Garnison-Lazareth für Berlin und zwar vor dem Schlesischen oder dem Landsberger Thor zu errichten, und sind bereits mehrfache Unterhandlungen wegen Ankaufs eines entsprechenden Bau-Terrains angeknüpft worden, ohne jedoch bisher zu einem festen Abschlusse geführt zu haben.

Privat-Kranken-Anstalten etc.

Ein grösseres allgemeines Privat-Krankenhaus ist in Berlin nicht vorhanden. Ein solches den zeitgemässen Anforderungen entsprechend herzustellen, würde gegenwärtig so bedeutende Mittel erfordern, dass der Verpflegungssatz ausserordentlich hoch angesetzt werden müsste. Es erklärt sich somit, dass nur eine Reihe kleinerer Institute, welche, sei es in Betreff des Heilverfahrens, sei es in Bezug auf die Art der Krankheiten, die in ihnen zur Behandlung kommen, speciellere Zwecke verfolgen, neben einigen sogenannten Kranken-Pensionen, zur Verfügung steht, und schliessen sich diesen Anstalten die in der Nähe der Stadt befindlichen: in Schöneberg, Pankow, Charlottenburg und Zehlendorf an.

Nach § 30 der Gewerbe-Ordnung bedürfen Unternehmer von Privat-Kranken-, Privat-Entbindungs- und Privat-Irren-Anstalten einer Concession Seitens der zuständigen Verwaltungs-Behörde, für Berlin also, Seitens des Polizei-Präsidiums, doch wird diese Concession nur verweigert, falls Thatsachen vorliegen, welche die Unzuverlässigkeit des Nachsuchenden in Beziehung auf den beabsichtigten Gewerbebetrieb darthun. Die Aufsicht über die Privat-Kranken-Anstalten in Berlin führt gleichfalls das Königl. Polizei-Präsidium.

a. Privat-Heil-Anstalten.

1. Die Klinik des Sanitätsraths Dr. Ewers für Augen-Kranke,

Carlstrasse 4.,

sowie:

2. Die Augen-Klinik des Privat-Docenten Dr. Hirschberg,

Carlstrasse 36.

sind bereits Seite 136 und 137 ausführlicher besprochen und verweisen wir Betreffs ihrer auf das an jenen Stellen bereits Mitgetheilte.

3. Privat-Augen-Klinik des Dr. Casper,

Am Monbijou-Platz 4.

Die Anstalt ist zur Aufnahme von 12 Kranken eingerichtet; sie hat in 2 Abtheilungen 12 Betten, sechs I. und sechs II. Klasse. Mit der Klinik ist eine Poliklinik verbunden, in welcher Unbemittelte unentgeltliche Behandlung finden. Dieselbe wird jährlich von durchschnittlich 2000 Kranken frequentirt. In die stationäre Klinik wurden 1872 aufgenommen 49 Kranke; bei denselben kamen u. A. 10 Staaroperationen, 13 Pupillenbildungen, 8 Schieloperationen, 5 Mal Enucleatio bulbi, 3 Lidoperationen etc. zur Ausführung. Die Verpflegungssätze variiren von 20 Sgr bis 1½ Thlr. täglich, für Communal-Kranke betragen dieselben nur 12½ Sgr.

4. Privat-Augenklinik des Dr. Brecht,

Charlottenstrasse 93.

Die Klinik besteht seit dem Herbst 1869. Sie enthält 16 Betten; die Verpflegungssätze betragen für poliklinische und Communal-Kranke 15 resp. $17\frac{1}{2}$ Sgr., für Privat-Kranke $1\frac{1}{3}$—$1\frac{2}{3}$ Thlr. täglich.

Im Jahre 1872 wurden in der Klinik aufgenommen, 168 Kranke. An ihnen kamen zur Ausführung u. A.: 26 Mal die Operation einfacher Alters-Cataraktea, 12 Mal die Iridectomie, 10 Mal die Circumcision der Hornhaut, 19 Schiel-Operationen, 4 Mal Enucleatio bulbi etc.

Die mit der Klinik verbundene Poliklinik findet im Hause: Charlottenstrasse 65a Nachmittags statt.

5. Privat-Heil-Anstalt des Sanitätsraths Dr. la Pierre für an Syphilis Leidende männlichen Geschlechts,

Neue Hochstrasse 8.

Die Anstalt besteht bereits seit mehr, als 20 Jahren; war früher in andere Localitäten untergebracht und befindet sich seit 15 Jahren in dem eigens für dieselbe hergerichteten Grundstück. Zur Aufnahme kommen an secundärer Syphilis leidende männliche Kranke. Neben der gebräuchlichen Anwendung eines schwachen Decoctum Zittmanni und zweistündigem Schwitzen des Morgens und Abends kommt eine modificirte Inunktions-Cur zur Anwendung, und werden zumeist in 4—5 Wochen 45—60 Gramm Ungt. Mercur. verbraucht.

Bei den bis jetzt in der Anstalt behandelten Kranken,

deren Zahl beinahe 7000 beträgt, sind etwa nur 200 Recidive zur Beobachtung gekommen. Die Anstalt hat 22 Zimmer, Badezimmer etc. und wird jährlich durchschnittlich von mehr als 200 Kranken besucht. Die Verpflegungssätze variiren zwischen 30 und 100 Thlr. monatlich, je nach Stand und Heilbedürfniss; auch werden Unbemittelte zu den niedrigsten Sätzen der öffentlichen Krankenhäuser aufgenommen.

6. Privat-Klinik für Syphilis und Haut-Krankheiten des Dr. Knorr, Halleschestrasse 11.

Die Anstalt besteht erst seit Kurzem, ist sehr elegant und zweckmässig ausgestattet und kann in 27 Zimmern 35 Kranke aufnehmen. Heiz-, Ventilations- und Bade-Vorrichtungen sind besonders zu loben. Die Lage inmitten grösserer Garten-Complexe ist still und freundlich. Die Verpflegungssätze betragen 2 und 3 Thlr. täglich. Zur Aufnahme kommen männliche Kranke, die an Syphilis oder an schwereren Formen chronischer Hautkrankheiten leiden.

---

b. Privat-Entbindungs-Anstalten.

Von vielen Hebeammen der Stadt ist Einrichtung getroffen, um einzelnen Frauenspersonen Behufs ihrer Entbindung Aufnahme und Pflege zu gewähren. Von grösserem Umfange ist allein:

Die Privat-Entbindungs-Anstalt des Sanitäts-Raths Dr. Vocke,
Grosse Frankfurterstrasse 30,

welche seit 1855 besteht, in 10 Zimmern 10 Schwangeren Aufnahme bietet und mit einem Pensionate für Kinder, welche im Hause geboren sind, versehen ist. Die Verpflegungssätze für Wöchnerinnen betragen 30 bis 40 Thlr. monatlich. Durchschnittlich fanden seit Bestehen der Anstalt jährlich 25 Entbindungen in derselben statt.

---

o. Gymnastisch-orthopädische Institute.

1. Gymnastisches Institut des Geheimen Sanitäts-Raths Dr. W. Berend, und die damit verbundene Privat-Heilanstalt für äusserlich Kranke,
Möckernstrasse 133.

Das Institut im Jahre 1840 begründet, befand sich früher in der Oranienburgerstrasse 64, und ist seit 4 Jahren in seinen jetzigen Localitäten untergebracht. Seit seinem Beginne hat dasselbe nahe an 5000 Pensionairen und einer ungleich grösseren Zahl von ambulatorischen Kranken, welche an den verschiedenartigsten orthopädischen und chirurgischen Uebeln litten, Hilfe gewährt. Der Begründer und Besitzer der Anstalt, der lange Zeit hindurch als Assistent Dieffenbachs fungirte, hat von Anfang an, der Anstalt den doppelten

19*

Charakter eines orthopädischen Instituts und einer chirurgischen Heilanstalt zu wahren gesucht und machte sich nächst eigenen Forschungen alle Fortschritte auf dem Gesammtgebiete seiner Specialität zu Nutze, ohne jedoch der einen oder andern vereinzelten Richtung einen übertriebenen Werth beizulegen und ohne jemals den allgemein ärztlichen und chirurgischen Standpunkt zu verlassen. Die im Institut gewonnenen Beobachtungen und Erfahrungen veröffentlichte Berend theils in seinen alle zwei Jahre bei Hirschwald und Hempel herausgegebenen Instituts-Berichten, welche, bis jetzt 14 an der Zahl mit einer reichen Casuistik ausgestattet sind, theils in einer grossen Reihe selbständiger Schriften, sowie in zahlreichen Artikeln deutscher und ausländischer Journale. Zumeist in dem Institut zur Behandlung kommende Krankheitsformen waren scoliosis, spondylarthrocace et kyphosis, contractura genu, pes varus, valgus und equinus, besonders aber Hüftkrankheiten. Die gesammten Räumlichkeiten des Instituts, sowohl für orthopädische, wie auch für chirurgische und operative Krankheitsfälle fassen 20—30 Pensionaire. Die Anstalt ist mit einem gymnastischen Kursaal, Bade-Einrichtungen etc. versehen. Die Pensionssätze werden nach freiem Abkommen mit dem Besitzer festgesetzt und betragen durchschnittlich 60—100 Thlr. monatlich. Für Erziehung und Unterricht der jüngsten Pensionaire ist gesorgt. Auch ausserhalb der Anstalt Wohnende können die heilgymnastischen etc. Uebungen, die elektrische Kur und, die Bäder in der Anstalt benutzen.

Das Institut besitzt eine sehr beachtenswerthe Sammlung von Photographien, Gipsmodellen und Präparaten. Ein von Berend auf Wunsch der K. Russischen Regierung zusammengestellter vollständiger Lehr-Apparat ist den Universitäten Charkof und Kiew zum Unterricht von ihm übergeben worden.

Im letzten Kriege hat das Institut sich durch seine Hilfsmittel vielfach wirksam erwiesen (cfr. Berend „über den Nutzen der Heilgymnastik zur Beseitigung der durch Verletzungen mittelst Waffen entstandenen Gebrechlichkeiten" Berlin bei Hempel 1871). Auch für den Nutzen der Heilgymnastik bei inneren Krankheiten finden sich in den Berend'schen Berichten vielfache Belege.

2. Institut für Orthopädie und schwedische Heilgymnastik des Geheimen Sanitäts-Raths Dr. Eulenburg, Grosse Friedrichstrasse 103.

Das Institut wurde 1851 durch Dr. Eulenburg eröffnet und befindet sich in demselben Hause, in welchem Anfangs der 20ger Jahre die erste orthopädische Anstalt Berlin's durch Dr. Blömer begründet war. Eulenburg hatte Gelegenheit in dem, von dem genialen Bühring, einem Neffen Dieffenbach's, geleiteten orthopädischen Institut hierselbst, die Handhabung und Erfolge der in Anwendung gebrachten Hilfsmittel aus dem Gebiete der operativen Orthopädie und der orthopädischen Mechanik zu beobachten, in welcher Sphäre Bühring's Leistungen anerkannt vortreffliche waren. In Stockholm studierte Eulenburg später die von Ling erfundene Methode der localisirten Uebung einzelner specieller Muskeln und Muskelgruppen, und eignete sich von derselben das Brauchbare zur Behandlung derjenigen orthopädischen Krankheitsformen an, deren Ursache in einer verminderten Energie einzelner Muskeln begründet ist. Nebenbei wendete Eulenburg, fern von jeder fanatischen Einseitigkeit auch anderweitige Hilfsmittel an: Electricität bei Paralysen, Tenotomie bei Muskel-Retraction,

Brisement bei Ancylosen, absolute Ruhe bei chronisch-entzündlichen Gelenkaffectionen etc. etc., und lenkte grosse Aufmerksamkeit auf die Vervollkommnung der vorhandenen und die Angabe neuer Apparate, von denen sich viele in der von F. Goldschmidt bei A. Hirschwald herausgegebenen „chirurgischen Mechanik" beschrieben und abgebildet finden.

Ueber Eulenburg's Ansichten, Principien und Behandlungsweise geben seine „klinischen Mittheilungen aus dem Gebiete der Orthopädie und Heilgymnastik," sowie eine grosse Menge von Journal-Artikeln Auskunft, die er im Journal für Kinderkrankheiten von Behrend und Hildebrandt, in Virchow's Archiv, in der medicinischen Central-Zeitung, in der Berliner klinischen Wochenschrift und in der deutschen Klinik veröffentlichte.

Ausserdem erschien 1853 bei A. Hirschwald eine von ihm verfasste Abhandlung „die schwedische Heilgymnastik." Versuch einer wissenschaftlichen Begründung derselben; und ebendaselbst „die Heilung der chronischen Unterleibs-Beschwerden durch schwedische Heilgymnastik auf Wissenschaft und Erfahrung begründet."

Die Anzahl der im Institut, seit seinem Entstehn behandelten Kranken beläuft sich auf etwa 6000. Das grösste Contingent bilden die verschiedenen Arten von Rückgrats-Verkrümmungen, demnächst Deformitäten des Fusses und die Gelenk-Verkrümmungen. Eulenburg ist stets persönlich thätig in den für die heilgymnastische, elektrische und mechanische Behandlung festgesetzten Stunden. Das Institut erfreut sich einer ausserordentlichen Frequenz, und dürfte dieselbe nicht mit Unrecht als Zustimmung der ärztlichen Kreise zu den von dem Leiter der Anstalt vertretenen Ansichten auf dem Gebiete der Orthopädie gedeutet werden. Die Aufnahme in das Institut erfolgt nach vorangegangener sorgfältiger Untersuchung des Kranken nur dann, wenn ein günstiger Erfolg in Aussicht gestellt werden kann. Das vierteljährliche Honorar für die heilgymnastische und orthopädische Behandlung, soweit solche sich auf täglich einmaligen Besuch des heilgymnastischen Kursaals erstreckt, beträgt pränumerando 40 Thlr., für einen Monat 17 Thlr. Das mit der Anstalt verknüpfte Pensionat kann 25 Kranke aufnehmen, und beträgt die Pension, abgesehen von dem Honorar für die Behandlung, 30 Thlr. monatlich. Die ärztliche Behandlung leitet der Begründer der Anstalt in Gemeinschaft mit seinem Sohne Dr. A. Eulenburg. Technisch in der Heilgymnastik geschulte Assistenten und Assistentinnen beaufsichtigen die Uebungen.

3. Gymnastisch-orthopädisches Institut des Dr. Löwenstein, Heilige Geiststrasse 7.

Das Institut besteht seit 1853 Stationaire Kranke werden nur ausnahmsweise aufgenommen. Die Behandlung beschränkt sich auf heilgymnastische Uebungen, zu welchen die Kranken sich täglich in der Anstalt einfinden. Gegenstand der Behandlung ist vorzugsweise Scoliosis, doch auch Nervenleiden, Chlorose etc. unterzogen sich der Kur nicht ohne Erfolg.

d. Privat-Irren-Anstalten.

Nach der für die Inhaber von Privat-Irren-Anstalten giltigen gesetzlichen Bestimmung dürfen Geistes-Kranke in Privat-Anstalten nur nach eingeholter polizeilicher Genehmigung aufgenommen werden. Ueber jeden Kranken ist ein eigenes Aktenstück anzulegen, ein vorschriftmässiges Kranken-Journal zu führen, und alljährlich ein Bericht über die Krankenbewegung in der Anstalt der Behörde einzureichen.

1. Irren-, Heil- und Pflege-Anstalt der Frau Schneider, geb. Klinsmann, Schönhauser Allee 9.

Die Anstalt besteht seit 1820, ist für 60 Kranke beiderlei Geschlechts berechnet und hat einen durchschnittlichen Bestand von etwa 40 Kranken. Am 1. Januar 1872 befanden sich in der Anstalt 46 Kranke; der Zugang betrug im Laufe des Jahres 16, in Abgang kamen 19, verblieben Ausgangs 1872 43 Kranke, und zwar 24 männliche und 19 weibliche. Die Verpflegungssätze betragen in der Heil-Anstalt 50—65 Thlr. monatlich, in der Pflege-Anstalt 30—40 Thaler. Die Einrichtungen der Anstalt sind zweckmässig und gut. Die ärztliche Behandlung leitet der Privat-Docent Dr. Wilhelm Sander.

2. Pflege-Anstalt für unheilbare Geisteskranke der Frau Wittwe D. Rupp,

Badstrasse 36.

Die Anstalt besteht seit 1867, befand sich zuerst Schönhauser Allee No. 98, von wo sie vor 2 Jahren nach dem Gesundbrunnen verlegt wurde. Es können 25—30 Kranke Aufnahme in derselben finden. Die Anstalt hat eine freundliche und gesunde Lage, Bade-Einrichtungen und Garten-Promenade. Als Arzt fungirt an derselben Dr. Ritterfeld. Der Verpflegungssatz beträgt 20 Thaler monatlich, und wird bei erhöhten Ansprüchen entsprechend erhöht.

3. Geisteskranken- und Idioten-Anstalt des Dr. Albu,

Schönhauser Allee 135.

Die Anstalt, früher ausschliesslich zur Aufnahme von Idioten bestimmt, wurde 1858 durch C. W. Bösch begründet und ist erst vor Kurzem in den Besitz des Dr. Albu übergegangen. Der neue Besitzer hat umfassende Veränderungen in der Organisation der Anstalt vorgenommen, und wird dieselbe fernerhin neben einer bestimmten Anzahl Idioten auch Geisteskranken Aufnahme gewähren. Der Totalbestand an Kranken wird sich nach Vollendung einiger Umbauten auf 40 erhöhen lassen. Die Pensionssätze sind noch nicht normirt. Die ärztliche Behandlung leitet der Besitzer; als Assistenzarzt an der Anstalt fungirt der im Hause wohnende Dr. Albu jun.

e. Wasserheil-Anstalten.

1. Anstalt des Vereins der Wasserfreunde, Commandantenstrasse 9.

Der Verein der Wasserfreunde besteht seit 1838 und errichtete 1843 die Heil- und Bade-Anstalten in der Commandantenstrasse. Arzt der Gesellschaft ist der in der Anstalt wohnende Dr. Berkholtz.

Nach dem Bericht für das Jahr 1871 zählte der Verein Ausgangs des Jahres 420 Mitglieder. Der Behandlung mit Wasser gaben sich im Laufe des Jahres 988 Kranke hin, von diesen 254 in der Vereins-Anstalt, 734 in ihren Wohnungen. Die Badeeinrichtungen sind seit 1868 der allgemeinen Benutzung zugänglich und wurden 1871 in der Bade-Anstalt verabfolgt: 29,937 kalte, 2020 warme Bäder I. Klasse, 12,946 warme Bäder II. Klasse, 10,137 warme Bäder III. Klasse, 1517 kalte Douchen und Brausen, 5 heisse Douchen, 16 Abreibungen, 5515 Sitzbäder, 205 Schwitzkasten-Bäder, abgesehen von den in der Heil-Anstalt verabfolgten 12,040 diversen Bädern.

In dem Vereins-Garten wurde 1868 eine öffentliche Brunnen- und Molken-Trink-Anstalt eröffnet, welche 1871 von 203 Curgästen benutzt wurde. Die Summe der Einnahmen betrug 1871: 19,731 Thaler, die Gesammt-Ausgabe 20,234 Thaler: die Gesammt-Schuldenbelastung des Grundstückes beläuft sich auf 124,681 Thaler und hat sich 1861 gegen das Vorjahr um reichlich 3000 Thaler verringert.

Der Vorstand des Vereins, aus 3 Mitgliedern bestehend, führt die Aufsicht über die Anstalten; ein Inspektor leitet die Verwaltung. Die Mitglieder zahlen zur Vereinskasse einen

Beitrag, und zwar im ersten Jahre 18 Thaler, im zweiten Jahre 15 Thlr., im dritten und den folgenden Jahren 12 Thlr., wofür ihnen die Benutzung des Gartens, sowie der kalten Bäder und Douchen, desgleichen der warmen Bäder dritter Klasse freisteht. Den Angehörigen der Vereinsmitglieder wird Betreffs der Bäder eine bedeutende Preisermässigung gewährt. Für Nicht-Mitglieder sind die Preise der Bäder den in anderen Bade-Anstalten üblichen analog. Der Vereinsarzt ist zur unentgeltlichen Behandlung der Mitglieder verpflichtet.

Die Preise der Zimmer im Curhause variiren für Vereinsmitglieder von 16—32 Thaler monatlich, für Nicht-Mitglieder von 24—40 Thaler.

Das Abonnement in der Brunnen- und Molken-Trink-Anstalt beträgt wöchentlich $2\frac{1}{2}-3\frac{1}{3}$ Thaler.

2. Anstalt des Dr. Rosenfeld, Kurfürstenstrasse 8.

Die Anstalt, welche seit 1865 besteht, enthält 8 Krankenzimmer und verpflegte 1872: 38 Kranke. Die Verpflegungssätze variiren zwischen 50 und 80 Thaler monatlich. Zur Anwendung kommen hauptsächlich Wassercuren, ohne jedoch den Gebrauch anderer Curen auszuschliessen. Rheumatische Leiden und sexuelle Schwächezustände boten sich der Mehrzahl nach der Behandlung dar.

Heil- und Pflege-Anstalten in unmittelbarer Nähe Berlins.

1. Maison de Santé
in Schöneberg.

Aus einem im Jahre 1861 begründeten kleineren Curhause, welches Kranke Behufs Molken-, Brunnen- oder medicinischer Badecuren aufnahm, entwickelte sich 1863 die „Maison de Santé", die sich die Aufgabe stellte, akute wie chronische Kranke zu verpflegen. Die Anstalt enthielt 50 Krankenzimmer, war mit einem Inhalations-Salon, einem Cabinet für comprimirte Luft und Einrichtungen zur Darstellung frischer Molken ausgestaltet und erweiterte sich im Jahre 1866 durch Ankauf von Nachbar-Grundstücken, auf denen Abtheilungen für Nerven- und Geisteskranke errichtet wurden.

Gegenwärtig umfasst die Anstalt in drei verschiedenen Gebäuden drei vollständig getrennte Abtheilungen: für körperlich Kranke, Nervenkranke und Geisteskranke.

Alle Einrichtungen der Anstalt sind zweckmässig, die Krankenzimmer freundlich und hell, theils nach der Dorfstrasse, theils nach dem parkartigen Garten belegen.

Auf jeder Station befinden sich Diener-, Wärter-, Bade-Zimmer, Waterclosets, sowie grössere Räumlichkeiten zu geselliger Unterhaltung etc.

Der Pensionspreis für körperlich Kranke, welcher die volle Verpflegung in sich begreift, variirt zwischen 75 und 150 Thaler monatlich, je nach den Ansprüchen des Kranken Betreffs der äusseren Eleganz. Die Zahl der somatisch Kranken beträgt durchschnittlich einige 30.

In der Nerven- und Geisteskranken-Abtheilung ist der Verpflegungssatz auf 60—100 Thaler normirt. Die Abtheilung für nervenkranke Herren befindet sich in der dritten Etage des Hauptgebäudes, für nervenkranke Damen in einem eigenen Seiten-Anbau des Vorderhauses. Die Abtheilungen für die Geisteskranken sind in den Seitenflügeln und in besonderen Baulichkeiten im Garten untergebracht. Für Tobsüchtige und besonders unruhige Kranke sind eigene Beobachtungs-Stationen hergestellt. Die Zimmer dieser Station sind dem Bedürfniss entsprechend eingerichtet; haben Fenster von halbzölligem Spiegelglas und münden auf einen gemeinsamen Corridor, von dem aus die Beobachtung leicht zu bewirken ist. Zwei Isolirzellen, von denen die eine gepolsterte Wände hat, sind vorhanden.

Gegenwärtig befinden sich auf der Nervenkranken- und Irren-Abtheilung 32 männliche und 32 weibliche Kranke.

Mit der Anstalt ist eine Filiale der städtischen Irren-Anstalt für 75 Männer und 70 Frauen verbunden. Für jeden Kranken dieser Stationen ist ein Luftraum von etwa 800 C.-F. bemessen. Auch fehlt es hier nicht an Speisesaal, Glashalle, Badezimmern und Waterclosets.

Das Wasser, welches zur Bewässerung der 8 Morgen grossen Gärten, zu den Bädern und zum Hausbedarf nöthig ist, wird aus einer eigenen Wasserleitung gewonnen und vermittelst zweier Gaskraft-Maschinen in die Reservoirs gepumpt. Eine dieser Maschinen versorgt auch das pneumatische Cabinet mit dem erforderlichen Quantum atmosphärischer Luft. Die Gesammtzahl der in der Anstalt verpflegten Kranken beträgt durchschnittlich stets 220—240.

Die ärztliche Behandlung befindet sich in den Händen des Begründers der Anstalt, des San.-Rath Dr. Levinstein:

Als Assistenzärzte fungiren gegenwärtig Dr. Jacobi, Dr. Bamberg und Dr. Falk; zu Consultationen werden die Coryphäen der Wissenschaft und der Praxis aus Berlin häufig herzugezogen.

2. Die Irren-Heil- und Pflege-Anstalten in Pankow.

Im Jahre 1862 begründete Frau Feyh, geb. Lambelet, die erste Pflege-Anstalt in Pankow für unheilbare Geisteskranke, welcher 1865 eine zweite durch Frl. Welczeck, 1866 eine dritte durch Herrn Reyer begründete zur Seite trat. Letztere Anstalt verpflegte bis jetzt einige 50 männliche Geisteskranke, die Anstalt des Frl. Welczeck einige 40, die der Frau Feyh 40 weibliche Kranke.

Gegenwärtig beherbergen die drei Pflege-Anstalten im Ganzen 80 Kranke und zwar 50 weibliche und 30 männliche. Der Pensionssatz ist in allen dreien auf monatlich 25 Thlr. festgesetzt. Die Krankenbewegung in den Anstalten ist, der Natur der Sache gemäss, nur gering; zur Aufnahme kommen durchschnittlich jährlich 4—6 neue Fälle. Die ärztliche Oberleitung führt der Privat-Docent Dr. Mendel, welcher neben den Pflege-Anstalten im Jahre 1868 eine Heil-Anstalt für Geisteskranke beiderlei Geschlechts in Pankow eröffnete. Die Heil-Anstalt trennt in drei verschiedenen Häusern auf einem Grundstück die ruhigen von den unruhigen Kranken, und hat auch zugleich in einem vollständig abgesonderten Hause eine Abtheilung für Reconvalescenten und solche Kranke, welche eine Beschränkung der persönlichen Freiheit nicht benöthigt machen. Die Heil-Anstalt, sowie jede der drei Pflege-Anstalten hat einen eigenen grossen Garten, ausserdem bieten die Umgebungen des Dorfes, der Schlosspark etc. Gelegenheit zum Aufenthalt im Freien.

In der Heil-Anstalt war ultimo 1871 ein Bestand von 20 Männern und 8 Frauen; aufgenommen wurden im Laufe des Jahres 45 Männer und 30 Frauen, in Abgang kamen 39 Männer und 23 Frauen, so dass ultimo 1872 in Bestand blieben 26 Männer und 15 Frauen.

Der Verpflegungssatz beträgt monatlich 50 Thlr. Der dirigirende Arzt und zwei Assistenten, gegenwärtig Dr. Krohn und Dr. Hadlich, wohnen in der Anstalt; ein Inspektor und eine Oberin führen die Verwaltung; ein Oberwärter, 6 Wärter und 6 Wärterinnen üben den Dienst bei den Kranken aus.

3. Das Elisabeth-Stift zu Pankow.

Von der Frau Prediger Weise im Jahre 1826 mit Hilfe freiwilliger Beiträge begründet und durch solche erhalten, führt die Anstalt ihren Namen zu Ehren der Königin-Wittwe, und gewährt elenden und gebrechlichen Kindern aus der Stadt und der nächsten Umgebung, denen die mütterliche Pflege mangelt, vom zartesten Alter bis zum 6. Jahr Aufnahme und Pflege, theils gegen eine geringe Pension, theils unentgeltlich. Auch uneheliche Kinder und Findlinge werden aufgenommen. Der Bestand beträgt durchschnittlich 20—30. Die gesammte Einnahme belief sich im Jahre 1870 auf etwa 2000 Thlr., die Ausgabe betrug etwas über 1500 Thlr. Die Anstalt besitzt ein kleines Kapital-Vermögen von etwa 5000 Thlr. Die Verwaltung leitet Fr. Minna Hensel; als Anstaltsarzt fungirt der Privat-Docent Dr. Mendel.

4. Irrenheil- und Pflege-Anstalt des Dr. Edel in Charlottenburg, Berlinerstrasse 18.

Die am 1. März 1869 eröffnete Anstalt, welche bis jetzt 142 Kranke aufgenommen und gegenwärtig 64 in Bestand hat, ist von ihrem Besitzer und ärztlichem Direktor eigens zu dem Zwecke, dem sie dient, hergerichtet und mit allem Comfort der innern Ausstattung versehn. Die Behandlung wird unter möglichster Vermeidung aller Zwangsmittel geführt; für Unterhaltung und Zerstreuung der Kranken etc. ist auf das Beste gesorgt. Die Verpflegung geschieht in zwei getrennten Abtheilungen, von denen die eine 50 weibliche Communal-Kranke aus Berlin für einen Kostensatz von 20 Sgr. täglich, die andere Privat-Kranke beiderlei Geschlechs für 40 bis 50 Thlr. monatlich verpflegt. Letztere Abtheilung hat gegenwärtig einen Bestand von 14 Kranken (10 männliche und 4 weibliche) und bietet noch Raum für 2 männliche Kranke.

5. Irrenpflege und Heil-Anstalt des Dr. Filter in Charlottenburg, Verlängerte Leibnitzstrasse.

Freundlich und gesund gelegen, mit dem Blick auf den Grunewald und Westend ist die Anstalt, die vor 2 Jahren von Berlin nach Charlottenburg übersiedelte, mit allem wünschenswerthen und zweckentsprechendem Comfort versehen und bietet 20 weiblichen Kranken Aufnahme und Pflege. Die ärztliche Behandlung leitet der Besitzer der Anstalt. Eine Oberin und 4 Wärterinnen üben den Krankendienst. Die Pensionssätze variiren zwischen 400 und 700 Thlr. jährlich.

6. Pensionat für Gemüthskranke des Direktor a. D. Dr. Sponholz in Charlottenburg, Verlängerte Leibnitzstrasse.

Die Anstalt, welche 1871 nach einem sorgsamen Plane höchst zweckmässig erbaut und von Gärten umgeben ist, verpflegt 8—10 ruhige, den höheren Ständen angehörige Gemüthskranke beiderlei Geschlechts, welche im Familienkreis Ersatz für die eigene Häuslichkeit, oder den Uebergang zu derselben finden sollen. Ausgeschlossen von der Aufnahme sind Solche, welche nicht für den Familien-Verkehr zugänglich sind, oder Eigenschaften besitzen, welche das Zusammenleben dauernd stören. Wie die Anstalt äusserlich im Styl einer Villa gehalten ist, wird auch in der Behandlung Alles vermieden, was an den Zwang einer Anstalt erinnern könnte. Der Arzt und seine Familie verkehren mit den Kranken, als gleichberechtigten Gliedern desselben Hausstandes. Besondere Aufmerksamkeit ist auf die Auswahl des Warte-Personals gewendet. Dasselbe besteht aus humanen und gebildeteren Personen. Die Beköstigung ist kräftig und nahrhaft. Die Pension beträgt vierteljährlich 125—200 Thlr.

7. Pensionat für Gemüths- und Nerven-Kranke des Frl. M. Schultz in Charlottenburg, Lützow 12a.

Die Anstalt besteht erst seit einigen Jahren, und verpflegt 10—12 ruhige Kranke weiblichen Geschlechts. Die ärztliche Behandlung leitet der Sanitäts-Rath Dr. Liebert. Die Pensionssätze variiren zwischen 25 und 40 Thaler monatlich. Die Anstalt ist einfach, jedoch sauber und freundlich, und mit allen zur Pflege erforderlichen Einrichtungen versehen.

8. Privat-Irren-Heil- und Pflege-Anstalt des Frl. Prillwitz in Charlottenburg, Schlossstrasse 33.

Die, von der Mutter der jetzigen Besitzerin im Jahre 1841 begründete Anstalt bietet Raum für 30 weibliche Gemüthskranke. Gradezu Tobsüchtige sind von der Aufnahme ausgeschlossen. Die Pensionsätze variiren zwischen 200 bis 480 Thlr. jährlich. Als Anstaltsarzt fungirt der Sanitäts-Rath Dr. Liebert. Die Anstalt ist mit Bade-Einrichtungen, Garten etc. versehn.

Asyl Schweitzerhof bei Zehlendorf, Privat-Heil-Anstalt für weibliche Gemüthskranke.

Die Anstalt, im Jahre 1853 durch den Geh. Sanitäts-Rath Dr. Laehr begründet und in der Folgezeit mannigfach erweitert, gewährt 80 nerven- und gemüthskranken Damen Aufnahme und Pflege. Die Lage des Hauses ist isolirt, freundlich und gesund, auf einer Anhöhe zur Seite einer kleinen Waldung, wenige Minuten von Zehlendorf, Station der Berlin-Potsdamer Eisenbahn. Die Direktion, sowie die ärztliche Oberleitung ruht in der Hand des Besitzers, dem in Betreff der Krankenpflege seine Gattin, ein Assistenzarzt

(Dr. Schroeter), ein Anstalts-Geistlicher und eine grössere Anzahl gebildeter Gehilfinnen zur Seite stehn. Ausser im Haupt-Gebäude sind die Kranken in sechs isolirten, inmitten der Garten- und Park-Anlagen erbauten Pavillons untergebracht. Die Gesammtzahl der Kranken ist in kleine Gruppen getheilt, von denen jede eine gesonderte Abtheilung darstellt. Jede Abtheilung, aus 3 bis 5 Kranken bestehend ist einer Oberin unterstellt. Auch der Anstalts-Geistliche hat in seinem dazu erbauten Hause eine Abtheilung in eigener Pflege, während die Kranken von der Anstalt aus behandelt werden. Die Beziehungen zur Aussenwelt werden durch den Direktor vermittelt. Die Anstalt sucht den Charakter der Heilanstalt streng zu bewahren, und bietet nur relativ Heilbaren Aufnahme. Sämmtliche Einrichtungen des Instituts, wohl des bedeutendsten seiner Art in Deutschland, sind vortrefflich. Eine eigene Kalt- und Warm-Wasserleitung versorgt sämmtliche Abtheilungen und die höchst zweckmässig construirten Waterklosets und Bäder. Ein grosser Speise-, Conversations- und gymnastischer Kur- und Bet-Saal dient dem gemeinsamen Gebrauch. In der Umgebung der Gebäude sind 360 Morgen, der Anstalt zugehörigen Landes, mit wohlgepflegten Park-Anlagen bedeckt.

Die Pension beträgt monatlich 60 Thlr. Gold.

Die Behandlung ist eine streng individualisirende, gleichzeitig psychische und somatische; die getrennten Abtheilungen bieten die Möglichkeit, die einander schädlichen Elemente unter den Kranken zu trennen, die nützlich auf einander einwirkenden hingegen in geeigneter Weise zu verbinden: sie erleichtern es, dem einzelnen Kranken dasjenige Maass von Freiheit oder Beschränkung zu gewähren, welches der individuelle Zustand erfordert. Wird im Allgemeinen auch die zwanglose Behandlung in der Anstalt geübt, bleibt sie dennoch fern von jeder Einseitigkeit, und hält im Wesentlichen an den Principien fest, welche der Leiter des Asyls Schweitzerhof in seinem Werke „über Irrsein und Irren-Anstalten, Halle 1852" in treffendster Weise entwickelte.

Gesundheits-Pflege etc. Vereine.

Im Interesse der öffentlichen Gesundheits- sowie der Kranken-Pflege bestehen in Berlin neben den bisher besprochenen Einrichtungen und Anstalten zahlreiche Privat-Vereine und Institutionen, welche sanitätliche und humanitäre Zwecke verfolgen. Wenn von den letzteren hier nur diejenigen Erwähnung finden, welche in einer direkten Beziehung zum Sanitätswesen stehen, so verkennen wir doch keineswegs, dass alle auf die Abwehr der Armuth und der Unsittlichkeit gerichteten Bestrebungen in gleicher Art günstig zurückwirken auf die Mortalität und den allgemeinen Gesundheitszustand, und dass das gesammte Humanitätswesen unserer Stadt eine durchaus berechtigte Stellung auch im „medicinischen Berlin" behaupten dürfte. Wie die Gesundheit des Einzelnen schliesslich nichts Anderes ist, als das Resultat guter körperlicher und geistiger Entwickelung, so bilden die Gesundheits- und Mortalitäts-Verhältnisse eines Volkes den richtigsten Maasstab für die Cultur und die Gesittung desselben, und wenn bisher die Medicin sich zumeist nur auf ihre Aufgaben als Heilkunst beschränkte, wenngleich sie gerade in neuester Zeit sich mehr und mehr von ihrem erhabenen Ziel entfernt zu haben scheint, und das edelste menschliche Streben zu einem Handwerk herabgewürdigt ist, so steht dennoch zu hoffen, dass vielleicht gerade aus dieser Verirrung die Heilkunde sich endlich emporschwingt zu dem, was sie sein soll: zu einer Gesundheitspflege des Volkes!

Einstweilen freilich, das dürfen wir nicht verhehlen, hat die ärztliche Kunst, nicht ohne eigenes Verschulden, die ihr gebührende Achtung bei der Menge verloren; sie hat es nicht verstanden, das Interesse für ihre Aufgaben zu erwecken und zu nähren, und nur hin und wieder, wenn in der Gestalt verheerender Epidemieen die beleidigte Natur ihre Mahnung an die Menge ergehen lässt, erwacht dieselbe aus ihrer Gleichgiltigkeit und richtet zeitweilig ihre Aufmerksamkeit auf die zahlreichen Gefahren, von denen wir sichtbar und unsichtbar in den verschiedensten Formen und an allen Orten bedroht sind. So geschah es beim Herannahen der Cholera im Jahre 1871. Die Sanitäts-Commissionen, die eilig in den Revieren der Stadt zusammentraten, beschlossen zum grössten Theil, auch künftighin dauernd im Interesse der öffentlichen Gesundheitspflege fortzuwirken. An gutem Willen fehlte es nicht, wohl aber an leitenden Kräften, und nur zu bald erlahmte die Bereitwilligkeit. In gleicher Bestrebung bildete sich im November ejusd. ann. der Verein für öffentliche Gesundheitspflege, welcher die Förderung der Gesundheitspflege bezweckt, und durch populäre Vorträge in den während des Winters monatlich stattfindenden Versammlungen, zu denen auch Nicht-Mitglieder und Frauen Zutritt haben, zu wirken sucht.

Ein Sachverständigen-Ausschuss, aus 20 Mitgliedern bestehend, behandelt Specialfragen in besonderen Commissionen, deren Sitzungen je nach Bedürfniss abgehalten werden. Wesentliche Beschlüsse des Sachverständigen-Ausschusses werden nach Möglichkeit in den öffentlichen Blättern mitgetheilt; desgleichen wird in den Zeitungen über die in den Vereins-Versammlungen gehaltenen Vorträge referirt. Der Beitrag der Mitglieder zur Vereinskasse beträgt 1 Thaler jährlich. Vorsitzender des Vereins ist gegenwärtig der Buchhändler Kaiser: die Zahl der Mitglieder beträgt einige 90.

Auch die Sanitätswachen, deren Einführung bereits 1854 durch Dr. Julius Beer angeregt war, dankten der drohenden Cholera-Gefahr ihre Begründung. Der Berliner Lokal-Verein zur Pflege im Felde verwundeter und erkrankter Krieger, in der Errichtung von Sanitätswachen eine entsprechende Friedensthätigkeit erblickend, eröffnete im Mai 1872 die beiden ersten derartigen Institute in der Kurstrasse No. 39 und in der Joachimstrasse No. 4.

Für jede Sanitätswache sind 3 approbirte Aerzte und 3 geprüfte Heilgehilfen mit festem Gehalt (200—240 Thaler jährlich für die Aerzte und 100 Thaler für die Heilgehilfen) angestellt, von denen abwechselnd in jeder Nacht während der Sommermonate von Abends 10 Uhr bis Morgens 5½ Uhr, im Winter von Abends 10 Uhr bis Morgens 6½ Uhr ein Arzt und ein Heilgehilfe in der Wache stationirt ist, welche je nach Art des Falles in und ausserhalb der Wache Rath und Hilfe ertheilen. Das Innere der Sanitätswachen ist so hergerichtet, dass bei vorkommenden Unglücksfällen Personen Aufnahme finden können und so lange dort unter ärztlicher Fürsorge verbleiben, bis der von der Behörde requirirte Krankenwagen (resp. Droschke) dieselben in ihre Häuslichkeit oder in das Krankenhaus zu befördern bereit ist.

Die für dergleichen Fälle nöthigen Apparate, Instrumente und Arzneien sind an Ort und Stelle und ist nach dieser Richtung hin in jeder Wache für Alles ausreichend gesorgt. Eine dritte Wache wurde am 1. October 1872 in der Schönhauser Allee No. 27 und eine vierte am 1. April 1873 Unter den Linden No. 64 eingerichtet.

Die Wache No. 1 endlich wurde von der Kurstrasse nach der Brüderstrasse No. 10 verlegt.

Die Verwaltung der Sanitätswachen leitet ein aus dem Berliner Lokal-Verein gewähltes Direktorium, an dessen Spitze der Hofbildhauer Gilli steht.

Zahlung für geleistete Hilfe wird niemals verlangt. Etwaige sofort gezahlte Honorare sind anzunehmen, zu buchen und der Vereinskasse einzuliefern. Zahlungen für etwaige fernere Besuche am Tage gehören dem betreffenden Arzte.

Bisher haben die Sanitäts-Wachen in etwa 1500 dringenden Fällen Beistand und Hilfe geleistet.

Kranken- und Sterbe-Kassen entstanden in Berlin bereits vom Jahre 1768 an. Die erste wurde von den 1730 bis 1740 hierselbst eingewanderten sächsischen Stuhlarbeitern begründet, welcher analog sich alsbald mehrere gleichartige bildeten, die anfänglich gleich den Krankenpflege-Vereinen einen zünftigen Charakter trugen, später jedoch allgemein zugänglich wurden; erst unter der Aufsicht der städtischen Behörden standen, 1836 aber unter die Oberaufsicht des Polizei-Präsidiums traten. Während die Kranken-Vereine, ihren Mitgliedern gegen geringe laufende Beiträge in Krankheitsfällen unentgeltlich ärztlichen Beistand und Arznei gewährten, beschränkten sich die Kranken- und Sterbe-Kassen auf Zahlung von Geld-Unterstützung an erkrankte, und auf Gewährung von Beihilfen zu den Beerdigungskosten für verstorbene Mitglieder. Die meisten dieser Kassen haben neuerdings ihre

Thätigkeit auf letztere Aufgabe concentrirt. Sie sind theils ziemlich alten Ursprungs, wie z. B. die Süssmann'sche, die bereits 1797 bestand, haben aber fast alle gegenwärtig nur eine geringere Zahl von Mitgliedern. Von 85, die zeitweilig in Berlin existirten, bestehen im Ganzen noch 28, unter welchen als eine der bedeutendsten und bestorganisirten die Kasse No. 27, auch als die Ehlert'sche Kasse bezeichnet, erscheint. Im Jahre 1872 umfasste dieselbe 2409 Personen als Mitglieder, darunter: 841 Ehepaare, 212 einzelne Männer und 515 einzelne Frauen. Die Kasse, deren Büreau sich in der Lindenstrasse 121 befindet, hat ein Capital-Vermögen von etwas über 7000 Thlr.: die Einnahme betrug 1872: 5811 Thlr., die Ausgabe: 4388 Thlr. davon entfielen für Krankengelder: 3214 Thlr. Ausser einem Eintrittsgeld von 25 Sgr. für die Person, also 1 Thlr. für ein Ehepaar, sind als Beitrag vierteljährlich zu zahlen; für ein einzelnes männliches Mitglied 19 Sgr., und zwar 7 Sgr. zur Kranken- 12 Sgr. zur Sterbekasse; für ein einzelnes weibliches Mitglied: 12 Sgr., da solches nur in die Sterbekasse aufgenommen wird, für ein Ehepaar 26 Sgr. Ausser den Mitgliedern hat die Kasse auch sogenannte halbe Mitglieder, d. h. solche, welche nur die Hälfte der Beiträge entrichten, jedoch nur die Hälfte der Beneficien Seitens der Kasse geniessen.

Die Kranken-Unterstützung beträgt für die Woche: 1 Thlr.; dieselbe wird gezahlt, sobald laut ärztlicher Bescheinigung die Krankheit eine volle Woche gedauert, und Arbeitsunfähigkeit bedingt hat, gleichgiltig, ob das Mitglied sich in seiner Behausung oder in einer Kranken-Anstalt behandeln liess. Die Zahlung des Krankengeldes erfolgt nach Ablauf jeder Woche, jedoch nur für höchstens 26 Wochen während eines Kalenderjahres. Sterbegeld wird nur gezahlt, wenn seit der

Aufnahme des Mitgliedes bis zu dessen Tode ein halbes Jahr verflossen ist. Dasselbe beträgt 40 Thlr. Die Geschäftsführung liegt einem aus drei Mitgliedern und einem Kassenschreiber bestehenden Vorstand ob. Derselbe wird Seitens der Gesellschaft erwählt. Als Assessor für sämmtliche Kranken- und Sterbe-Kassen fungirt der von der Aufsichtsbehörde ernannte Polizeirath Oelzen.

Neben den zum Gewerks-Kranken-Verein gehörigen zünftigen Kranken-Vereins-Verbänden, bildeten sich vom Jahre 1848 an in fast allen Stadt-Theilen allgemein zugängliche Kranken-Pflege-Vereine, von denen gegenwärtig noch existiren:

1. Der Verein für die Stadtbezirke 1—8. (Alt-Berlin).

Vorsitzender: Fabrik-Besitzer S. Gumbert, Stralauerstrasse 13. 14. Mitgliederzahl: 145 Familien mit 503 Seelen. Einnahme im Jahre 1872: 565 Thlr., Ausgabe: 541 Thlr.; Aerzte: Dr. Seemann und Dr. Elsner. Capital-Vermögen: 200 Thlr.

2. Der Verein für die Stadt-Bezirke 9—13, 61—80, 98—101 (Alt- und Neu-Köln und Luisenstadt).

Vorsitzender: Cartonfabrikant Reimann, Naunynstrasse 68. Mitgliederzahl: 44 mit 120 Seelen; Aerzte: Dr. Schnorr und Dr. Mahlo. Einnahme 1872: 276 Thlr. Ausgabe: 218 Thlr.

3. Der Verein für die Stadt-Bezirke 14—16 (Werder).

Vorsitzender: Buchdruckereibesitzer Obst, Adlerstrasse 14. Mitgliederzahl: 100 Familien mit 300 Seelen; Arzt: Sanitäts-Rath Dr. Danziger.

Der Verein ist 1860 begründet, und hat ein Capital-Vermögen von etwa 600 Thlrn.

4. Der Verein für die Stadt-Bezirke 17—46 und 55—57 (Dorotheenstadt, Friedrichstadt, Schöneberger- und Tempelhofer Revier).

Von demselben das Nähere weiter unten.

5. Der Verein für die Stadt-Bezirke 186—189 (Friedrich-Wilhelmstadt).

Vorsitzender: Lederhändler Köhler, Luisenstrasse 25. Rendant: Schulvorsteher Pfeffer. Zahl der Mitglieder 27 mit 88 Seelen. Einnahme 1872: 105 Thaler. Ausgabe: 106 Thaler. Vereins-Arzt: Dr. Awater.

6. Der Verein für die Stadt-Bezirke 197—210 (Wedding und Gesundbrunnen).

Vorsitzender: Maschinenbauer Perenz, Müllerstrasse 3b. Mitglieder: 67 mit 179 Personen. Einnahme 1872: 205 Thlr. Ausgabe: 212. Vereins-Arzt: Dr. Solger.

Von diesen Vereinen, welche alle gleichartig organisirt sind, ist der sub 4. genannte, der auch den Namen: „Friedrichsstädtischer Gesundheits- und Krankenpflege-Verein“ führt, der bei Weitem bedeutendste. Derselbe ist 1850 begründet und umfasste am Schluss des Jahres 1872: 642 Familien mit 2200 Personen. Nach dem Berufe der Familien-Vorstände befanden sich unter den Mitgliedern: 405 Handwerker und Gewerbtreibende; 68 Kaufleute; 96 Beamte und Lehrer und 73 einzelne Frauen, resp. Wittwen.

Die Einnahme betrug inclus. eines Kassenbestandes von 250 Thlrn., im Jahre 1872: 2993 Thlr. 3 Sgr., die Ausgabe:

2504 Thlr. 25 Sgr., darunter für Arznei: 1663 Thlr. 10 Sgr., ärztliches Honorar: 535 Thlr., Bäder 59 Thlr. 22 Sgr., Mineralwasser: 33 Thlr. 25 Sgr. etc.; ult. 1872 verblieb ein Kassenbestand von 485 Thlr. Der Verein besitzt ein kleines Capital-Vermögen von etwa 1500 Thlrn. Vier Aerzte sind bei demselben mit einem jährlichen Honorar von 75—150 Thlrn. angestellt. Dieselben müssen in dem Bezirk des Vereins wohnen, sind verpflichtet, den Mitgliedern sämmtlich ärztliche und wundärztliche Hilfe zu leisten, mit Ausnahme der niederen wundärztlichen Funktionen und der Geburtshilfe, und müssen bestimmte Sprechstunden für die Vereinskranken innehalten. Wenn nach Ermessen des Vereins-Arztes die Heilung des Kranken in dessen Behausung nicht stattfinden kann, ist der Verein nur verpflichtet die Aufnahme in eine Heilanstalt durch Vermittlung der Communal-Behörden zu erstreben: nach erfolgter Aufnahme hören die beiderseitigen Verbindlichkeiten auf.

Je nach der Zahl der Mitglieder wird die Zahl der Aerzte normirt, indem auf je 500 der ersteren 1 Arzt gerechnet wird. Auf je 25 Seelen wird ein ärztliches Jahreshonorar von 7½ Thlr. angesetzt.

Die Beiträge der Mitglieder betragen bei diesem, wie bei den meisten andern Gesundheits- und Krankenpflege-Vereinen monatlich für eine Person allein: 5 Sgr., für eine Familie aus 2 Personen bestehend 7½ Sgr.; für jede weitere Person 2½ Sgr. mehr bis 15 Sgr. Beim Eintritt zahlt jedes Mitglied 10 Sgr. zur Kasse. Der Anspruch auf freie ärztliche Behandlung und Arznei beginnt 14 Tage nach der Aufnahme. Ein Vorstand leitet die Geschäfte des Vereins. Vorsitzender ist gegenwärtig der Direktor Kaufmann, Oranienstrasse 97.

An die Krankenpflege-Vereine der Stadtbezirke schliessen sich einige kleinere aus einzelnen Gemeinden hervorgegangene an, die nicht auf Gegenseitigkeit beruhen, sondern lediglich freie Vereinigungen zur Pflege und Unterstützung erkrankter armer Gemeinde-Mitglieder sind. Einer der ältesten derartigen Vereine war der Frauen-Kranken-Verein, dessen wir bei Erwähnung des Elisabeth-Krankenhauses gedachten, neben welchem im Jahre 1838 von dem verstorbenen Consistorial-Rath von Gerlach ein Frauen-Kranken-Verein in der Elisabeth-Gemeinde begründet wurde. Derselbe hat die Aufgabe, kranke arme Frauen der Gemeinde in ihren Wohnungen zu besuchen und mit Nahrungsmitteln, kräftigen Suppen, die in der Küche des Lazarus-Krankenhauses zubereitet werden, zu versehen.

Auch in der St. Philippus-Apostel-Gemeinde besteht seit 1862 ein Verein, welcher zum Zweck hat, unbemittelte Kranke, welche von der städtischen Armenpflege entweder gar nicht, oder nicht ausreichend unterstützt werden, in dauernde Pflege zu nehmen. Die Unterstützungen werden in Geld, Bekleidungsgegenständen, Nahrungsmitteln und Besuchen gewährt. Die Mittel werden durch milde Beiträge etc. herbeigeschafft. Mit dem Verein steht eine Gemeinde-Bibliothek, aus welcher Bücher umsonst oder gegen geringes Lesegeld entliehen werden, sowie eine Näh- und Strick-Schule in Verbindung; in letzterer werden viele derjenigen Bekleidungsgegenstände angefertigt, welche Seitens des Vereins zur Vertheilung kommen.

In gleicher Weise nur in grösserem Umfang wirkt:

Der christliche Männer-Kranken-Verein.

Derselbe ist am 9. September 1833 begründet, und hat den Zweck: arme kranke Männer, gleichgiltig ob sie zu dem Verein gehören oder nicht, mit Rath und That zu unterstützen; ihnen auch, wo es Noth thut, unentgeltlich des Nachts mit liebender Pflege beizustehen. Es werden den Kranken Geldunterstützungen, Leib- und Bett-Wäsche, Kleidungsstücke etc. gewährt. Die Zahl der vom Juni 1870 bis 1871 Seitens des Vereins besuchten Kranken betrug 550: darunter 164, die bereits in der Pflege des Vereins sich befunden hatten, 386 neu hinzugekommene. Die Durchschnittszahl der wöchentlich zu Besuchenden war: 186. Von den Kranken starben: 107, in Krankenhäuser kamen: 35; als genesen aus der Vereinspflege entlassen wurden: 255. Der Segen des Vereins kommt hauptsächlich unbemittelten Familienvätern zu Gute, die mit Eintritt der Krankheit gewöhnlich ihren ganzen Erwerb verlieren, bei aller Armuth und Noth jedoch sich schwer dazu entschliessen können, in die öffentlichen Krankenhäuser zu gehen. Nachtwachen wurden nur 38 in dem Ablauf des Jahres begehrt und geleistet. An Krankenunterstüzung wurden gezahlt: 4618 Thlr.; die Einnahme des Vereins durch die Beiträge von 5154 Mitgliedern und 1900 Wohlthätern, betrug: 4606 Thlr. Der Verein hat ein Capital-Vermögen von etwas über 20,000 Thlr. Zehn Aerzte widmen auf Wunsch den vom Verein verpflegten Kranken, die sich sonst zumeist in armenärztlicher Behandlung befinden, ihren Dienst. Ein Vorstand, an dessen Spitze der Pastor Knak steht, leitet die Geschäfte des Vereins.

Zur Pflege und Unterstützung erkrankter Studirender an hiesiger Universität wurde am 16. Januar 1826 durch den Consist.-Rath Prof. Dr. Neander ein Kranken-Verein gestiftet, welcher unter dem Namen: Neander'scher Kranken-Verein zum Zweck hat: armen erkrankten Studirenden der

Theologie, die durch Krankheit verursachten Ausgaben zu erleichtern, die Pflege derselben zu überwachen, resp. auch würdige nicht kranke Studenten der Theologie für dringende Lebensbedürfnisse zu unterstützen. Der erste Vorsteher war bis zu seinem Tode der Stifter des Vereins; nach ihm übernahm Professor Twesten die Leitung derselben, sowie die Verwaltung eines durch Frl. Johanna Neander dem Verein überwiesenen Capitals von 1500 Thalern. Zur unentgeltlichen Behandlung der Mitglieder des Vereins, dem die meisten Studenten der Theologie angehören, haben sich Professoren und Privat-Docenten der medicinischen Facultät erboten. Die Einnahme und Ausgabe des Vereins beträgt jährlich etwa 500 Thaler.

Analog dem Neander'schen Kranken-Verein, nur auf erweiterter Grundlage und den Studirenden aller Fakultäten zugänglich, ist der im Jahre 1830 gestiftete Verein zur Pflege kranker Studirender auf der Friedrich-Wilhelms-Universität, welcher sich in seiner bisherigen Wirksamkeit als höchst segensreich erwiesen hat. Für einen Beitrag von 10 Silbergr. für das Semester erlangt jeder Studirende Anspruch auf die Hilfe des Vereins. Aus den Beiträgen, wie aus etwaigen Geschenken etc. ist eine Kasse gebildet, welche von der Quästur der Universität verwaltet wird. Der Verein gewährt seinen Mitgliedern in Erkrankungsfällen unentgeltlich ärztliche und wundärztliche Behandlung, sowie die nöthige Arznei. Ausnahmsweise gewährt der Verein in besonders dringenden Fällen auch baare Geldunterstützung, resp. die kostenfreie Aufnahme in ein Krankenhaus. Zur unentgeltlichen ärztlichen Behandlung haben sich gleichfalls einige Professoren und Privat-Docenten bereit erklärt, deren Namen und Wohnung am schwarzen Brett von Zeit zu Zeit mitgetheilt werden. Der Verein steht unter der Verwaltung einer Commission, welche durch den Rektor, den Universitäts-Richter und die vier Dekane gebildet wird. Die Verwaltungs-Commission ist befugt, in besonderen dringenden Fällen auch solchen erkrankten Studirenden, welche nicht Mitglieder des Vereins sind, aus den Mitteln des Vereins ärztliche Hilfe und Pflege angedeihen zu lassen. Jedes Commissions-Mitglied hat das Recht, Geldunterstützungen bis zu 5 Thalern zu bewilligen. Gegenwärtig hat der Verein ein Capital-Vermögen von etwa 2000 Thalern. Die Zahl der Mitglieder beträgt mehr als 200. Die Einnahme im Semester 1872/73 betrug 201 Thlr. 25 Sgr.; die Ausgabe 146 Thlr.

Zur Pflege und Unterstützung armer erkrankter Studirender setzte der am 19. Juli 1857 verstorbene Dr. Franz Horn ein Legat von 5000 Thalern aus, welches vom Rektor und Senat der Universität verwaltet werden soll, dessen Zinsertrag jedoch laut testamentarischer Bestimmung einstweilen noch anderweitige Verwendung findet.

Im Interesse der öffentlichen Gesundheitspflege wirken des Weiteren, indem sie speciellere Zwecke der Wohlthätigkeit verfolgen:

1. Der Frauen-Verein zur Unterstützung armer Wöchnerinnen.

Von der Frau Stadträthin Reimer im Jahre 1836 begründet, hat der Verein die Verpflegung und Unterstützung armer Wöchnerinnen zum Zweck. Vorsitzende ist gegenwärtig die Frau Baronin von Romberg, Wilhelmstrasse 63. Derselben steht ein Comité von 11 Damen und 3 Herren zur Seite. Die Stadt ist Seitens des Vereins in 36 Bezirke eingetheilt; in jedem derselben theilt eine besondere Vorsteherin die Wöchnerinnen den einzelnen Mitgliedern zu.

Im Jahre 1870 sind durch den Verein 3881 Wöchnerinnen verpflegt und unterstützt worden; 1871: 3187.

Der Verein besitzt ein Capital-Vermögen von etwas über 11,000 Thlr. Die Ausgaben betragen jährlich 4—6000 Thlr. Die Einnahmen des Vereins bilden die Beiträge der Mitglieder, sowie das Ergebniss einer alljährlich stattfindenden Weihnachts-Ausstellung. Die Zahl der Mitglieder beträgt über 1000.

Mit dem Verein ist ein zweiter für mutterlose Säuglinge verbunden, der im Jahre 1870 mit einem Kostenaufwande von 351 Thlrn. 15 Kinder verpflegte. Von den Pfleglingen verstarben 7: die Pflege wurde beendet bei 5; in das Waisenhaus kam 1; in Pflege blieben 2 Kinder. Im Jahre 1871 betrug die Zahl der Pfleglinge nur 3.

2. Der Kinderschutzverein.

Nachdem der im Jahre 1841 durch Barez begründete Verein zur Beaufsichtigung der Haltekinder im Jahre 1865 aufgelöst war, bildete sich gewissermassen als Aequivalent für denselben im Jahre 1869 der Kinderschutzverein, welcher die Aufgabe verfolgte, der durch Mangel an Pflege hervorgerufenen grossen Sterblichkeit unter den Säuglingen und Kindern im zartesten Lebensalter wirksam entgegenzutreten. Der Verein unterhielt anfänglich eine Central-Pflegestätte, die sich jedoch so wenig bewährte, dass bereits im Jahre 1870 andere Massregeln getroffen und die Schützlinge des

Vereins in Kostpflege gegeben wurden. Die Zahl der Seitens des Vereins verpflegten Kinder betrug im Jahre 1872: 115. Bei denselben blieb die Sterblichkeit weit hinter dem gewöhnlichen Verhältniss zurück, welches günstige Resultat unzweifelhaft der getrennten Unterbringung der Kinder, von denen einige auch in Pankow und in Friedrichsfelde in Pflege gegeben waren, der gewissenhaften Ueberwachung der Pflegemütter, der sorgfältigen ärztlichen Behandlung, sowie der auf die Ernährung und Bekleidung gewendeten Aufmerksamkeit zu danken war.

Der Verein nimmt kein Kind von einer Mutter an, die einen notorisch unsittlichen Lebenswandel führt; verlangt, dass die Eltern, resp. die Mutter um ihr Kind bemüht bleibt, dasselbe besucht und wenn möglich durch Zahlung von Pflegegeld für dasselbe mitsorgt. Von der Wirksamkeit des Vereins ausgeschlossen sind Kinder, die in der Obhut der Armen-Direktion stehen. Gegenwärtig zählt der Verein 52 Ehrendamen, 17 recherchirende Mitglieder und 32 Aerzte. Die Gesammtzahl der Mitglieder beträgt etwa 800. Dieselben zahlen entweder geringe jährliche Beiträge oder wirken durch persönliche Thätigkeit für die Vereinszwecke. Vorsitzender ist der Direktor van den Wyngaert. Die Leitung der Vereins-Geschäfte führt ein eigenes Bureau, welches sich in der Kleinen Präsidentenstrasse No. 4 befindet. Auch unbemittelten Eltern resp. Müttern werden im Benöthigungsfalle Seitens des Vereins Beihilfen zur Pflege Neugeborener gewährt.

In anderer Weise zwar als der Kinderschutzverein, dennoch gleich segensreich für das Wohl des durch die Ungunst äusserer Verhältnisse bedrohten kindlichen Lebens wirkt:

3. Das Säuglingsasyl,
Anclamer Strasse 39.

Das Asyl ist am 2. März 1869 begründet. Ein ungenannter Wohlthäter, welcher die Anstalt stiftete, unterhält dieselbe zum grössten Theil durch fortlaufende Beiträge, die sich 1870 auf 840 Thaler, 1871 auf 1232 Thaler, 1872 auf 1333 Thaler beliefen.

Das Asyl (auch Krippe genannt) nimmt Kinder solcher Mütter, welche ausser dem Hause zu arbeiten gezwungen sind, gegen ein geringes Verpflegungsgeld (1½ — 2 Sgr. täglich) den Tag über in Aufbewahrung, kleidet, verpflegt und versorgt dieselben. Die Kinder sollen nicht unter 6 Wochen alt sein. Die Mütter, welche der Anstalt Kinder übergeben wollen, müssen in der Gegend von dem früheren Rosenthaler Thore wohnen. Die Krippe beherbergt die Säuglinge in den Wochentagen von Morgens 7 Uhr bis Abends 8 Uhr. Die Kinder werden bei der Aufnahme gebadet, erhalten die Kleidung der Anstalt, eine besondere Lagerstätte und werden auf das Sorgfältigste abgewartet.

Ein Frauen-Comité überwacht die Leitung der Anstalt; Arzt und Vorsteher derselben ist Dr. Albu.

Im Jahre 1869 verpflegte die Krippe: 107, 1870: 120, 1871: 144, 1872 endlich: 130 Kinder. Durchschnittlich waren an jedem Tage 26 Kinder in dem Asyl anwesend.

Die erste „Krippe" in Berlin war im Mai 1852 durch den Geh. Reg.-Rath Dr. Esse in der Philippstrasse No. 23 eingerichtet. In derselben fanden Kinder bis zum zweiten Lebensjahre gegen eine geringe Tages-Pension Aufnahme, doch ging die Anstalt nach kürzerem Bestehen wieder ein.

Während das Asyl gegenwärtig noch die einzige derartige Anstalt für die Kinder im zartesten Lebensalter ist, sorgen für solche, welche das zweite Lebensjahr überschritten haben: die Klein-KinderBewahr-Anstalten, an welche sich die Fröbel'schen Kindergärten, beide Institute mehr schon das erziehliche Moment berücksichtigend, anschliessen. Die Klein-Kinder-Bewahr-Anstalten danken ihre Entstehung einem Vereine, welcher im Jahre 1831 zusammentrat und es sich zur Aufgabe machte, die Kinder gegen geistige und körperliche Schäden zu bewahren, ihren Sinn für Reinlichkeit und Ordnung anzuregen und sie spielend zu belehren. Die Königin-Wittwe Elisabeth war von Anfang an Protektorin des Vereins. Die Anstalten, deren Zahl gegenwärtig 18 beträgt, sind zunächst für Kinder, deren Eltern ihr Brot ausser dem Hause sich erwerben müssen, oder die aus irgend welchen anderen Gründen verhindert sind, die erforderliche Aufmerksamkeit auf die Aufsicht der Kinder zu verwenden. Die Anstalten sind von Morgens bis Abends geöffnet. Auch erhalten die Kinder auf Verlangen der Eltern gegen ein geringes Kostgeld in denselben das Mittagsessen. Der Beitrag für jedes Kind beträgt monatlich 5 Sgr. Arme finden unentgeltliche Aufnahme. Die Anstalten stehen unter der Aufsicht der städtischen Schuldeputation; der Verein selbst steht unter der Aufsicht des Provincial-Schulcollegiums. Die Beaufsichtigung der Kinder, deren Zahl sich gegenwärtig insgesammt auf etwa 2000 beläuft, geschieht durch Erzieherinnen oder durch ein in der betreffenden Anstalt wohnendes Ehepaar. Jede Anstalt hat einen aus Mitgliedern des Vereins gebildeten Special-Vorstand. Vorsitzender des Vereins ist der General-Lieutenant a. D. von Stückradt.

Die Ausgaben des Vereins betrugen 1872: 11,933 Thlr., welcher Betrag aus den Beiträgen der Mitglieder und den selbsterzielten Einnahmen vollständig gedeckt werden konnte.

Der Verein besitzt ein Capital-Vermögen von mehr als 10,000 Thlrn. und verfügt über einen besonderen Pensions-Fond für die Erzieher. Die Zahl der Mitglieder beträgt etwa 2000.

4. Der Preussische Verein zur Pflege im Felde verwundeter und erkrankter Krieger.

Am 6. Februar 1864 trat in Berlin ein Comité zusammen, um durch Bildung eines Vereins Mittel zur Linderung der Leiden der Verwundeten in dem damals ausgebrochenen Kriege zu beschaffen, und erliess am 17. Februar ejusd. ann. einen Aufruf, in Folge dessen sich in Berlin alsbald der „Central-Verein zur Pflege im Felde verwundeter und erkrankter Krieger" constituirte, wie auch an vielen anderen Orten sich Vereine zu gleichem Zwecke bildeten, sich bereitwillig dem Central-Verein unterordneten und demselben reichliche Geldmittel überwiesen. Der Verein entsandte einen Sachverständigen auf den Kriegsschauplatz und errichtete ein Depot in Flensburg, aus welchem die Feld-Lazarethe reichlich mit Lazareth-Utensilien und Erfrischungsmitteln versehen werden konnten. Drei Commissäre wurden Seitens der Regierung ernannt, die dem leitenden Comité sich berathend zur Seite stellten, und bei dem allgemein einmüthigen Zusammengehen gelang es auf das Erfolgreichste, die militairische Kranken- und Verwundeten-Pflege, im engen Anschluss an dieselbe, nachhaltig zu fördern und zu unterstützen. Der Verein wählte das Motto: „militi pro rege et patria vulnerato", und seine Wirksamkeit auf die Beschlüsse der internationalen Conferenz in Genf vom October 1863 begründend, als Abzeichen: das rothe Kreuz im weissen Felde, das Symbol der Humanität und der Gesittung, welches in Gemässheit der am 22. August 1864 abgeschlossenen und 1868 erweiterten Genfer Convention, in dem Verwundeten nur den leidenden Mitmenschen erkennen lässt und mit der sanften Macht der Nächstenliebe die Schrecken früherer Zeiten von den Schlachtfeldern zu bannen sucht.

Unter der Protektion des Königs und der Königin entwickelte sich der Verein auf das Glücklichste; er begnügte sich nicht mit den segensreichen Leistungen während des damaligen Feldzugs, sondern suchte sich in seinem Bestande auch nach demselben zu erhalten und mit dem festen Bande humaner Bestrebungen viele einzelne Glieder, selbst über das engere Vaterland hinaus, zu umschliessen. Die allerorts entstandenen Provincial-Kreis- und Orts-Vereine erklärten sich als ebenso viele Unter-Abtheilungen des Central-Vereins bereit, mindestens ein Drittheil ihrer Einnahmen an den Central-Verein abzuführen, während sie sich vorbehielten, über den Rest als über einen Specialfond zu verfügen.

Glänzend bestand der Verein die abermalige Probe im Kriegsjahre 1866. Man wurde sich bewusst, dass die freiwillige Hilfe bereits ein unentbehrlicher Faktor der staatlichen Fürsorge für die im Felde Verwundeten und Erkrankten geworden war, erkannte jedoch gleichzeitig, wie nothwendig das einmüthigste Zusammenhalten im Interesse der Sache geboten sei. Nach unermüdlicher Friedensarbeit gelang es, sämmtliche auch in den übrigen deutschen Staaten bestehenden gleichartigen Vereine durch Beschluss d. d. 20. April 1869 zu dem Abkommen zu bewegen, dass sie sich verpflichteten, in Kriegsfällen insgesammt zu gemeinsamer Aktion an den Central-Verein sich anzuschliessen.

An die Spitze des Central-Vereins trat das Central-Comité, aus 24 Mitgliedern bestehend, von welchen stets mindestens 15 in Berlin ansässig sein müssen und welche sich nach Bedürfniss durch Cooptation ergänzen. Auch die zahlreichen Frauen-Vereine lehnten sich mehr und mehr an den Verein an.

Ausser der Consolidirung der Gesammt-Organisation bot die vorläufig fortdauernde Fürsorge für die noch immer in grösserer Anzahl vorhandenen Verwundeten die Bemühung für Ausbildung von Krankenpflegerinnen, die Vorbereitung, resp. Einrichtung von Vereins-Lazarethen etc. ein weites Feld für die Friedensthätigkeit, und dies um so mehr, als alle mit der Krankenpflege in Beziehung stehenden Aufgaben der Mildthätigkeit als den Zielen des Vereins entsprechend, keineswegs von dem Bereiche seiner Wirksamkeit ausgeschlossen wurden.

„Es vollzog sich", um die Worte unseres erhabenen Kaisers (Erlass an die Kaiserin d. d. Nancy, 14. März 1871) anzuführen, „die deutsche Einheit auf dem Gebiete der Humanität, als noch die politische Einigung des Vaterlandes im Kreise der Wünsche sich bewegte."

In ungewohnt grosser Ausdehnung wurde die Kriegsthätigkeit des Vereins durch den plötzlich und unerwartet ausbrechenden Krieg gegen Frankreich in Anspruch genommen! Freudig boten sich dem Central-Comité mehr als 1000 Vereine, allein in Preussen mit weit über 100,000 Mitgliedern, als opferbereite Werkzeuge thatkräftiger Liebe dar, und das Comité verstand es, Dank vor Allem der Hingebung und Treue seines am 14. März 1872 verstorbenen Präsidenten Rudolph von Sydow, stets auf's Neue die Hilfskräfte anzuregen und mit Geschick die schwierigsten Aufgaben zu bewältigen, so dass wahrhaft Grosses geleistet wurde.

Persönliche Hilfeleistungen auf den Schlachtfeldern und in den Lazarethen, die Errichtung von Erfrischungs-Stationen auf den Evakuations-Strassen, Ausrüstung von Sanitätszügen, Etablirung zahlreicher Depots auf dem Kriegsschauplatz und Ueberführung von allen für die Verwundeten- und Kranken-Pflege benöthigten Requisiten in die Nähe der kämpfenden Truppen, Unterstützung der Reserve-Lazarethe im Vaterlande, Einrichtung eines Central-Nachweise-Bureaus, Beihilfen zu Bade- und anderen Curen etc. etc. waren die umfassenden Gebiete der Vereinsthätigkeit.

Die Total-Einnahmen des deutschen Central-Comités und der mit ihm verbundenen Vereine während des Krieges 1871/72 betrug in baarem Gelde nahezu 13 Millionen Thaler; die Naturalgaben repräsentirten einen Werth von weit über 5 Millionen.

Doch nicht allein den Kranken und Verwundeten kam der Verein zu Hilfe, sondern auch, soweit es die Prophylaxis erforderte, den Truppen selber. Mehr als 2 Millionen wollener Strümpfe, 747,000 Unterhosen und beinahe gleich viel wollene Unterjacken kamen zur Vertheilung. Auf den Kriegsschauplatz überführt wurden u. A. etwa 70,000 Pfd. Gips, 10,000 Bein-, Arm- und Hand-Schienen, 698,781 Pfd. Eis etc. etc. Von Nahrungsmitteln wurden vertheilt: beinahe 1 Million Pfd. Schinken und Rauchfleisch, 803,000 Flaschen Bordeaux-Weine, davon allein mehr als 600,000 auf dem Kriegsschauplatz, mehr als 1 Million Flaschen diverser anderer Weine, 2 Millionen Eier und nahezu 50 Millionen Cigarren etc. etc.

Schon vom Beginn des Krieges 1870 an hatte man begonnen von den Fonds des Central-Comités eine besondere Stiftung abzuzweigen, die unter dem Namen: „Deutsche Wilhelms-Stiftung“ am 3. September 1870 die Königliche Sanktion erhielt. Dieselbe bezweckte die Unterstützung hilfsbedürftiger Invaliden oder der Hinterbliebenen Gefallener, zumal in Fällen, wo die Staatshilfe ausgeschlossen oder doch zu eng beschränkt war. Da man Seitens der Victoria-National-Invaliden-Stiftung[1]) mit ähnlichen Intentionen vorging, fand auf Veranlassung Sr. Majestät des Kaisers eine Fusion beider Stiftungen unter der Bezeichnung „Kaiser-Wilhelm-Stiftung für deutsche Invaliden" statt, der zufolge dem Verwaltungs-Ausschuss, welcher von dem Central-Comité abgezweigt wurde, im September 1871 die gesammten bei dem Central-Comité, wie bei der National-Invaliden-Stiftung für den besagten Zweck deponirten Geldmittel im Betrage von 901,316 Thlrn. überwiesen wurden.

Das Statut des Haupt-Vereins zur Pflege im Felde verwundeter und erkrankter Krieger datirt vom 3. April 1866; einige Zusatz-Artikel vom 14. December 1868. Mitglied des Vereins ist Jeder, der einen bestimmten jährlichen Beitrag zu den Zwecken des Vereins zu leisten sich verpflichtet. Als Wohlthäter werden diejenigen bezeichnet, welche demselben

---

[1]) Dieselbe ist am 3. August 1866 durch den Kronprinzen und die Frau Kronprinzessin gestiftet und ihr zur Aufgabe gestellt, in gleicher Weise für die Invaliden und die Hinterbliebenen aus dem österreichischen Kriege zu sorgen, wie dies für die Hilfsbedürftigen aus dem dänischen Kriege durch die im Jahre 1864 gestiftete Kronprinz-Stiftung geschah. Nach dem letzten Jahres-Ausweis disponirte die Victoria-National-Invaliden-Stiftung Ende 1872 noch über ein Capital von mehr als 1,200,000 Thlrn. Die Zahl der im Laufe des Jahres Unterstützten belief sich auf etwa 3000. Protektor der Stiftung und Vorsitzender des Central-Comités derselben ist Se. K. K. Hoheit der Kronprinz, stellvertretender Vorsitzender der General z. D. von Peucker. Das Geschäfts-Bureau befindet sich Dessauerstr. 36. In ihren Bestrebungen wurde 1866 die National-Invaliden-Stiftung durch den König-Wilhelm-Verein, der dieselben Ziele verfolgte, auf das Nachhaltigste unterstützt.

einmalige Gaben zuwenden. Bei Ausbruch eines Krieges nimmt der Verein, ausser den Geldbeiträgen, auch seinen Zwecken dienende Naturalgaben entgegen.

Vorsitzender des Central-Comités ist gegenwärtig der Geh. Ober-Tribunals-Rath von Holleben. Das Bureau des Comités befindet sich Wilhelmstrasse No. 73. Als Vereins-Organ dient die Zeitschrift: „Kriegerheil", welche im Jahre 1866 begründet, unter Redaction des Prof. Dr. Gurlt im Selbstvorlag des Central-Comités monatlich in einer Nummer erscheint, und auch im Frieden das Interesse an den grossen internationalen und vaterländischen Zielen des Vereins rege erhalten soll.

5. Der vaterländische Frauen-Verein.

Frauen-Vereine zur Linderung von Noth und Elend bestanden vorübergehend in Deutschland bereits vor Jahrhunderten: zahlreicher entwickelten sie sich während der Freiheitskriege, nach deren Abschluss einzelne, wie der Frauen-Verein in Weimar, schon das Bestreben zeigten, sich in ihrem Bestande dauernd zu erhalten. Einen neuen Aufschwung erfuhren sie, unter Vorantritt des von der Grossherzogin Louise begründeten „Badischen Frauen-Vereins", durch die kriegerischen Ereignisse der Neuzeit, welche, wie sie alle Kräfte des Vaterlandes in Anspruch nahmen, so auch die Herzen der deutschen Frauen mächtig erregten, und die sonst still verborgenen Schätze echter Weiblichkeit: hingebende Liebe, selbstloses Sorgen und aufopferungsfreudiges Walten zu segensreichen Thaten sich gestalten liessen.

Bereitwillig hatten sich 1866 dem Preussischen Verein

zur Pflege im Felde verwundeter und erkrankter Krieger weibliche Hilfsarbeiter zur Seite gestellt, welche die Verwaltung der Depot-Bestände etc. übernahmen und sich auf Veranlassung der Königin am Dank- und Friedensfeste (11. November 1866) als „vaterländischer Frauen-Verein" constituirten. Bereits zuvor hatte sich, gleichfalls auf Veranlassung Ihrer Majestät der Königin, hierselbst ein Frauen-Lazareth-Verein gebildet, dessen wir bei Erwähnung des Königin-Augusta-Hospitals gedachten und während dieser letztere beschränktere Ziele verfolgte, erhielt der vaterländische Frauen-Verein eine desto weitergehende Bestimmung. In Kriegszeiten soll er, unter der Oberleitung des Vereins zur Pflege im Felde verwundeter und erkrankter Krieger, doch gleichzeitig unter Fortdauer seiner eigenen Organisation, theilnehmen an der Fürsorge und Pflege der Verwundeten und Kranken, und die dazu dienenden Einrichtungen unterstützen; in Friedenszeiten soll kein Zweig humaner Bestrebungen, der auf die sittliche und materielle Verbesserung der socialen Zustände Bezug hat, ihm fern bleiben, insonderheit aber ist es ihm zur Aufgabe gestellt, ausserordentliche Nothstände zu lindern und für die Förderung und Hebung der Krankenpflege, für Herstellung neuer und Verbesserung schon bestehender Krankenhäuser Sorge zu tragen.

Der vaterländische Frauen-Verein wurde alsbald Mittelpunkt für alle gleichartigen Bestrebungen im grössten Theil unseres Vaterlandes, doch kam erst durch die Initiative Ihrer Majestät der Kaiserin d. d. Würzburg 12. August 1871 ein Verband sämmtlicher Frauen-Vereine zu Stande, welcher für bestimmte Fälle, unter Wahrung der Vereins-Autonomie, eine Vereinigung aller Kräfte bezweckt. In herzerhebender Weise haben während des letzten grossen Krieges allerwärts die deutschen Frauen-Vereine es verstanden, dem Volk unter den Waffen zu dienen. Möge es ihnen nun auch, während eines hoffentlich langdauernden Friedens, gelingen, Leiden zu mildern und Segen zu verbreiten: das weite Feld der Armen-Krankenpflege allein bietet ihnen reichliche Gelegenheit zur nutzbringenden Arbeit.

Gegenwärtig besteht der vaterländische Frauen-Verein in seinem Gesammt-Verbande aus dem Haupt-Verein in Berlin mit 750 Mitgliedern und aus 378 Zweig-Vereinen, mit insgesammt mehr als 30,000 Mitgliedern. Das Vereins-Vermögen bestand am Schlusse des Jahres 1871 aus 88,246 Thalern bei dem Haupt-Verein, und 109,238 Thalern bei den Zweig-Vereinen.

Mitglieder des Vereins sind unbescholtene Frauen und Jungfrauen, die monatlich 5 Sgr. Beitrag zahlen und Handarbeiten für den Verein unentgeltlich anfertigen oder sonst für den Verein thätig sind. Ausserordentliches Mitglied ist Jeder, der einen regelmässigen Beitrag zahlt; Wohlthäter, wer dem Verein ein einmaliges Geschenk zuweist. Der Vorstand besteht aus 6 weiblichen und 6 männlichen Mitgliedern und hat seinen Sitz in Berlin. Die Vorsitzende, gegenwärtig die Gräfin Charlotte von Itzenplitz, wird von der Kaiserin ernannt. Alljährlich findet eine General-Versammlung statt, zu welcher die Zweig-Vereine Delegirte entsenden. Die Zweig-Vereine führen ein Zehntel ihrer Einnahmen an die Kasse des Hauptvereins ab. Als Abzeichen führt der vaterländische Frauen-Verein gleichfalls: das rothe Kreuz im weissen Felde.

6. Das Comité des Militair-Kurhauses in Warmbrunn.

Bureau: Potsdamerstrasse 106.

Unter dem Vorsitz des Redakteur Goedsche trat im Jahre 1864 ein Comité hierselbst zusammen, welches unter dem Protektorat des verstorbenen Prinzen Albrecht von Preussen mit Hilfe patriotischer Beiträge ein Militair-Kurhaus in Warmbrunn zur Aufnahme aktiver Militairs, Reservisten, Landwehrleute und Veteranen Behufs Gebrauchs der dortigen Thermen errichtete.

Die Anstalt besitzt ausser dem schuldenfreien Grundstück zu Warmbrunn, einer werthvollen Einrichtung und einem noch nicht vollendeten besonderen Gebäude zur Aufnahme von Officieren nur geringe Fonds, und wird durch freiwillige Beiträge und die Seitens der Militair-Behörde für überwiesene Kurkranke gezahlten Pensionen erhalten. Im Jahre 1872 wurden im Hause 27 Officiere und 146 von der Militair-Behörde überwiesene Soldaten, sowie 167 Reservisten, Landwehrleute und Veteranen, erstere gegen Zahlung von 15 Sgr. pro Tag, letztere unentgeltlich verpflegt. Officiere und Beamten aus dem Militairstande erhalten freie Wohnung und Bedienung, event. auch billige Beköstigung im Hause. Während des Krieges 1870/71 diente das Kurhaus als Lazareth und verpflegte insgesammt: 440 Verwundete, Kranke und Reconvalescenten.

Arzt der Anstalt ist der erste Badearzt zu Warmbrunn.

Das Heil-Personal.

Nach den Bestimmungen des Gewerbe-Gesetzes d. d. 21. Juni 1869 bedürfen einer Approbation: Apotheker und diejenigen Personen, welche sich als Aerzte, Wundärzte, Geburtshelfer etc., Zahnärzte, Thierärzte bezeichnen, oder Seitens des Staates mit amtlichen Funktionen betraut werden wollen.

Diejenigen, welche auf Grund eines Nachweises ihrer Befähigung eine Approbation erlangt haben, sind in der Wahl des Ortes, wo sie ihr Gewerbe betreiben, vorbehaltlich der Bestimmungen über die Errichtung der Apotheken, nicht beschränkt.

Die Bestimmung, welche Medicinalpersonen unter Androhung von Strafen einen Zwang zu ärztlicher Hilfe auferlegte, ist nach § 144 desselben Gesetzes aufgehoben. Auch ist in nothwendiger Consequenz besagten Gesetzes von der Ablegung des besonderen Berufseides Abstand genommen, welchen Medicinal-Personen, und zwar seit 1814 bei den Regierungen, in deren Bezirk sie sich niederlassen wollten, in Berlin bei dem Polizei-Präsidium zu leisten hatten (cfr. l. Verf. d. d. 29. December 1869).

Laut Verf. d. d. 24. Febr. 1872 sind die Wundärzte I. Klasse zur Bezeichnung als Aerzte berechtigt. Dieselben, beinahe 20 an der Zahl inbegriffen, zählt Berlin incl. von etwa 60 aktiven Militair-Aerzten zur Zeit beinahe 750 praktische Aerzte.

Wundärzte II. Klasse, sind abgesehen von den Zahnärzten, zur Zeit nur noch 12 vorhanden. Kommt somit in Berlin auf etwa 1000—1200 Einwohner durchnittlich ein Arzt,[1]) so erscheint dieses Verhältniss, namentlich in Anbetracht der zahlreichen Fremden (nach amtlicher Schätzung trafen im Jahre 1871 auf den Bahnhöfen der Stadt insgesammt etwa 3 Millionen Menschen in Berlin ein) und da auch die Zahl derjenigen Aerzte nicht gering ist, welche keine allgemeine Praxis ausüben, keineswegs als ein zu hohes. Trotzdem ist die Lage der Aerzte eine entschieden in hohem Grade ungünstige, und leider nur zu richtig sind die betreffenden Bemerkungen über diesen Gegenstand, welche sich im städtischen Jahrbuch der Stadt Berlin, 6. Jahrgang 1872, S. 234 f. finden. Es heisst dort:

„Dass sich die Aerzte im Durchschnitt in keiner günstigeren Situation befinden, als viele Beamtenkategorieen, zeigt schon ein Blick auf den ärztlichen Beruf. Die Kunst des Arztes erfordert längere, kostspieligere, mühe- und gefahrvollere Vorbereitung, als die meisten anderen wissenschaftlichen Gewerbe. Die medicinische Facultät weist durchschnittlich die ältesten Matrikeln, die höchsten Collegienhonorare, die wenigsten Stipendien und die meisten Todesfälle auf.

---

[1]) Die Gesammtzahl der Aerzte und Wundärzte in Preussen betrug Ende 1872: 8100, die der Bevölkerung: 24,749,284; es kam somit in der ganzen Monarchie durchschnittlich ein Arzt auf etwa 3000 Seelen. Im Jahre 1869 kam in Berlin 1 promov. Arzt auf 950, 1 Wundarzt auf 4500 Menschen.

Sieht der junge Arzt seine Studien mit Erfolg gekrönt, so ist er noch weit von einer auch nur einigermassen gesicherten Lebensstellung entfernt. Er ist auf die allmählige Entstehung eines Privaterwerbs angewiesen, die er nicht durch geschäftliche Mittel beschleunigen darf. Neben gesellschaftlichen Anforderungen, die er nicht abweisen kann, macht ihm seine Wissenschaft fortwährend hohe Ausgaben für Bücher, Zeitschriften, Instrumente etc. zur Pflicht. Zu jeder Stunde muss er zur Ausübung seines mühe- und gefahrvollen Berufes bereit sein, oft ohne Aussicht auf Vergütung. Ist es ihm nach Jahren gelungen sich eine Praxis zu verschaffen, so ist seine Existenz in sofern keine sichere, als er, sobald ihn der Staat ruft, Alles aufgeben muss. Sollte man glauben, dass selbst diese in unserem eisernen Zeitalter so problematisch und so mühselig erworbene Existenz keine auskömmliche ist?

Angesehene Aerzte versichern, dass unter ihren 700 bis 800 hiesigen Collegen nicht 100 von dem Ertrage ihrer Praxis mit ihrer Familie, nach zeitgemässen Begriffen, anständig leben und ihre Kinder entsprechend erziehen, ausbilden, und versorgen können! Sie beziffern den jährlichen Brutto-Ertrag einer mittleren Praxis auf etwa 2000 Thlr., von denen aber etwa 1000 Thlr. Spesen (Equipage, grössere Wohnung etc.) abgehen. Ob der Rest hinreicht, um den erwähnten Ansprüchen zu entsprechen, dürfte sich mit Recht bezweifeln lassen. Und doch verlangen Natur und Gesellschaft, dass Jeder nicht nur für die Gegenwart, sondern auch für die Zukunft, für seine eigene und für die seiner Angehörigen sorge. Wenn wir dies lange ohne Unterbrechung zu thun das Glück haben, so verdanken wir es zu einem wesentlichen Theil unseren Aerzten. Welches Ergebniss hat aber bei ihnen selbst vielfach das Streben, in welchem sie uns unterstützen? Einen wenig erfreulichen Aufschluss hierüber geben uns die Rechenschaftsberichte ärztlicher Hilfskassen. Zahlreiche Wittwen und Waisen von Aerzten, ja zahlreiche ältere Aerzte selber erhalten theils jährliche, theils einmalige Unterstützungen von 100, resp. 50 und 35 Thlrn.! In welche Lage müssen Hinterlassene von Aerzten, müssen Aerzte selbst gekommen sein, um sich um ein solches Almosen zu bewerben? Es würde uns zu weit führen, wollten wir untersuchen, welche Ursachen solche Verhältnisse herbeigeführt haben. Wenn aber behauptet wird „die Aerzte seien selbst Schuld; Berlin sei mit Aerzten übersetzt, wer hier nicht prosperire, der solle sich in der Provinz niederlassen" so wird diese Behauptung schon durch den Umstand widerlegt, dass Alles hier über die Lage der Aerzte Gesagte ebensogut von den auswärtigen, als von den hiesigen gilt: Berlin ist, wenn man seine besonderen Verhältnisse in's Auge fasst, mit Aerzten keineswegs überreich besetzt" etc. Die Darlegung dieses Thatbestandes bedarf keines weiteren Commentars. Eigene mit grosser Sorgfalt angestellte Recherchen haben uns zu gleich betrübenden Resultaten geführt: „nur etwa die Hälfte aller praktischen Aerzte Berlin's geniesst ein Jahres-Einkommen bis zu 1000 Thlrn. kaum 100 erzielen ein Einkommen von mehr, als 2000 Thlrn., kaum 50 endlich sind im Stande, aus den Erträgnissen ihrer Praxis sich und ihre Familie standesgemäss zu erhalten und für die Zukunft in entsprechender Weise zu sorgen."

Von sämmtlichen Aerzten Berlin's führen mehr als 80 den Charakter als Sanitäts-Räthe, etwa 40 den als Geh. Sanit.-Räthe, 5 sind Medicinal-Räthe, 12 Geheime-Medicinal-Räthe, 5 Geheime-Ober-Medicinal-Räthe, 58 Professoren und Privat-Docenten an der Universität. Als Leibärzte des Kaisers, der Kaiserin etc. fungiren 7, als Hofräthe 2, als Geheimer-Hof-Rath 1, als Hof-Aerzte 5, und als Hof-Wundarzt 1.

Die Ancieunität der Aerzte Berlin's reicht von 1817[1]) bis zu der neuesten Zeit, doch haben in den letzten Jahren sich im Vergleich zur Vermehrung der Bevölkerung verhältnissmässig ausserordentlich wenige junge Aerzte hierselbst niedergelassen.

Im Allgemeinen herrscht unter den Aerzten Berlin's ein gutes collegiales Einvernehmen, wenngleich die schwierige pecuniaire Lage Einzelne zu unredlichen Mitteln, namentlich zum Charlatanismus drängt. Die widerlichste Form des letzteren, die sich als sogenannte Homöopathie bezeichnet, zählt in Berlin, Gottlob! nur 16 Vertreter, unter ihnen 4 frühere Wundärzte I. Klasse. Auch das unwürdige Mittel gemeiner Reklame in den Zeitungen wird glücklicher Weise nur von

---

[1]) Der älteste unter den Aerzten Berlins, vom Tage der Promotion an gerechnet, ist der am 11. November 1795 geborene und am 29. März 1817 promovirte Geheime Medic.-Rath Professor Dr. Moritz Heinrich Romberg, dem es vergönnt war, in langer segensreicher Thätigkeit durch Wort und Schrift an der Neugestaltung der Heilkunde hervorragenden Antheil zu nehmen.

Die Durchdringung der praktischen Medicin mit den Grundsätzen und Thatsachen der Physiologie hat in Romberg einen ihrer ersten und kräftigsten Vertreter gefunden.

Seinem unermüdlichen Streben gelang es zuerst, einen Theil der Pathologie, die Lehre von den Nervenkrankheiten zu einer vollständig physiologisch begründeten zu gestalten und dadurch befruchtend einzuwirken auch auf die anderen pathologischen Gebiete. Bis in sein hohes Alter wusste sich Romberg die Fülle geistiger Jugend und Thatkraft zu bewahren, bis leider in jüngster Zeit ernste körperliche Beschwerden seinen bis dahin heiteren Lebensabend zu trüben begannen und gegenwärtig gegründete Besorgniss erwecken in den Herzen seiner zahlreichen Freunde und Verehrer.

einer verschwindenden Minorität beliebt, und thuen sich auch hierin einige frühere Wundärzte ganz besonders hervor.

Ob die Freigebung der Praxis, die wohl in bester Absicht gerade von einem grossen Theil der Berliner Aerzte angeregt wurde, nicht auch hier sich zuerst in ihren üblen Consequenzen am Deutlichsten fühlbar machen wird, bleibt abzuwarten. Schon jetzt floriren Quacksalberei und Pfuscherei in hohem Grade: die glaubensarme Zeit drängt sich zu Wunderkuren und schwört auf die Unfehlbarkeit der abgeschmacktesten Betrüger. Doch mögen thörichte und urtheilslose Menschen ihr Zutrauen auf Unwürdige richten, es genügt, dass der bessere Theil der Bevölkerung sich an die rechtschaffenen, tüchtigen und gewissenhaften Aerzte hält, auf deren grosse Anzahl Berlin ein Recht hat stolz zu sein!

Reges wissenschaftliches Streben wird durch eine Reihe von Vereinen genährt und gefördert; die einzelnen Zweige der Heilkunde cultiviren die tüchtigsten Specialisten, die ihre besonderen Beobachtungen in Wort und Schrift bereitwillig der Gesammtheit zugänglich machen. So schlecht die finanzielle Situation im Allgemeinen auch sein mag, die Aerzte Berlins, unter denen sich zum Glück viele von Haus aus wohlhabende Männer befinden, wussten sich dennoch ein offenes Herz und eine offene Hand für Noth und Elend zu bewahren, nicht allein wo es Zwecke der Collegialität zu verfolgen gilt, sondern auch in der Ausübung ihres Berufes.

Mit Freudigkeit dürfen wir es aussprechen, ohne der Wahrheit irgend wie zu nahe zu treten, dass die Mehrzahl der Berliner Aerzte, vom Geiste echter Humanität beseelt, Lohn und Befriedigung nicht in den äusseren Erfolgen, sondern in dem Bewusstsein treuer Pflichterfüllung zu finden weiss. Aber gerade weil dem so ist, erscheint es als eine der wichtigsten Pflichten aller Gutgesinnten, willig die Hand zu bieten, um dem effectiv vorhandenen Nothstand unter den Aerzten abzuhelfen. Wir leben in der Welt materieller Wirklichkeiten und eigene Noth und Sorge um die Existenz sind nicht angethan, den Arzt mit derjenigen Theilnahme für Anderer Leiden zu erfüllen, welche die rechte Ausübung seines Berufes von ihm verlangt. Als Hauptaufgabe der Aerzte selber erscheint es, auf eine baldige definitive Lösung dieser „socialen" Frage ihre besten Kräfte zu concentriren; denn Noth und nicht Gewinnsucht ist gewöhnlich das Motiv zur Unredlichkeit; Rechtschaffenheit der Gesinnung aber ist das erste Erforderniss bei dem Arzte!

Auch die Zahnheilkunde steht in Berlin, obgleich für die Ausbildung der Zahnärzte, wie in Deutschland überhaupt, so auch an hiesiger Universität, noch keineswegs ausreichend gesorgt ist, auf einer glänzenden Stufe der Entwickelung, hauptsächlich wohl durch den Einfluss der amerikanischen Schule, aus welcher direkt und indirekt die bedeutendsten Zahnärzte Berlins hervorgingen. Mustergiltig in ihren Lehr-Einrichtungen hat sich die Zahnheilkunde in Amerika durch künstlerische Vervollkommnung der Instrumente, durch ein eigenes Verfahren Betreffs des Plombirens, durch die Erfindung der Gebisse ohne Federn, endlich durch die Verbesserung der zuerst von den Franzosen angewandten Emaille-Zähne ausgezeichnet, und sich zu einer Kunst und Wissenschaft emporgeschwungen.

Von den Zahnärzten Berlins, deren Zahl zur Zeit einige 70 beträgt, sind nur sehr wenige als praktische Aerzte approbirt, die übrigen sind theils aus dem Stande der früheren Wundärzte I. und II. Klasse hervorgegangen, theils Zahnärzte im eigentlichsten Sinne.

Die Stellung der Zahnärzte ist in pecuniärer Beziehung

im Allgemeinen eine durchaus günstige, da in Berlin bis in die unteren Schichten der Bevölkerung eine bedeutend grössere Aufmerksamkeit auf die Erhaltung und Gesundheit der Zähne gerichtet wird, als dies früher der Fall war. Auch veranlasst der gute Ruf, dessen sich die Berliner Zahn-Technik erfreut, zahlreiche Fremde, sich hier den benöthigten Zahn-Operationen zu unterziehen.

Neben den Zahnärzten beschäftigen sich mit der zahnärztlichen Praxis die sogenannten Zahn-Techniker, welche das zahnärztliche Examen nicht absolvirten, vielmehr meist nur in zahnärztlichen Laboratorien thätig waren, zum grossen Theil aber ganz tüchtige Arbeiten liefern.

Auch eine Zahnärztin, welche in Philadelphia ihre Ausbildung erhielt, übt mit Erfolg zahnärztliche Praxis bei Frauen und Kindern aus.

Trotz wiederholter Versuche hat die Fabrikation künstlicher Zähne in Berlin noch nicht zu irgend nennenswerthen Resultaten geführt. In dieser Hinsicht verdienen die Fabrikate England's und Amerika's bei Weitem den Vorzug.

Die Zahl der in Berlin ansässigen Thierärzte beläuft sich, einschliesslich der bei der Thierarzneischule angestellten Lehrer und der Militair-Rossärzte auf etwa 80.

An Hebammen zählt die Stadt gegenwärtig: 240.

Die Freigebung der ärztlichen Praxis hat keine Anwendung auf den Beruf der Hebammen gefunden; die gewerbsmässige Betreibung der Geschäfte als Hebamme, ohne das hierzu erforderliche Prüfungs-Zeugniss, ist vielmehr nach § 147. No. I. der Bundesgewerbeordnung straffällig. —

Um das Land mit der für Leben und Gesundheit der Bevölkerung nothwendigen Zahl von Hebammen zu versorgen, sind durch die Verwaltungsbehörden bestimmte Bezirke abgegrenzt, für welche Bezirks-Hebammen angestellt werden, und sind Hebammen, welche kostenfreie Ausbildung in einer Hebammen-Lehranstalt genossen haben, verpflichtet, die ihnen angewiesene Stelle, als Bezirks-Hebammen, mindestens 3 Jahre lang zu verwalten und die Entbindung zahlungsunfähiger Personen unentgeltlich zu besorgen.

Die Bezirks-Hebammen stehen unter der Aufsicht der Physikor etc. (cfr. Circ.-Verf. d. d. 2. Juni 1870, betreffend die Stellung ger Hebammen), und erhalten im Benöthigungsfalle Unterstützungen aus den vorhandenen Hebammen-Unterstützungsfonds.

Diese für die übrige Monarchie zur Zeit noch bestehenden Einrichtungen haben für Berlin keine Gültigkeit mehr, indem hier in der Hebammen-Lehranstalt sämmtliche Schülerinnen, auch die vom Magistrat und dem Ministerium erwählten, eine Pension von 50—70 Thlrn. entrichten müssen und nach absolvirter Prüfung frei über sich verfügen dürfen; jedoch wird ihnen, falls sie in Berlin verbleiben, angerathen, in welchem Bezirk der Stadt sie sich am Vortheilhaftesten niederlassen können. Im Uebrigen unterliegen sie hinsichtlich ihrer Befugniss zur Niederlassung und zum Gewerbebetrieb als Hebamme, innerhalb des Preussischen Staates, keinerlei Beschränkung, und steht es umgekehrt allen, auf anderen deutschen Hebammen-Lehranstalten ausgebildeten Hebammen, sobald sie ein Prüfungs-Zeugniss Seitens der zuständigen Behörde vorweisen, frei, sich mit Erlaubniss der Polizei in Berlin niederzulassen.

Durchschnittlich hat eine Hebamme in Berlin bei 120 bis 150 Geburten jährlich Beistand zu leisten: nur eine der am Meisten beschäftigten erreichte im Jahre 1871 die enorme Zahl von beinahe 500 Entbindungen. Die Oberaufsicht über das Hebammenwesen hierselbst führt der Geheime Sanitäts-Rath und Polizei-Physikus Dr. Hammer.

Zur Assistenz der Hebammen, in Betreff der Pflege Neugeborener, wurden früher auf der Königlichen Entbindungs-Anstalt sogenannte Wickelfrauen ausgebildet, doch hat man von dieser Einrichtung, welche der Hebammen-Pfuscherei vielfach Vorschub leistete, seit Anfang der fünfziger Jahre Abstand genommen. Zur Zeit sind nur noch einige 30 derartige Personen vorhanden.

Zur Ausübung der kleinen Chirurgie beim weiblichen Geschlechte sind die Hebammen berechtigt. Auch haben Viele die Concession, Schwangere bei sich aufzunehmen, und ist ihnen gestattet, die betreffenden Meldungen über die erfolgte Aufnahme etc. nicht, wie dies sonst zu geschehen pflegte, bei dem Revier-Polizei-Bureau ihres Bezirkes, sondern direkt bei dem Polizei-Präsidium zu bewirken.

Das ärztliche Hilfspersonal.

Zur Befriedigung eines nach Aufhebung der chirurgischen Lehranstalten mehr und mehr sich herausstellenden Bedürfnisses wurde im Jahre 1851 das Institut der sogenannten Heildiener eingeführt, und durch Cab.-Verf. d. d. 13. October 1851 und 27. März 1852 Betreffs der Ausbildung, Prüfung, Concessionirung etc. das Nöthige angeordnet.

Seit dem 1. October 1869 sind diese Bestimmungen aufgehoben; die Ausübung der kleinen Chirurgie ist freigegeben, und ohne einen Nachweis etwaiger Befähigung beizubringen ist es erlaubt, die Bezeichnung: Heilgehilfe zu führen. Mehr als die Hälfte sämmtlicher Barbiere Berlins macht von dieser Licenz Gebrauch. Nur sehr wenige erwerben sich durch Ablegung einer Prüfung ein Befähigungs-Attest und mit diesem das Recht, sich als „geprüfte Heildiener" bezeichnen zu dürfen.

Für die Krankenpflege existiren ausser 50 geprüften Krankenwärtern und 93 geprüften Krankenwärterinnen, welche auf Grund theoretischer und praktischer Vorbildung in Hospitälern, resp. in der 1832 errichteten Krankenwartschule der Charité, ein Qualifikationszeugniss besitzen, auch evangelische und katholische Diakonissen, erstere jedoch fast ausschliesslich für den Krankendienst in den betreffenden Anstalten.

Der geringen Zahl wirklich brauchbarer Wärter und Wärterinnen gegenüber wirkt deshalb für die offene Krankenpflege um so segensreicher das hierselbst seit dem 27. April 1863 bestehende Institut der grauen Schwestern, Niederwallstrasse No. 9, welches als einzige Anstalt dieser Art in Berlin besondere Beachtung verdient.

Von der Congregation der heil. Elisabeth, einer Vereinigung katholischer Diakonissen, deren Mutterhaus vor etwa 30 Jahren in Neisse errichtet wurde, als Filiale begründet, ist es die Aufgabe des Instituts, die unentgeltliche Krankenpflege in der Gemeinde zu üben, und ohne Unterschied der Confession, in erster Linie dem pflegebedürftigen Armen in Krankheitsfällen beizustehen. Anfänglich zählte die hiesige Zweiganstalt nur 3 Schwestern, zur Zeit jedoch 24 Pflegerinnen unter der Oberin Clotilde Biefel. Das Institut, welches durch freiwillige Beiträge, durch Collekten etc. erhalten wird, ist nicht allein für die Armenkrankenpflege, sondern für die Krankenpflege überhaupt von grosser Wichtigkeit; denn niemals wird auch nur entfernt der auf dem Bestreben nach Gelderwerb begründete Krankendienst im Stande sein, am Bette des Kranken zu leisten, was Theilnahme und Liebe, die aus einem selbstlosen Herzen stammen, in stiller Freudigkeit wirken. Weil dies aber bei den grauen Schwestern im vollsten Maasse der Fall ist, erwarben sie sich in allen Kreisen der Berliner Bevölkerung wohlbegründetes Vertrauen und allgemeine Verehrung, und auch wir benutzen gern die Gelegenheit, um öffentlich den treuen Pflegerinnen der Hilfsbedürftigen unsere Dankbarkeit zu bekunden.

Meldungen zur Krankenpflege in den Familien werden jederzeit in dem Institut entgegengenommen und so viel als möglich berücksichtigt. Uebernimmt das Institut die Krankenpflege vollständig, so wechseln zwei Schwestern, unter Verzichtleistung auf jede Art von Erquickung und Bequemlichkeit, von 12 zu 12 Stunden mit einander ab, und bleibt es lediglich dem Kranken, resp. den Angehörigen derselben überlassen, ob und in welcher Art dieselben zur Erhaltung der Anstalt beitragen wollen. Forderungen werden niemals erhoben. Auch ist es den Schwestern, welche sich von 3 zu 3 Jahren zu ihrem schweren Amte verpflichten, versagt, persönliche Dankesgaben anzunehmen.

Das Apothekenwesen Berlins.

Nachdem im Jahre 1445 in Augsburg, 1472 in Frankfurt a. M. Apotheken errichtet waren, wurde, als die dritte in Deutschland überhaupt und als die erste in der Mark, unter dem Kurfürsten Johann Cicero im Jahre 1488 eine solche durch Hans Zehender in Berlin angelegt, und zwar in demselben Lokal, Spandauerstrasse No. 33, in welchem sie noch heute, das Stadtwappen führend, als die sogenannte „Bären-Apotheke" fortbesteht.

Die Apotheken Berlins, zur Zeit 50[1]) an der Zahl, haben durchgängig eine elegante und freundliche Ausstattung und geniessen, wie überhaupt die Apotheken Deutschlands, mit Recht des Rufes grösster Zuverlässigkeit.

Bis jetzt hat die neue Gewerbegesetzgebung Betreffs des Apothekenbetriebes Nichts geändert. Die vorhandenen Apotheken bestehen auf Grund eines Privilegiums oder einer Concession (cfr. Horn, Medicinalwesen Bd. 2 pag. 337 ff.). Privilegien dürfen bereits seit 1845 nicht mehr begründet werden: Concessionen, neuerdings durchgängig an die Person des Concessionairs gebunden, ertheilt der Ober-Präsident der betreffenden Provinz.

Von sämmtlichen Berliner Apotheken sind 24 privilegirt, 26 concessionirt. Ausser diesen existirt noch die Königliche Hof-Apotheke, welche für den Bedarf der Königlichen Familie und des Königlichen Hofstaates bestimmt ist: auch befinden sich in den grösseren Heilanstalten eigene Apotheken, resp. besondere Dispensir-Anstalten.

Leider haben in den letzten Jahren zahlreiche gelernte Apotheker Droguenhandlungen hierselbst errichtet, und betreiben, trotz der entgegenstehenden Gesetze, die Dispensirung ausschliesslich pharmaceutischer Präparate. Vor Kurzem ist sogar eine Reihe von Arzneistoffen gesetzlich dem Detail-Verkauf freigegeben worden, freilich mit der Beschränkung,

---

[1]) Im Jahre 1359 kam eine Apotheke auf 11,700 Einwohner, jetzt eine auf 16—17,000.

dass bei den meisten derselben der Verkauf nur in höheren als medicinischen Dosen stattfinden darf. Es liegt auf der Hand, dass diese Beschränkung in ihrer Wirkung illusorisch ist und in Wirklichkeit die Rechte der Apotheker unter den bestehenden Verhältnissen ebenso geschädigt werden, wie das Interesse der Kranken.

In der Frage über die Freigebung des Apothekergewerbes ist eine definitive Entscheidung noch nicht erfolgt, doch wollen wir hoffen, dass man die Lösung nicht in gleicher Richtung suchen wird, wie dies Betreffs der ärztlichen Praxis geschah, auf dass nicht, um des Princips der sogenannten Freiheit willen, der achtungswerthe Stand der Apotheker auf das Niveau des sicherlich weder privilegirten noch concessionirten Kräuterhändlers von Mantua herabgedrückt wird, zu dem Romeo mit vollem Rechte sagen durfte: „Die Welt ist nicht Dein Freund, noch ihr Gesetz."

Ist auch die Lage des jungen Apothekers, welcher Lust und Fähigkeit zu einer selbständigen Stellung besitzt, wie nicht geleugnet werden kann, eine schwierige, sobald ihm Mittel und Credit zum Erwerb einer schon bestehenden Apotheke ermangeln, so ist ja auch die Eröffnung einer neuen Apotheke gleichfalls mit bedeutenden Unkosten verknüpft und würden, nach Aufhebung des Concessionswesens, die Mittel zur Begründung eines Apothekenbetriebes leihweise nur viel schwerer zu beschaffen sein, als dies jetzt der Fall ist.

In Berlin repräsentiren die Apotheken einen sehr hohen Werth, allein schon durch den Preis des betreffenden Grundstücks, dessen Erwerb zum erspriesslichen Geschäftsbetrieb fast unumgänglich nothwendig erscheint. Dagegen ist auch der Geschäftsumsatz verhältnissmässig ein bei Weitem grösserer, als in den Provincialstädten.

Im Allgemeinen nimmt man an, dass der Werth einer

hiesigen Apotheke entsprechend ist dem 5—7fachen jährlichen Umsatz, und dürfte der letztere bei einigen derselben 10,000 Thaler bei Weitem übersteigen.

Die Aufsicht über die Apotheken führt das Polizei-Präsidium. Revisionen werden von einer Commission, bestehend aus zwei Aerzten (Geh. Reg.- und Medicinal-Rath Dr. Müller und Geh. Sanitäts-Rath Dr. Hammer) und zwei Apothekern (welche von dem Polizei-Präsidium jedesmal besonders berufen werden) regelmässig alle drei Jahre abgehalten, können aber auch sonst jederzeit angeordnet werden.

Mit einigen Apotheken Berlins sind bedeutende Fabriken zur Herstellung chemisch-pharmaceutischer Präparate etc. verbunden.

Aerztliche etc. Vereine und Gesellschaften.

a. Wissenschaftliche Vereine.

1. Die Gesellschaft der naturforschenden Freunde.

Die Gesellschaft naturforschender Freunde ist eine durch Dr. F. H. Wilhelm Martini, Bloch, Herbst, Bode u. A. am 9. Juli 1773 zur Beförderung der Naturwissenschaften begründete Privat-Verbindung, welche nie mehr als 12 ordentliche Mitglieder zählt und sich stets durch einstimmige Wahl ergänzt. Die Zahl der Ehren-Mitglieder ist nicht beschränkt und erfolgt auf Vorschlag eines ordentlichen Mitgliedes durch Ballotement. Die Ehren-Mitglieder (z. Z. einige 60) sind berechtigt, den Sitzungen der Gesellschaft beizuwohnen. Monatlich zwei Mal findet eine Versammlung der Gesellschaft in dem ihr zugehörigen Hause Französische Strasse No. 29 (dasselbe wurde der Gesellschaft von dem Könige Friedrich Wilhelm II. im Jahre 1788 geschenkt) statt, woselbst auch die bedeutenden Sammlungen naturhistorischer Gegenstände und eine reichhaltige Special-Bibliothek untergebracht sind.

Die Verdienste der Gesellschaft um die gesammten Naturwissenschaften sind bekannt und niedergelegt in den Schriften, welche von der Gesellschaft seit ihrem Beginnen in den unter verschiedenen Titeln erschienenen Jahrbüchern herausgegeben sind.

Senior der Gesellschaft ist der Geh. Med.-Rath Professor Dr. Ehrenberg; Mitglieder sind: Professor Dr. Rose, Geh. Medic.-Rath. Professor Dr. Gurlt, Wirkl. Geh. Rath und Kammergerichts-Präsident Dr. von Strampf, Prof. Braun, Professor Dr. Beyrich, Dr. phil. Ewald, Geh. Med.-Rath Professor Dr. Reichert, Professor Dr. Förster, Director der Sternwarte, Rentier Splittgerber, Prof. Dr. Peters, Dr. Neumayer, Hydograph bei der Kaiserlichen Admiralität.

Der Geh. Medicinal-Rath Professor Dr. Chr. Gottfried Ehrenberg, geb. den 19. April 1795 zu Delitsch, genoss seine Vorbildung in Schulpforta, ging 1815 nach Leipzig, um Theologie zu studiren, trat jedoch bald zum Studium der Naturwissenschaften und Medicin über; kam 1816 nach Berlin, promovirte 1818 und wurde von der Akademie der Wissenschaften mit Dr. Wilh. Hemprich, 1820, zu einer wissenschaftlichen Durchforschung nach Afrika (Aegypten) und den Nachbarländern entsandt, wobei hauptsächlich Dongala, Syrien, Arabien und Abyssinien bereist wurden. Hemprich starb am 30. Juni 1825 zu Massana. Ehrenberg kehrte im Frühjahr 1826 nach Berlin zurück und wurde ausserordentlicher Professor der Medicin, 1827 Mitglied der Akademie. Im Jahre 1829 begleitete er mit G. Rose Alexander von Humboldt nach Asien bis an den Altai; wurde 1842 beständiger Sekretair der Akademie, 1847 ordentlicher Professor.

Einen Abriss seiner ersten Reise enthalten „die naturgeschichtlichen Reisen durch Nordafrika und Westasien 1820—1825 von Hemprich und Ehrenberg, Berlin 1828": den naturhistorischen Ertrag derselben beschreiben seine „Symbolae physicae", denen sich in den Abhandlungen der Akademie „die Verehrung des heiligen Affen, 1833" und „die Korallenthiere des rothen Meeres, Berlin 1834" anschliessen. Von glücklichstem Erfolge waren Ehrenberg's mikroskopische Untersuchungen, die ihn zu den wichtigsten Entdeckungen führten, und ihn zum Schöpfer einer wissenschaftlichen Kunde des unsichtbar kleinen organischen Lebens machten.

Hierher gehörige Arbeiten sind: „Organisation, Systematik und geographisches Verhältniss der Infusionsthierchen, Berlin 1830". „Zur Erkenntniss der Organisation im kleinsten Raum, Berlin 1832—34", Abhandlungen, welche das grösste Aufsehen in der wissenschaftlichen Welt erregten. Denselben folgte sein umfassendes Werk „die Infusionsthierchen als vollkommene Organismen, Leipzig 1838" mit 64 schön gestochenen Kupfertafeln nach den vortrefflichen Handzeichnungen des Verfassers. In ein neues Stadium traten seine Forschungen durch die Entdeckung, dass Gebilde jüngerer Erdschichten zum grössten Theil aus zusammengehäuften Panzern gewisser Infusorienarten bestehen. Ergebnisse seiner betr. Studien waren: „Die Bildung des europäischen, libyschen und uralischen Kreidefelsens", Berlin und Leipzig 1839, mit Kupfertafeln. „Die fossilen Infusorien und die lebendige Dammerde" Berlin 1837, mit 2 Kupfert. In der Abhandlung: „Das Leuchten des Meeres", Berlin 1835, gab er ein Muster scharfsinniger Untersuchung und meisterhafter Darstellung und wies den Grund dieser Erscheinungen in mikroskopischen Seethieren nach.

In seinem zweiten Hauptwerk, der Mikrogeologie, Leipzig 1854, bringt er die geographische Verbreitung der unsichtbar kleinen Lebensformen und deren Eigenthümlichkeiten in allen Welttheilen zur Anschauung. Neben diesen zahlreichen Arbeiten aus dem Hauptgebiet seiner Forschungen hat Ehrenberg auch ferner liegende Fragen in geistvollster Weise behandelt, wie dies verschiedene Abhandlungen und eine Anzahl akademischer Reden bekunden.

2. Die Hufeland'sche (medicinisch-chirurgische) Gesellschaft.

Die Gesellschaft wurde, als die erste medicinische in Berlin, am 1. Februar 1810 durch Chr. Wilhelm Hufeland gegründet und durch Cab.-Ordre d. d. 31. Mai 1833 vom König Friedrich Wilhelm III. als Corporation bestätigt. Ihr Zweck ist Beförderung der medicinischen Wissenschaften unter den praktischen Aerzten, zunächst in Berlin, dann aber auch Anknüpfung collegialer Verbindungen nach dem Auslande hin.

Die Gesellschaft besteht aus ordentlichen in Berlin ansässigen, und aus correspondirenden Mitgliedern. Die Zahl derselben beträgt zur Zeit im Ganzen einige 60. Die Versammlungen finden allmonatlich am letzten Freitag jeden Monats statt, und zwar in der Wohnung des auf Lebenszeit ernannten Vorsitzenden, Geheimen Sanitäts-Rath Dr. Steinthal. In jeder Sitzung wird zunächst die Krankheits-Constitution des abgelaufenen Monats constatirt, worauf ein Vortrag Seitens eines Mitgliedes folgt. Auch Nicht-Mitglieder können als Gäste eingeführt, neue Mitglieder jederzeit aufgenommen werden. Die Mitglieder haben einen Jahresbeitrag von 6 Thalern zu entrichten.

Die Gesellschaft hält einen Journalzirkel, der 25 der gelesensten Fach-Journale umfasst; seit 1847 werden diese Zeitschriften, sowie alle eingegangenen literarischen Geschenke, nachdem sie sämmtlichen Mitgliedern vorgelegen haben, der Universitäts-Bibliothek überwiesen. In Folge dieses Uebereinkommens geniessen die Mitglieder der Hufeland'schen Gesellschaft das Recht freier Benutzung der Königlichen und der Universitäts-Bibliothek.

In früheren Jahren war die Theilnahme, welche der Verein im In- und Auslande erfuhr, eine bedeutend grössere als jetzt. Durch die aufeinander folgenden Direktoren: Hufeland, Rust, Osann wurde er zu einem Mittelpunkt ausgebreiteter ärztlicher Correspondenz und seine Wirksamkeit für Berlin selbst von grösster Bedeutung.

3. Die Gesellschaft für Natur- und Heilkunde.

Neben der Hufeland'schen Gesellschaft constituirte sich am 6. Februar 1810 die Gesellschaft für Natur- und Heilkunde, von den angesehensten Aerzten und Naturforschern Berlins bei Gelegenheit des 50jährigen Dienst-Jubiläums des Geh. Med.-Rath Dr. J. G. Walter begründet. Präsident der Gesellschaft war Heim von 1817—1834; Link von 1834—1851, während Rudolphi von 1811—1831, Ehrenberg von 1831—1851 das Amt eines Sekretairs verwaltete.

Die Gesellschaft hat den Zweck einer wissenschaftlichen belehrenden Unterhaltung und gegenseitiger Anregung, und zählt gegenwärtig einige 40 Mitglieder, unter ihnen 7 auswärtige.

Die Sitzungen finden am ersten Dienstag jedes Monats, Abends 8 Uhr, zur Zeit in Arnim's Hotel unter den Linden statt. Nach der Anciennität der Aufnahme hat jedes Mitglied die Verpflichtung, durch Vorlesung einer wissenschaftlichen Abhandlung Stoff zu wissenschaftlicher Besprechung zu liefern. Jeder Sitzung schliesst sich ein einfaches Abendessen an. Seit dem 6. März 1810 darf, auf Heim's Vorschlag, in der Gesellschaft von Politik nicht gesprochen werden. Von den in Berlin anwesenden Mitgliedern wird ein geringer Beitrag in die Kasse der Gesellschaft gezahlt. Für die letzte Sitzung jedes Jahres werden Vorschläge zur Aufnahme neuer Mitglieder bei dem Präsidenten eingereicht: das Ballotement erfolgt in der nächstfolgenden Sitzung. Die Wahl hat nur Gültigkeit, wenn mehr als $\frac{2}{3}$ der abgegebenen Stimmen bejahend lauten.

Gegenwärtig ist Präsident der Gesellschaft: Professor Dr. Ehrenberg; die Zahl der Mitglieder beläuft sich auf etwa 40; auswärtige Mitglieder zählt die Gesellschaft 7.

Den vorgenannten Gesellschaften schloss sich in der Mitte der zwanziger Jahre an:

die Gesellschaft für praktische Medicin,

ein Zirkel von 12 der angesehensten Aerzte Berlins (Heim, Vater und Sohn, Formey, Link, Hauck, von Stosch, Barez, Bremer, Casper, Natorp, Steinrück, Romberg), welcher am Ersten jedes Monats bei einer sehr reichlich und gut besetzten Tafel eine collegiale Zusammenkunft hatte.

Um Dieffenbach, welcher den Tafelfreuden abhold war, zu gewinnen, wurden Seitens der Gesellschaft in den dreissiger Jahren Abend-Sitzungen eingeführt, die bei einem Glase Weissbier und einer Pfeife Taback wöchentlich ein Mal und zwar des Mittwochs stattfanden und wissenschaftlicher Unterhaltung und gemeinsamen praktischen Mittheilungen dienten; auch veröffentlichte die Gesellschaft von nun ab regelmässig, unter besonderer Mitwirkung Romberg's, durch ihren Sekretair Casper, das Wichtigste aus ihren Verhandlungen in „Casper's Wochenschrift für die gesammte Heilkunde". Gleichzeitig nahm sie den Namen: Stosch-Dieffenbach'sche Gesellschaft an. Ihr Haupt-Magnet wurde Dieffenbach und blieb es bis zu seinem Tode im Jahre 1847. Der Sturm des folgenden Jahres fällte „die laublosen Stämme — Meister in der Medicin, doch Schüler in der Politik" — und verwehte schnell die letzten Spuren dieser einst so lebensfrohen und thätigen Gesellschaft.

Das gleiche Geschick des Unterganges theilte der von J. N. Rust am 31. Juli 1832 gestiftete:

Verein für Heilkunde in Preussen,

dessen Tendenz dahin ging, wissenschaftliche Leistungen im Gebiet der gesammten Heilkunde zu fördern. Der Verein dessen Protektor der Freiherr Stein von Altenstein und dessen Ehren-Präsident Hufeland war, gab die medicinische Zeitung heraus, deren erste Nummer am 5. September 1832 erschien, und welche 30 Jahre hindurch alle wissenschaftlichen Ergebnisse besprach und namentlich auch für das Militair-Medicinal-Wesen von grosser Bedeutung war. Die Redaktion hatte zuerst J. F. C. Hecker; von 1836 an Rust, Eck und Grossheim, nach Rust's Tode, 1840, Eck und Grossheim, darnach Grossheim allein, bis sie 1844 Troschel übernahm. Von 1858 an redigirte sie Müller, bis sie mit dem Vereine 1863 erlosch.

Während seines Bestehens hatte jeden Monat eine Versammlung der Mitglieder des Vereins stattgefunden, deren Zahl meist sehr bedeutend war: der Verein zählte 1840 im Ganzen 190 Mitglieder; 1860 noch über 120. Protektor desselben war der jedesmalige Minister der etc. Medicinal-Angelegenheiten. Was die schliessliche Auflösung des Vereins bewirkte, ist mit Sicherheit nicht festzustellen.

Letzteres gilt auch in Bezug auf den 1842 am 20. Juni gestifteten und 1848 wieder eingegangenen Deutschen Verein für Heilwissenschaften, dessen erster Vorsitzender Link, dessen Sekretaire Casper und Professor Hecker waren. Zweck des Vereins war Förderung der gesammten wissenschaftlichen Heilkunde. Jeder deutsche Arzt und Wundarzt, selbst nichtärztliche Freunde der Heilkunde konnten beitreten. Der Verein war in 8 Sektionen getheilt; hielt monatlich eine Sitzung, bewirkte die Herausgabe grösserer Werke, gewährte Reise-Unterstützungen, besonders zum Studium von Epidemieen und endemischer Krankheiten, stellte Preisfragen etc. Im ersten Jahre seines Bestehens hatte dieser Verein: 163 Mitglieder.

4. Die Gesellschaft für Geburtskunde.

Am 13. Februar 1844 wurde durch den berühmten Gynäkologen Dr. Carl Mayer († 12. Februar 1868) unter Mitwirkung von zehn der hervorragendsten und meist beschäftigten Geburtshelfern Berlins, und unter besonderer Anregung Jos. Hermann Schmidt's die Gesellschaft für Geburtskunde, die erste ihrer Art [1]), hierselbst begründet und Mayer zu ihrem Präsidenten erwählt, welches Amt er fast ununterbrochen bis zu seinem Tode mit Eifer und voller Hingabe verwaltete. Die Lebhaftigkeit und Energie seines Geistes, der ausserordentliche Reichthum seiner Erfahrung, sowie seine streng-wissenschaftliche Richtung übten den glücklichsten Einfluss auf die Entwickelung der Gesellschaft aus, in welcher gleichfalls Virchow's Rednergabe sich zuerst zu schwellender Knospe entfaltete. Sie that sich alsbald vor allen anderen

---

[1]) Ein 1795 in Göttingen durch Fr. Benjamin Osiander gestifteter Verein „der Freunde der Geburtskunde" hatte nur ganz kurze Zeit Bestand.

medicinischen Vereinen durch ihre Produktivität vortheilhaft hervor und wusste sich im wissenschaftlichen Vereinsleben einen der ersten Plätze zu erwerben.

Beförderung der geburtshilflichen Wissenschaft und Kunst im weitesten Sinne und des collegialen Verhältnisses unter den Geburtshelfern war das klar ausgesprochene Ziel, welches die Gesellschaft von Anfang an verfolgte, und der Geist der freien Discussion, der ihr bei ihrer Begründung eingepflanzt wurde, förderte in hohem Grade Inhalt und Werth ihrer Verhandlungen.

Bereits bei Ablauf des ersten Jahres ihres Bestehens zählte die Gesellschaft ausser ihrem Präsidenten, dem Vice-Präsidenten Fr. J. H. Schmidt, dem Sekretair Dr. Wegscheider und dem Cassirer Dr. Ruge, 12 ordentliche, 6 auswärtige und 3 Ehren-Mitglieder, Dr. Busch, Dr. Hauck, Dr. Naegelé.

Hatte anfänglich monatlich nur eine Sitzung stattgefunden, so wurden seit 1845 in jedem Monat zwei Zusammenkünfte, und zwar am zweiten und vierten Dienstag abgehalten, gleichzeitig auch von jetzt ab Mittheilungen aus den Verhandlungen der Gesellschaft, unter dem Titel: „Verhandlungen der Gesellschaft für Geburtshilfe in Berlin“, seit 1870 unter der Bezeichnung: „Beiträge zur Geburtshilfe und Gynäkologie, herausgegeben von der Gesellschaft für Geburtshilfe in Berlin, im Verlag von August Hirschwald“, durch den Druck veröffentlicht, wodurch die Gesellschaft eine bedeutende Wirksamkeit nach Aussen gewann und erspriessliche Anregungen nach allen Richtungen hin geboten wurden.

Zur Zeit zählt die Gesellschaft 94 ordentliche, 5 ausserordentliche, 132 auswärtige oder korrespondirende und 3 Ehren-Mitglieder.

In Gemässheit der am 24. März 1863 revidirten Statuten,

können zu ordentlichen Mitgliedern nur Geburtshelfer Berlins, welche promovirte Doktoren sind, aufgenommen werden.

Zu ausserordentlichen Mitgliedern werden promovirte Doktoren und Aerzte Berlins erwählt, welche zwar nicht Geburtshelfer sind, aber durch wissenschaftliche Beiträge und Mittheilungen ein besonderes Interesse für die Gesellschaft und für die Geburtshilfe an den Tag gelegt haben.

Als auswärtige Mitglieder werden nur Geburtshelfer, welche promovirte Doktoren sind, aufgenommen. Zu Ehren-Mitgliedern können ausgezeichnete Geburtshelfer, Doktoren der Medicin, welche nicht Geburtshelfer sind, selbst Nicht-Aerzte, welche sich ein besonderes Verdienst um die Geburtshilfe erworben haben, gewählt werden.

Jährlich zwei Mal und zwar in der zweiten Januars- und in der zweiten Juli-Sitzung, findet die Aufnahme neuer Mitglieder statt. Die Aufnahme selber erfolgt durch geheime Abstimmung, bei welcher die absolute Majorität der abgegebenen Stimmen entscheidet.

Die zu ordentlichen Mitgliedern vorgeschlagenen Aerzte müssen, wenn sie nicht allen Mitgliedern persönlich bekannt sind, wenigstens ein Mal als Gäste in der Gesellschaft erscheinen.

Die ordentlichen Mitglieder übernehmen die Verpflichtung nach Kräften, für grössere Vorträge und kleinere Mittheilungen zu sorgen. Jedes ordentliche Mitglied zahlt 2 Thaler Eintrittsgeld und 4 Thaler jährlichen Beitrag, wovon die Kosten für das Versammlungslokal (z. Z. im Hotel Bellealliance, Zimmer- und Friedrichstr.-Ecke), für das Abendessen, welches sich an die erste Versammlung in jedem Monat anschliesst, und andere Ausgaben der Gesellschaft bestritten werden. Die Gesellscheft besitzt ein kleines Vermögen und eine eigene Bibliothek. Vorstand und Beamte der Gesellschaft werden alljährlich gewählt, doch ist Wiederwahl derselben Persönlichkeiten gestattet. Zur Zeit fungiren, als Präsident: Geh. Med.-Rath Professor Dr. Ed. Martin, als Vice-Präsident: Geh. San.-Rath Dr. Wegscheider, als zweiter Vice-Präsident: Dr. Louis Mayer, als Sekretair: Dr. von Haselberg, als Vice-Sekretair: Dr. Wernich, als Kassenführer: Dr. Lehnerdt. Den Redaktions-Ausschuss bilden Dr. Fasbender, Dr. von Haselberg und Dr. Louis Mayer.

Auszüge aus den Sitzungs-Protokollen werden seit 1870 in der „Berliner klinischen Wochenschrift" veröffentlicht; auch ist seit 1872 ein Stenograph für die Verhandlungen angestellt.

Eine genaue Geschichte der Gesellschaft findet sich im Jubiläums-Heft der Verhandlungen, Jahrg. 1869, von Dr. Alex. Göschen bearbeitet. Ebendaselbst ist auch die Gedächtnissrede auf Carl Mayer, gehalten am 25. Juni 1868 von R. Virchow, abgedruckt.

5. Die Berliner medicinische Gesellschaft.

Im Jahre 1844, am 10. December, trat ein Verein aus 22 Mitgliedern bestehend: die Gesellschaft für wissenschaftliche Medicin in's Leben, welcher vom Jahre 1850 ab die Sitzungs-Protokolle in Göschen's deutscher Klinik mittheilte und als Zweck: die Förderung wissenschaftlich praktischer Bestrebungen verfolgte. Neben dieser Gesellschaft bildete sich im Jahre 1849 zur Beförderung des ärztlichen Gemeinsinns, zur Wahrung der Standesehre und der Gerechtsame der Standesgenossen, sowie zur Besprechung wissenschaftlicher Gegenstände: Die Association Berliner Aerzte (zunächst des Spandauer Viertels), welche sich im Sommer vierteljährlich an jedem ersten Mittwoch des Quartals, im Winter monatlich zu einer Sitzung und darauf folgendem Abendessen versammelte, anfänglich jedoch mehr die professionellen Interessen verfolgte. Aus dem Schoosse dieser Gesellschaft entstand gleich im ersten Jahre ihres Bestehens ein ärztliches Central-Bureau, das erste seiner Art in Berlin, welches die nach der Medicinal-Taxe angesetzten ärztlichen Liquidationen von säumigen zahlungsfähigen Schuldnern in einer anständigen Weise einzuziehen hatte, und da sich durch Petitionen vieler Nothleidenden in jener Zeit ein betrübender Nothstand unter den Aerzten Berlins kundthat, so wurde auf Antrag des Dr. Kristeller im Jahre 1853 die Berliner ärztliche Unterstützungs-Kasse, von welcher weiter unten ausführlicher gehandelt werden soll, gleichfalls durch die Gesellschaft begründet.

Am 19. Februar 1858 nahm die Association, unter Abänderung ihrer Statuten, die Bezeichnung: Verein Berliner Aerzte an, und traten nunmehr die wissenschaftlichen Bestrebungen in den Vordergrund. Unter v. Gräfe's Vorsitz entwickelte sich der Verein auf das Kräftigste, so dass ihm Ausgangs der fünfziger Jahre bereits 175 Mitglieder angehörten. Die Sitzungs-Protokolle, welche ein Bild von der Thätigkeit des Vereins darbieten, finden sich in der allgemeinen medicinischen Central-Zeitung.

Die „Gesellschaft für wissenschaftliche Medicin" und der „Verein Berliner Aerzte", von gleichem Streben beseelt und geleitet, erkannten alsbald, dass ihre Verschmelzung im allgemeinen Interesse geboten sein dürfte, um ein regeres Zusammenleben der Collegen hervorzurufen und für die Aerzte Berlins eine erhöhte Bedeutung zu erlangen. Sie vereinigten sich, indem sie sich jeder Sonder-Interessen entkleideten, zu einer gemeinsamen Körperschaft, der „Berliner medicinischen Gesellschaft", welche ihre erste Sitzung am 31. October 1860 abhielt und durch eine Rede B. v. Langenbeck's eröffnet wurde. Vorsitzender derselben war von Gräfe bis zu seinem Tode.

Ihrem Statut zufolge hat die Berliner medicinische Gesellschaft den Zweck, wissenschaftliche Bestrebungen auf dem Gesammtgebiete der Medicin zu fördern, ein collegiales Verhältniss unter ihren Mitgliedern zu erhalten und die ärztlichen Standes-Interessen zu wahren. Die Gesellschaft veranstaltet regelmässige wissenschaftliche und collegiale Zusammenkünfte und unterhält ein mit einer Bibliothek verbundenes Journal-Lesezimmer. Eine besondere Aufnahme-Commission, aus dem Vorstande und 12 Mitgliedern bestehend, hat über die Aufnahme neuer Mitglieder zu entscheiden: es bedarf zu letzterer einer Majorität von mindestens $\frac{3}{4}$ Stimmen. Der Vorschlag zur Aufnahme muss von einem Mitglied schriftlich bei dem Vorstand eingereicht und von diesem in mindestens drei Versammlungen zur Kenntniss der Mitglieder gebracht werden. Jedes Mitglied zahlt jährlich einen Beitrag von 5 Thalern in die Vereinskasse. Ausser ordentlichen Mitgliedern, hier ansässigen Doktoren der Medicin, hat die Gesellschaft auswärtige und Ehren-Mitglieder.

Die wissenschaftlichen Sitzungen finden im Winter alle Woche, im Sommer alle 14 Tage, Mittwoch Abends präcise $7\frac{1}{2}$ Uhr, gegenwärtig im Norddeutschen Hofe, Mohrenstr. 20, statt. Vorträge, kleinere Mittheilungen und Discussionen wechseln mit einander ab und nehmen einen Zeitraum von $1\frac{1}{2}$—$1\frac{3}{4}$ Stunden in Anspruch. Die Veröffentlichung der Verhandlungen erfolgt in Göschen's Deutscher Klinik und in der Berliner klinischen Wochenschrift. Das gleichfalls im Hause Mohrenstr. 20 befindliche Lesezimmer ist an Wochentagen von 5—8 Uhr geöffnet. Aus der Bibliothek dürfen auch auf 8 Tage bis 4 Wochen Bücher von den Mitgliedern entliehen werden.

Als Ehren-Mitglieder gehören der Berliner medicinischen Gesellschaft an: der Geh. Med.-Rath Prof. Dr. Romberg und Prof. Dr. Virchow; die Zahl der Mitglieder beträgt: 304. Vorsitzender ist der Geh. Ober.-Med.-Rath Professor Dr. B. von Langenbeck, erster Stellvertreter des Vorsitzenden Professor Dr. Bardeleben, zweiter Stellvertreter Dr. Siegmund. Als Schriftführer fungiren: Dr. B. Fränkel, Prof. Dr. Liebreich, Dr. Ries und Dr. Senator. Bibliothekar ist Dr. Falk, Kassenführer Dr. Klein.

6. Die Gesellschaft für Heilkunde.

Die Gesellschaft für Heilkunde ist am 22. Februar 1855 gegründet. Stifter und seitheriger Vorsitzender der Gesellschaft ist der Geh. Sanitäts-Rath Dr. H. W. Berend.

Die Gesellschaft hat neben Förderung der Collegialität und Anknüpfung internationaler Verbindungen mit auswärtigen Fachgenossen die Cultur der gesammten Heilkunde zum Zweck.

Sie zählt z. Z. 6 Ehren-, 39 ordentliche und 47 correspondirende Mitglieder. Die Sitzungen finden alle 14 Tage Montags Abends 8 Uhr in Arnim's Hotel, unter den Linden Nr. 44 statt, und werden durch wissenschaftliche Vorträge und Besprechungen ausgefüllt. Die jährlichen Beiträge werden nach den Bedürfnissen des Vereins repartirt, dürfen jedoch 3 Thaler nicht übersteigen.

Die Aufnahme neuer Mitglieder erfolgt durch Ballotement. Als Stiftungstag des Vereins wird der 22. Februar jedes Jahr durch ein collegiales Fest gefeiert. Der Verein veröffentlicht, theils in Göschen's Deutscher Klinik, theils in der Klinischen Wochenschrift Berichte über seine Thätigkeit.

7. Der Verein beamteter Aerzte.

Der Verein, dem ausser den Bezirks- und Stadt-Physikern, der Kreis-Physikus des Nieder-Barnim'schen Kreises, der Reg. und Geh. Med.-Rath Dr. Müller und der bei der Sittenpolizei angestellte Sanitätsrath Dr. Hauck angehört, besteht seit 1855, und versammelt sich monatlich ein Mal, behufs collegialer Besprechung über die amtliche Thätigkeit.

8. Der physiologische Verein.

Der Verein, im Jahre 1859 durch Dr. W. Kühne, Dr. Rosenthal, Dr. Ph. Munck und Dr. F. v. Recklinghausen begründet, zählt gegenwärtig einige 40 Mitglieder. Vorsitzender ist Professor Dr. Liebreich. Alle 14 Tage des Sonnabends findet im Gewerbe-Museum eine Sitzung statt. Vorträge, theils Mittheilungen von Original-Arbeiten der Mitglieder, theils Referate, wechseln mit Discussionen. Die Sitzungs-Protocolle werden in der Berliner Klinischen Wochenschrift veröffentlicht. Der jährliche Beitrag beträgt 6 Thaler. Mit dem Vereine ist ein Journalzirkel verbunden.

9. Die militair-ärztliche Gesellschaft.

Die Gesellschaft trat unter dem Vorsitz des Generalarzt Dr. Schiele am 20. September 1864 zusammen und sucht einen wissenschaftlichen Verkehr, sowie den persönlichen Austausch beruflicher Mittheilungen unter den Militair-Aerzten Berlin's zu vermitteln. Die Gesellschaft versammelt sich am 21. jeden Monats, Abends 7½ Uhr in Arnim's Hotel, unter den Linden.

In jeder Versammlung finden wissenschaftliche Vorträge und Discussionen statt, an welche sich ein gemeinschaftliches Abendessen anschliesst. Gegenwärtig ist Ehren-Präsident: der der Generalstabsarzt Dr. Grimm, Vorsitzender: Generalarzt Dr. Löffler. Mitglieder zählt der Verein einige 70. Ehren-Mitglieder sind: der Geh. Ober-Medicnal-Rath Professor Dr. B. v. Langenbeck, der Geh. Sanitäts-Rath Dr. Wilms, und der Geh. Medic.-Rath Professor Dr. Bardeleben.

In die Gesellschaft kann jeder hiesige aktive Militairarzt eintreten. Der Beitrag jedes Mitgliedes beträgt jährlich 4 Thaler.

Die Gründung der Sanitäts-Corps (20. Februar) wird alljährlich als das Stiftungsfest der Gesellschaft gefeiert.

Der Verein hat Anregung dazu gegeben, dass in den grösseren Garnison-Städten ähnliche Vereine zusammengetreten sind.

10. Der medicinisch-ätiologische Verein zur Erforschung und Vernichtung von Krankheits-Ursachen.

Der Verein ist am 20. October 1866 durch Dr. Stamm begründet und hat zum Zweck: die Erforschung von Krankheits-Ursachen und die Vernichtung dieser letzteren. Er sucht diese Ziele zu erreichen durch wissenschaftliche Arbeiten, durch Volksbelehrung in Schriften und Vorträgen, endlich durch Befürwortung geeigneter Massregeln bei Behörden und Privatpersonen. Der Verein besteht der Mehrzahl nach aus Aerzten und hat gegenwärtig etwa 40 ordentliche und ebensoviel auswärtige Mitglieder. Die Sitzungen des Vereins finden in einem von der städtischen Behörde unentgeltlich überlassenem Local in dem sogenannten deutschen Thurm auf dem Schillerplatze und zwar am ersten Donnerstag jeden Monats statt. Die Mitglieder zahlen einen Beitrag von jährlich 1 Thaler. Vorsitzender ist der Stifter.

Der Verein veröffentlicht einzelne Mittheilungen in hiesigen und auswärtigen Zeitschriften. Die Sitzungs-Protocolle werden gedruckt und den Mitgliedern übermittelt.

11. Die medicinisch-psychologische Gesellschaft.

Die Berliner medicinisch-psychologische Gesellschaft ist durch Griesinger mit Hilfe einiger Irrenärzte und anderer Aerzte Berlin's, Freunden der Psychiatrie und Psychologie, Anfangs 1867 gestiftet.

Die Gesellschaft hat zum Zweck: Förderung der Psychiatrie im Zusammenhang mit der Neuropathologie. Am ersten Montag jedes Monats hält die Gesellschaft in einem Hörsaal des Gewerbe-Museums eine Sitzung; den Vorträgen und der sich an dieselbe anschliessenden Discussion folgt ein gemüthliches Beisammensein.

Die Zahl der Mitglieder, unter denen sich auch einige Juristen befinden, beträgt gegenwärtig 48. Vorsitzender der Gesellschaft ist Professor Dr. Westphal. Der Beitrag beträgt jährlich 1 Thaler. Ausserdem hat jedes Mitglied 1 Thaler Eintrittsgeld bei der Aufnahme zu entrichten. Die Sitzungs-Protocolle werden im Archiv für Psychiatrie und Nervenkrankheiten, seit Kurzem auch in der Berliner klinischen Wochenschrift veröffentlicht. — Die Aufnahme neuer Mitglieder erfolgt durch eine besondere Commission, welche aus 5 Mitgliedern zusammengesetzt ist.

12. Der Verein für klinische Wissenschaften.

Der Verein wurde 1868 begründet: Er bestand und besteht meist aus den Assistenten Reichert's, Frerich's, v. Langenbeck's und zählt gegenwärtig 10 Mitglieder. Der Verein tritt jeden Donnerstag in einem Privat-Zimmer der Charité zusammen: den Mitgliedern liegt es ob, der Reihe nach über ein ihm zugewiesenes Capitel zu referiren. Naunyn, Schulzten, Schönborn, Generalarzt Roth, Quincke, Dönitz etc. waren Mitglieder des Vereins.

13. Die deutsche Gesellschaft für Chirurgie.

Im Beginn des Jahres 1872 erliessen die Professoren Dr. B. v. Langenbeck in Berlin, Dr. Simon in Heidelberg und Dr. Volkmann in Halle eine Aufforderung zur Bildung einer deutschen Gesellschaft für Chirurgie, welche jährlich ein Mal und zwar im April an einem ständigen Versammlungsort zu einem 3—4 tägigen Congress zusammentreten sollte, um durch persönlichen Verkehr den Austausch der Ideen zu erleichtern und gemeinsame Arbeiten zu fördern. In allen Theilen Deutschlands und Oesterreichs fand der angeregte Gedanken Beifall und in den Tagen vom 10. bis 14. April trat eine zahlreiche Versammlung von Chirurgen hierselbst im Hotel de Rome zusammen und constituirte sich mit 130 Mitgliedern unter dem Vorsitz des Geh. Ober-Med.-Rath Professor Dr. B. v. Langenbeck, als deutsche Gesellschaft für Chirurgie. In vier Sitzungen, von denen zwei im Hotel de Rome, zwei in dem Universitäts-Klinikum stattfanden, wurden ausser der Berathung über Vereins-Angelegenheiten und kleineren Mittheilungen und Discussionen 11 grössere Vorträge gehalten. Als Hauptergebniss des Congresses dürfte die Bildung einer Commission für chirurgische Statistik bezeichnet werden, welche das erste Resultat ihrer Arbeiten wohl schon dem zunächst stattfindenden Congress vorlegen wird.

Mitglied der deutschen Gesellschaft für Chirurgie kann Jeder werden, der sich mit der Chirurgie beschäftigt. Die Aufnahme erfolgt, abgesehen von der Zeit des Congresses, zu Neujahr. Der neu Aufzunehmende muss durch drei Mitglieder dem Vorstand in Vorschlag gebracht werden. Der Jahresbeitrag ist auf 20 Mark festgesetzt. Die Verhandlungen des Congresses werden in besonderen Heften veröffentlicht.

14. Der gewerks-ärztliche Verein.

Der Verein ist vor Kurzem erst begründet. Er versammelt sich an jedem zweiten Montag des Quartals im Caffee John (Friedrichstrasse) und hat zum Zweck persönlichen Austausch wichtiger praktischer Erlebnisse unter den Berliner Gewerksärzten zu bewirken, sowie auch die Interessen derselben gegenüber dem Comité und den einzelnen Gewerks-Kassen vermittelnd wahrzunehmen. Mitglieder sind sämmtliche bei der allgemeinen Gewerks-Kranken-Kasse angestellte Aerzte. Vorsitzender ist der Sanitätsrath Dr. Hauck.

15. Der Verein praktischer Thierärzte.

Der Verein ist durch eine Anzahl hiesiger Thierärzte zur Vermittelung einer fruchtbringenden Collegialität, sowie zur

Förderung der Thierheilkunde und Fortbildung in derselben am 15. October 1845 begründet.

Nur approbirte Thierärzte können ordentliche Mitglieder des Vereins werden; ausserordentliche auch, welche an der Thierheilkunde besonderes Interesse nehmen. Der Verein ist ein Local-Verein für Berlin, doch können auch auswärtige Thierärzte demselben beitreten.

Die Aufnahme erfolgt durch Wahl. Die Versammlungen finden am ersten Montag jeden Monats (gegenwärtig im Caffee John, Friedrichstrasse, statt. Mit dem Verein ist ein Lesezirkel, enthaltend thierärztliche Journale und Monographieen, verknüpft. Der Beitrag beträgt jährlich für auswärtige Mitglieder 1 Thaler; für hiesige 1½ Thaler. Vorsitzender der Gesellschaft ist der Departements-Thierarzt Dr. Albrecht. Die Zahl der Mitglieder beträgt einige 30.

Neben diesem Verein versammelt sich jährlich 2 Mal hierselbst der am 3. October 1869 gegründete, einige 80 Mitglieder umfassende: thierärztliche Verein der Provinz Brandenburg. Der Verein verfolgt dieselben Tendenzen, wie der Berliner Local-Verein. Vorsitzender desselben ist gleichfalls der Departements-Thierarzt Dr. Albrecht.

---

16. Der Verein der Apotheker Berlins.

Der Verein ist am 7. Februar 1796 von dem Apotheker Möbius gestiftet. Der Zweck des Vereins ist: Förderung der wissenschaftlichen Seite der Apotheker-Kunst und Wahrnehmung der materiellen Interessen des Apothekerstandes. — Jeder Vorsteher einer Berliner Apotheke ist berechtigt, dem

Vereine beizutreten und zählt derselbe gegenwärtig 49 Mitglieder. Vorsitzender ist der Apotheker Augustin. Am ersten Dienstag jeden Monats hält der Verein eine Sitzung und findet sich ausserdem jährlich zwei Mal zu einem freundschaftlichen Mittagsmahl zusammen. Die Mitglieder zahlen vierteljährlich einen Beitrag von 2 Thalern, nebstdem noch bestimmte Beiträge in die Apotheker-Unterstützungs-Kasse. Ausser den ordentlichen Mitgliedern können als ausserordentliche Mitglieder ehemalige Apotheker, welche in Berlin wohnen, dem Vereine beitreten.

17. Die physikalische Gesellschaft.

Am 14. Januar 1845 wurde die Gesellschaft von du Bois-Reymond, Betz, (jetzt in München), Karsten, (jetzt in Kiel), Knoblauch und Heinz, (jetzt in Halle), gestiftet. Sie bezweckt das Studium der physikalischen Wissenschaften zu befördern, und sucht durch Vorträge, welche von den Mitgliedern der Gesellschaft, theils über ihre eigenen, theils über die neuesten fremden Forschungen gehalten werden, und durch Besprechungen, welche an diese Vorträge sich knüpfen; ferner durch die Herausgabe eines Jahresberichtes über die Fortschritte der Physik; endlich durch einen Lesezirkel, in welchem den Mitgliedern alle neuen in den Besitz der Gesellschaft gelangenden Zeitschriften und Bücher mitgetheilt werden, diese ihre Aufgabe zu lösen.

Die Gesellschaft versammelt sich alle 14 Tage, und zwar Freitags, Abends 7 Uhr im Conferenz-Zimmer der Friedrich-Werder'schen Gewerbeschule, Niederwallstrasse No. 12. Die Sitzungen sind, solange wissenschaftliche Gegenstände verhandelt werden, öffentlich. Die Aufnahme neuer Mitglieder erfolgt, nachdem der Betreffende von einem der hiesigen Mitglieder in Vorschlag gebracht ist, durch Abstimmung. Der Beitrag zur Gesellschafts-Kasse beträgt für jedes Mitglied 6 Thaler jährlich.

Die Zahl der Mitglieder beläuft sich zur Zeit auf einige 90. Vorsitzender der Gesellschaft ist Professor Dr. du Bois-Reymond, erster Secretair Professor Dr. Helmholtz.

Die sehr reichhaltige und werthvolle Bibliothek, welche im Besitz der Gesellschaft sich befindet, ist gleichfalls in der Friedrich-Werderschen Gewerbeschule aufgestellt und haben sich die Mitglieder wegen Benutzung derselben an den Bibliothekar Gallenkamp zu wenden.

18. Die Deutsche chemische Gesellschaft.

Die Deutsche chemische Gesellschaft, von Professor Dr. Hofmann am 11. November 1867 begründet, hat den Zweck: die Entwickelung des Gesammtgebietes der Chemie zu fördern.

Sie besteht aus wirklichen, auswärtigen, Ehren-Mitgliedern und Theilnehmern. Die Zahl der Ehren-Mitglieder darf 30 nicht übersteigen. Wer Aufnahme in die Gesellschaft wünscht, muss sich von zwei Mitgliedern vorschlagen lassen. Die Aufnahme selber erfolgt durch zwei Drittel der Stimmen der Versammlung. Der Beitrag beträgt für in Berlin ansässige Mitglieder 6 Thaler, für auswärtige und für Theilnehmer 4 Thaler. Als Theilnehmer können auf ihren Antrag vom Vorstande diejenigen angenommen werden, welche sich vorübergehend in Berlin aufhalten und den Sitzungen der Gesellschaft beizuwohnen, sowie die Bibliothek, welche, noch nicht sehr umfassend, in dem chemischen Laboratorium der Universität aufgestellt ist, zu benutzen wünschen.

Die Sitzungen der Gesellschaft finden, mit Ausnahme der Monate August und September, am zweiten und vierten Montag jedes Monats in der Bergakademie statt.

Die Herausgabe der Verhandlungen der Gesellschaft wird in fortlaufenden Berichten*) durch den Vorstand bewirkt.

Die Entwickelung der Gesellschaft ist eine ausserordentlich glückliche. Die Zahl der Mitglieder, welche im ersten Jahre 257 betrug, ist im Jahre 1872 auf 822 gestiegen: von ihnen sind einheimische 138, auswärtige 684.

19. Die anthropologische Gesellschaft.

Im Einverständniss mit dem von der anthropologischen Sektion der Versammlung Deutscher Naturforscher und Aerzte zu Innsbruck beschlossenen Programme zur Gründung einer Deutschen Gesellschaft für Anthropologie, Ethnologie und Urgeschichte wurden durch Professor Dr. R. Virchow, Bastian etc. am 17. November 1869 die anthropologische Gesellschaft hierselbst begründet. Zweck derselben ist: das Interesse für anthropologische Studien zunächst in Berlin anzuregen und diesen Zweig des Wissens durch eigene Untersuchungen, Sammlungen und Beschaffung entsprechenden Lehrmaterials, endlich durch Veröffentlichung der Sitzungs-Berichte der Gesellschaft in der bei Wiegand und Hempel hierselbst, als Organ der Gesellschaft, erscheinenden Zeitschrift für Ethnologie zu fördern.

Die Gesellschaft besteht aus ordentlichen, correspondirenden und Ehren-Mitgliedern. Die Aufnahme erfolgt durch

*) Verlag von Dümmler.

Vorschlag dreier Mitglieder. Der betreffende Vorschlag wird durch den Vorstand der Gesellschaft mitgetheilt. Erfolgt aus der Mitte derselben kein Einspruch, gilt die Wahl als angenommen. Die ordentlichen Mitglieder zahlen einen Jahresbeitrag von 5 Thalern.

Die Gesellschaft versammelt sich am zweiten Sonnabend jeden Monats, Abends 7 Uhr, in der Berg-Akademie. Die Einführung von Gästen ist gestattet. Vorsitzender ist gegenwärtig: Professor Dr. Bastian.

---

b. Aerztliche Unterstützungs-Kassen.

1. Die Hufeland'sche Stiftung zur Unterstützung nothleidender Aerzte, und die Hufeland'sche Wittwen-Unterstützungs-Kasse.

Im Jahre 1830 erliess Chr. Wilhelm Hufeland eine Aufforderung an alle Aerzte der Monarchie, einem von ihm begründeten und durch Cabinets-Ordre d. d. 21. November 1830, unter den Namen: „Hufeland'sche Stiftung" bestätigten Verein beizutreten, welcher durch freiwillige jährliche Beiträge einen Fond begründen sollte, um aus demselben, durch Alter, Krankheit oder Unglücksfälle in Noth und Dürftigkeit gerathene Mitglieder zu unterstützen, Das Minimum des Beitrags wurde auf 1 Thaler jährlich festgesetzt und gewährte die Einziehung der ersten Beiträge pro 1830 bereits so günstige Resultate, dass die Erfüllung der humanen Absichten des edlen Begründers, welcher der Stiftung selber ein bedeutendes Capital überwies, nicht mehr zu bezweifeln war; der fernere Erfolg hat diese Hoffnung vollkommen gerechtfertigt und Hufeland's Name ist durch seine Stiftung zu einer Quelle des Segens für Viele geworden.

Die Kreis-Physiker übernahmen die Einsammlung der Beiträge in ihrem Distrikte und übermittelten sie mit Hilfe der Regierungs-Medicinalräthe dem Direktorium. Es wurde bestimmt, dass die Hälfte der eingehenden Gelder zu Unterstützungen angewendet, die andere Hälfte zu den Fonds gelegt werden sollte. Das Direktorium, aus Berliner Mitgliedern des Vereins erwählt, hat die Gesuche der Supplikanten anzunehmen, deren Qualification zu prüfen, die Unterstützungen oder Pensionen zu bestimmen und die Kasse zu verwalten. Ein Geschäftsführer besorgt speciell die Geldangelegenheiten.

Jeder practische Arzt etc., der Mitglied des Vereins war und auf eine der vorerwähnten Arten in Bedrängniss gekommen ist, hat das Anrecht auf Unterstützung oder nach vollendetem 60. Lebensjahr auf bestimmte Pension; letztere zahlt der Geschäftsführer in halbjährlichen Raten.

Die Direktion giebt alljährlich Rechenschaft über die Einnahmen und Ausgaben des Vereins.

Nach Ausweis des 42. Jahresbericht hatte die Stiftungskasse ult. 1872 einen Bestand von 85,796 Thaler. An Pensionen und Unterstützungen wurden gezahlt 3305 Thaler; ausserdem wurde ein Zuschuss von 1500 Thaler an die Wittwen-Kasse geleistet. In den letzten 12 Jahren überhaupt wurden 516 Aerzte und Wundärzte mit in Summa 32,575 Thalern unterstützt, und weist das Jahr 1869 die höchste Jahreszahl der Unterstützten, nämlich 52 auf.

Die Summe der Beiträge hat sich im Laufe des letzten Jahres um 120 Thaler gegen das Vorjahr vermehrt, und betrug 1872: 2598 Thaler. Unterstützungen und Pensionen erhielten 47 Aerzte und Wundärzte in Höhe von je 25—100 Thalern. Im Interesse des wohlthätigen Instituts ist eine regere Betheiligung der Aerzte in hohem Grade zu wünschen, und darf es als eine schöne Aufgabe der Medicinal-Beamten hingestellt werden, in diesem Sinne zu wirken.

Das Direktorium der Hufeland'schen Stiftung bilden gegenwärtig: der Geh. Ober-Med.-Rath Professor Dr. Frerichs, der Geh. Ober-Med.-Rath Dr. Housselle, Regierungs- und Med.-Rath Dr. Müller, Geh. Med.-Rath Dr. Quincke, Geh. Sanitäts-Rath Dr. Wilms.

Im Jahre 1836 wurde der von Hufeland längstgehegte Plan einer Wittwen-Unterstützungs-Kasse für Aerzte entworfen und diese mit der Hufeland'schen Stiftung verbunden. Zur Bildung des Fonds gab Hufeland ein Kapital von 3000 Thalern. Die Kasse besteht durch freiwillige Beiträge von Aerzten und Wundärzten, deren Einsammlung gleichfalls von den Physikern und Regierungs-Medicinal-Räthen besorgt wird. Die Beiträge werden zu einem Grund-Capital angelegt und jede zu unterstützende Wittwe empfängt jährlich den Zinsertrag von 1000 Thaler. Die Wittwen derjenigen Arzte, welche der Kasse ein Kapital von 100 Thaler und darüber schenken, werden bei der Vertheilung der Beneficien unter übrigens gleichen Umständen bevorzugt. Die Mitwirkung der Theilnehmer ist insofern eine pflichtgemässe, als das Ausbleiben des Beitrags eines Arztes, nicht nur zur Wittwen-Kasse, sondern auch zur ärztlichen Unterstützungs-Kasse die Berücksichtigung seiner Wittwe im Falle seines Ablebens verwirkt. Auch temporäre Unterstützungen werden in entsprechenden Fällen einzelnen Wittwen bewilligt.

Der Bestand der Wittwen-Unterstützungs-Kasse betrug

ult. 1872: 30,897 Thaler; die Höhe der Beiträge belief sich auf 1955 Thaldr.

An Pensionen und Unterstützungen in Höhe von 25—45 Thaler wurden 5226 Thaler an 183 Wittwen verausgabt. Ueberhaupt wurden in den letzten 12 Jahren 1619 Arztwittwen mit insgesammt 43,255 Thalern unterstützt, wobei zu bemerken, dass die Zahl unterstützungsbedürftiger Wittwen von Jahr zu Jahr eine stetige beträchtliche Steigerung gezeigt hat, so dass die Zahl derselben z. B. 1860 nur 77, 1866: 128, 1872: 183 betrug.

Auch bei dieser Kasse war eine geringe Steigerung der Beiträge gegen das Vorjahr zu bemerken.

2. Berliner ärztliche Unterstützungs-Kassen.

Am 5. Juli 1854 constituirte sich, wie wir bereits Pag. 376 mittheilten, das Curatorium für die Berliner ärztliche Unterstützungs-Kasse. Dasselbe bestand aus dem Dr. Kristeller, Dr. Steinthal, Dr. Schütz, Dr. Lieber und Dr. Posner. Zweck der Kasse ist die Unterstützung hiesiger hilfsbedürftiger Aerzte und deren Hinterbliebenen. Die Kasse bildet sich aus freiwilligen Beiträgen. Mitglied bei derselben ist, wer mindestens 2 Thaler jährlichen Beitrag zahlt.

Vorläufig gewährt die Kasse nur einmalige Unterstützungen, welche sich im Laufe eines Vierteljahres für einen Petenten nicht wiederholen dürfen.

In den 18 Jahren ihres Bestehens hat die Kasse eingenommen 10,456 Thaler; ausgegeben 9,170 Thaler.

Die Zahl der Mitglieder hat sich im Jahre 1872 in erfreulicher Weise vermehrt und beträgt gegenwärtig 414.

Die Einnahmen betrugen im gleichen Zeitabschnitt 1010 Thlr.; die Ausgaben 764 Thlr.

Unterstützt wurden 25 Petenten und zwar 1 Arzt mit 40 Thlr., 12 Arztwittwen mit 409 Thlr., 1 Wundarzt mit 66 Thlr., 6 Wundarztwittwen mit 107 Thlr., 2 Arztkinder mit 25 Thlr., 3 Viatika wurden gegeben mit 23 Thlr.

Vorsitzender des Curatoriums ist gegenwärtig: Dr. Steinthal. Mitglieder des Curatoriums sind: Dr. Kristeller, Dr. v. Chamisso, Dr. Abraham, Dr. Müller, Dr. Riedel.

---

c. Gesellige Vereine.

1. Collegialer Verein von praktischen Aerzten Berlins.

Auf Veranlassung und im Geiste Hufeland's wurde durch Klapproth, Burz, Rosenstiel und Scheibel am 14. März 1832 der collegiale Verein begründet. Freundschaftliche Annäherung unter den Aerzten Berlins neben der Verfolgung auch wissenschaftlicher Zwecke war seine Aufgabe und hatte anfänglich jedes Mitglied die Verpflichtung, von Zeit zu Zeit einen wissenschaftlichen Vortrag in den Vereins-Sitzungen zu halten. Später nahm man von dieser letzteren Bestimmung Abstand, so dass der Verein sich lediglich auf die Tendenz beschränkte, eine genaue Bekanntschaft unbescholtener und wohlgesinnter Collegen zu bewirken und eine aufrichtige Collegialität unter den Mitgliedern zu fördern und zu befestigen.

Zur Erreichung dieses Zweckes finden regelmässige Versammlungen, wöchentlich ein Mal, und zwar des Donnerstags Abends von 6 Uhr an statt und ist jede erste Versammlung im Monat ausschliesslich mündlicher Unterhaltung gewidmet, um persönliche, sowie auch die Gesellschaft betreffende Angelegenheiten zu besprechen. Wissenschaftliche Vorträge sind bei diesen Versammlungen keineswegs ausgeschlossen und folgt diesem sogenannten Sprech-Abend ein gemeinschaftliches Essen auf Kosten der Vereins-Kasse.

Die übrigen Versammlungs-Abende dienen der geselligen Unterhaltung.

Jedes Mitglied muss ein in Berlin ansässiger praktischer Arzt sein und hierselbst mindestens ein Jahr prakticirt haben.

Zur Aufnahme in den Verein muss der Betreffende mit einer Majorität von 7/8 der abgegebenen Stimmen gewählt werden.

Die Mitglieder zahlen ausser einem Eintrittsgeld von 1 Thaler einen halbjährlichen Beitrag von 3 Thalern in die Vereins-Kasse.

Der Verein wählt jährlich einen Censor (gegenwärtig: Dr. Hesse), einen Sekretair (gegenwärtig: Dr. Becker) und einen Säckelmeister (gegenwärtig: Dr. Marcuse).

Die Gesellschaft hält einen Journal-Lesezirkel, zu welchem jedes Mitglied jährlich einen Beitrag von 4 Thalern zu zahlen hat. Die Journale werden nach Jahresfrist am Sprechtage im October verauktionirt. Neue Nummern der betreffenden Blätter liegen, ehe sie in Umlauf gesetzt werden, im Vereins-Local, welches sich z. Z. in Arnim's Hotel, unter den Linden, befindet, zur Einsicht aus.

Unter dem Censor besteht eine aus zwei Mitgliedern zusammengesetzte Commission, als Ehrenrath, welchem es obliegt, uncollegiale Handlungen der Mitglieder zu untersuchen, eventuell den Schuldigen aus dem Vereine auszuschliessen.

Auch eine Sterbe-Kasse ist mit dem Vereine verbunden, zu welcher jedes Mitglied jährlich 2 Thaler beiträgt. Aus derselben hat der Censor sofort nach dem Tode eines Mitgliedes der Wittwe resp. den Hinterbliebenen desselben die Summe von 100 Thaler auszuzahlen, deren Annahme nicht verweigert werden darf.

2. Die Gesellschaft Heimia.

Zwei schon früher bestehende collegiale Vereine: van Swietenia und Stolliana vereinigten sich, bei Gelegenheit des ersten Auftretens der Cholera in Berlin (1831—32), am 9. Januar 1832, zu einer Gesellschaft, welche, anfänglich aus 11 Mitgliedern bestehend, den Namen: van Swieten-Stolliana, vom Jahre 1835 die Bezeichnung der: Heim-Stoll-van-Swietenia, am 17. Februar 1837 die kürzere Benennung: Heimia, annahm. Es umweht ein eigener mythischer Hauch den Namen des alten Heim, des für alle Zeiten würdigsten Vertreters der praktischen Medicin Berlin's. Seine kräftige, echthumane Weise, welche in einem fröhlichen und rechtschaffenen Herzen wurzelte und der Menge absolutes Vertrauen einflösste, machte Heim zu einem Manne des Volkes in des Wortes umfassendster Bedeutung; eine gewisse biedere Jovialität, die wohlthuend und belebend auf den Kranken wirkte, durchleuchtete sein ärztliches Thun: strenge Rechtlichkeit, Offenheit und Zugänglichkeit des Charakters liessen ihn auch als ein Vorbild echter Collegialität erscheinen. Sein, in dem hohen Alter von 87 Jahren (1834) erfolgter Tod erweckte in weitesten Kreisen schmerzliche Trauer, insbesondere bei den Mitgliedern der van Swieten-Stolliana, die den Verlust des heimgegangenen Meisters zu beklagen hatten.

Dem Gefühle der Verehrung und Liebe folgend, trugen sie den Sarg, welcher die irdische Hülle des Verstorbenen barg, zur letzten Ruhestätte, und beschlossen, sein Andenken in ihrer Vereinigung, wie in dem veränderten Namen, so auch in ihren Bestrebungen festzuhalten.

Auf diese Weise entwickelte sich die Gesellschaft, welche ein Ideal unter ihresgleichen, die hervorragendsten Aerzte Berlins am 22. jeden Monats an freundschaftlicher Tafelrunde vereinigt.

Die Zahl der Mitglieder ist nicht beschränkt, und beträgt zur Zeit etwa 30. Die Aufnahme neuer Mitglieder kann nur durch einstimmige Wahl erfolgen.

Geschäftsführer der Gesellschaft ist Sanitäts-Rath Dr. Klaatsch.

3. Der medicinische (Freitags) Club.

Der Zweck dieses seit einigen Jahren bestehenden Vereins ist Beförderung der Collegialität und Besprechung über wissenschaftliche und litterarische Fragen, im engeren Freundeskreise. Die Sitzungen finden wöchentlich ein Mal, Abends 8½ Uhr, statt. Die Mitgliedschaft wird nur entgegengebracht, und zwar denjenigen hiesigen Gästen, welche durch wiederholten Besuch, Interesse für den Verein bekundet haben. Die Versammlungen finden gegenwärtig im Café Olbrich, Friedrichstrasse 83, statt. Die Zahl der Mitglieder beträgt: 32. Vorsitzender ist Professor Dr. Albrecht.

Der Verein umfasst vornehmlich diejenigen Aerzte, die in der Friedrichsstadt wohnhaft sind. Ein Programm für die Sitzung wird nicht aufgestellt, es knüpft sich die Debatte vielmehr an mitgetheilte Krankheitsfälle oder sonst aufgeworfene Fragen, durch welche sämmtliche Anwesende zu lebhafter persönlicher Theilnahme angeregt werden.

4. Die Mittwoch-Gesellschaft, auch: „junge Heimia" genannt.

Der gegenwärtig 25 Mitglieder zählende Verein bildete sich vor 3 Jahren. Er ging hervor aus einem freundschaftlichen Zusammensein einiger Mitglieder der medicinischen Gesellschaft.

Er hat zum Zweck: seine Mitglieder alle 4 Wochen bei einem Mittagessen in collegialer Weise zu vereinigen. Die Wahl neuer Mitglieder muss mit absoluter Einstimmigkeit erfolgen. Geschäftsführer ist Dr. Otto Lehnerdt.

5. Collegialer Verein der Aerzte der Königstadt.

Der Verein besteht seit 1871 und versammelt sich monatlich 2 Mal, am Dienstag Abend. Zweck desselben ist Beförderung der Collegialität. Der Verein besteht gegenwärtig aus einigen 30 Mitgliedern. Vorsitzender ist Dr. Löwenthal.

d. Rechtsschutzverein Berliner Aerzte.

Vor 3 Jahren durch Dr. Rosenthal begründet zählt der Verein gegenwärtig etwa 270 der hiesigen praktischen Aerzte zu seinen Mitgliedern.

Der Zweck des Vereins ist Wahrung und Förderung aller rechtlichen, sowohl den ärztlichen Stand, wie das Interesse des einzelnen Arztes berührenden Angelegenheiten. Der Beitritt zu dem Verein steht jedem approbirten Berliner Arzte etc. frei. Jedes Mitglied zahlt einen Jahresbeitrag von 1 Thaler. Der Verein unterhält ein Bureau (Neue Grünstrasse Nr. 29), um seinen Mitgliedern zur Erlangung ihnen zustehender Honorare zu verhelfen. Dieses Bureau führt den Namen: Vereins-Bureau der Berliner Aerzte. Vorsitzender des Vereins ist gegenwärtig Dr. Stryck.

An Kosten berechnet das Vereins-Bureau: 1) für Honorar-Beträge in Höhe bis zu 50 Thaler, a. von den zufolge einfacher Aufforderung gezahlten Beträgen 10 Procent; b. von allen übrigen eingezogenen Beträgen ausser den entstandenen Unkosten 15 Procent. 2) Für Honorar-Beträge von 50 Thaler und mehr: a. 7½ Procent, b. 12½ Procent. 3) Für Liquidationen, welche uneinziehbar geblieben sind, eine Schreibgebühr von 2½ Sgr. und die entstandenen Unkosten.

Anfang 1872 waren aus dem Vorjahr in geschäftlicher Behandlung verblieben 2891 Liquidationen im Betrage von 11,401 Thlrn. 3 Sgr. 3 Pf.

Im Jahre 1872 wurden dem Verein zur Einziehung übertragen 6305 Liquidationen im Betrage von 25,699 Thlrn. 8 Sgr. 6 Pf.

Eingegangen sind für 4875 Liquidationen an das Bureau 9555 Thlr. 5 Sgr. 3 Pf.; direkt an die Mitglieder 6367 Thlr. 9 Sgr. 6 Pf. Uneinziehbar blieben 1814 Liquidationen im Betrage von 7706 Thlr. 6 Sgr. 11 Pf.; in geschäftlicher Behandlung verblieben 2507 Liquidationen im Betrage von 12,471 Thlrn. 20 Sgr.

Medicinische Zeitschriften und Journale.

Das älteste und bedeutendste medicinische Journal, welches in Berlin herausgegeben wurde, war das 1795 in Jena von Hufeland begründete und 1799 in den Verlag von G. Reimer hierselbst übergegangene: „Journal der praktischen Heilkunde", auch: „Journal der praktischen Arzneikunde und Wundarzneikunde" betitelt. Von Hufeland, im Verein mit Himly, Harless und Osann, schliesslich von Osann allein, bis zum Jahre 1839 herausgegeben, umfasst das Journal im Ganzen 93 Bände, und bildet eine der reichhaltigsten Fundgruben für das genauere Studium der wissenschaftlichen Bewegungen in jener Epoche des Wechsels und der Widersprüche in den Theorien der Medicin. Mit der Herausgabe des Journals verband Hufeland von 1799 an, die einer kritischen Zeitschrift: „Bibliothek der praktischen Heilkunde", zur Besprechung neu erscheinender medicinischer Werke. Beide Zeitschriften behaupteten 40 Jahre hindurch mit vollem Rechte den ersten Platz in der medicinischen Tages-Litteratur.

Neben Hufelands Journal entstand 1816, von J. N. Rust begründet: „Das Magazin für die gesammte Heilkunde", welches in Monatsheften erscheinend, gleichfalls zu hoher Bedeutung gelangte. In dem Magazin fand anfänglich das Militair-Sanitätswesen besondere Berücksichtigung. Vom Jahre 1836 an übernahm der Verein für Heilkunde in Preussen die Herausgabe des Magazins, und zwar zuerst unter der Redaktion von Dr. Eck: zugleich trat nun ausser den Zwecken allgemein praktischer Belehrung, die das Blatt verfolgte, das gesammte Sanitätswesen im Preussischen Staate mehr in den Vordergrund. Das Magazin erschien bis zum Jahre 1848 und umfasste 66 Bände.

Als erstes chirurgisch-wissenschaftliches Journal überhaupt trat 1820 den vorgenannten Zeitschriften: Das Journal der Chirurgie und Augenheilkunde, herausgegeben von C. F. v. Graefe und Ph. v. Walther, zur Seite, welches zuerst bei Duncker und Humblot, später bei Reimer in jährlich 8 Heften erschien, und nicht unwesentlichen Antheil an dem überaus schnellen Aufschwung der Chirurgie in Deutschland hatte.

Nach v. Graefe's Tode trat 1841 Fr. Aug. v. Ammon an dessen Stelle als Mit-Redakteur. Das Journal erschien, nachdem Walther 1849 gestorben war, bis 1850 und besteht im Ganzen aus 39 Bänden.

Auch in der Geburtshilfe regte sich frisches wissenschaftliches Streben, und bewirkte 1826 die Begründung der Zeitschrift für Geburtskunde, herausgegeben von Busch, d'Outrepont, Ritgen, später von Busch, Ritgen und von Siebold, im Verlag zuerst von Reimer, später von August Hirschwald in jährlich 6 Heften erscheinend: ihre Fortsetzung fand sie in der Monatsschrift für Geburtskunde und Frauenkrankheiten, im Verein mit der Gesellschaft für Geburtskunde in Berlin, herausgegeben von Credé, Hecker und E. Martin 1853—1866, in Jahrgängen zu 12 Heften erscheinend und wurde abermals fortgesetzt in dem: Archiv für Gynäkologie etc.

Der im Jahre 1832 zuerst erschienenen „medicinischen Zeituug" haben wir bereits bei Erwähnung des Vereins für Heilkunde in Preussen, dessen Organ sie war, erwähnt, und haben aus älterer Zeit nur noch anzuführen das:

Archiv für Anatomie, Physiologie und wissenschaftliche Medicin, im Verein mit mehreren Gelehrten, herausgegeben von Joh. Müller, welches 1834 als Fortsetzung von Reil's, im Jahre 1795 zuerst erschienenen Archiv für Physiologie begründet, im Verlag von Eichler, in jährlich 6 Heften erscheinend, Original-Aufsätze von Joh. Müller, Schlemm, Wutzer, d'Alton, Purkinje, Valentin, Ehrenberg etc. und Jahresberichte über die Fortschritte der anatomisch-physiologischen Wissenschaften brachte. — Das Archiv fand seine Fortsetzung in dem „Archiv für Anatomie, Physiologie und wissenschaftliche Medicin", herausgegeben von C. B. Reichert und E. du Bois-Reymond, welches seit 1859 im Verlage von Veit u. Comp. in Leipzig erscheint.

Gegenwärtig erscheinende medicinische Journale und Zeitschriften sind:

a. Im Verlage von August Hirschwald, Unter den Linden No. 68.

1. Vierteljahrsschrift für gerichtliche Medicin und öffentliches Sanitätswesen. Unter Mitwirkung der Königlichen wissenschaftlichen Deputation für das Medicinalwesen im Ministerium der etc. Medicinal-Angelegenheiten, herausgegeben von Dr. Hermann Eulenberg, Geh. Med.-Rath etc.

Nachdem Dr. J. L. Casper im Jahre 1823 eine medicinische Wochenschrift, unter der Bezeichnung: „Kritisches

Repertorium für die gesammte Heilkunde", begründet hatte, trat 1833 an die Stelle dieses Repertoriums die „Wochenschrift für die gesammte Heilkunde" unter Mit-Redaktion von Romberg, von Stosch und Thaer, welche im Verlag von G. Reimer bis zum Jahre 1851 erschien, dann aber unter Veränderung der Tendenz und des Titels als: Vierteljahrsschrift für gerichtliche Medicin von Dr. J. L. Casper, in den Verlag von August Hirschwald überging. Nach Casper's Tode redigirte sie v. Horn bis 1871, dann der jetzige Herausgeber.

Die Vierteljahrsschrift veröffentlicht höchst werthvolle Arbeiten aus dem Gebiete der gerichtlichen Medicin; bringt interessante casuistische Mittheilungen in grosser Mannigfaltigkeit und erörtert die bedeutsamsten Fragen der öffentlichen Gesundheitspflege.

Sie erscheint in jährlich 4 Heften, hat eine Auflage von 1000 Exemplaren und kostet im Jahres-Abonnement 4 Thlr.

2. Graevell's Notizen für praktische Aerzte über die neuesten Beobachtungen in der Medicin. Mit besonderer Berücksichtigung der Krankheitsbehandlung. Unter Mitwirkung von Fachgelehrten, herausgegeben von Dr. P. Guttmann.

Die „Notizen" sind 1848 durch Dr. F. Graevell begründet. Sie sollen dem praktischen Arzte eine leichte Uebersicht geben über alle wichtigen Leistungen in dem Gesammtgebiete der Medicin, ihn mit der rastlos fortschreitenden Wissenschaft in steter Verbindung erhalten und einen vollständig systematisch geordneten Jahresbericht über die medicinische Literatur gewähren.

Im Jahre 1857 übernahm Dr. Hermann Helfft die Redaktion und nach dessen Tode (1869) Dr. P. Guttmann. Die Notizen erscheinen jährlich in drei Lieferungen; die Höhe der Auflage umfasst 1000 Exemplare. Der Preis für den Jahrgang beträgt 5 Thlr. 20 Sgr.

3. Archiv für klinische Chirurgie, herausgegeben von B. v. Langenbeck, redigirt von Billroth und Gurlt.

Im Jahre 1860 begründet, zählt das Archiv gegenwärtig 15 Bände, mit vielen werthvollen Tafeln und Holzschnitten versehen. Es enthält Original-Arbeiten und kleinere Mittheilungen. Als Anhang brachte es bis 1871 einen von Gurlt redigirten Jahresbericht über die Leistungen und Fortschritte auf dem Gebiete der Chirurgie. In Gemässheit des betreffenden Beschlusses des ersten Congresses sollen die Sitzungs-Berichte der Deutschen Gesellschaft für Chirurgie in dem Archiv veröffentlicht werden. Das Archiv erscheint in zwanglosen Heften. Der Preis für den Jahrgang beträgt 5—7 Thaler, die Höhe der Auflage 1000 Exemplare.

4. Centralblatt für die medicinischen Wissenschaften, redigirt von Dr. J. Rosenthal und Dr. Senator.

Unter Mitwirkung von Dr. W. Kühne, Dr. Ph. Munck und Dr. F. v. Recklinghausen im Jahre 1863 von Dr. L. Hermann begründet, erscheint das Centralblatt wöchentlich 1—2 Bogen stark und berichtet über den wesentlichen Inhalt aller bedeutenderen Arbeiten auf dem Gebiete der theoretischen und praktischen Medicin. Die Auflage beträgt 1000 Exemplare. Der Preis für den Jahrgang ist 5½ Thlr.

5. Berliner klinische Wochenschrift. Organ für praktische Aerzte. Mit Berücksichtigung der Preussischen Medicinal-Verwaltung und Medicinal-Gesetzgebung nach amtlichen Mittheilungen. Redakteur: Professor Dr. L. Waldenburg.

Ausgezeichnet durch ihr reichhaltiges, wissenschaftlich-gediegenes Material liegt die im Jahre 1864 durch Dr. Louis Posner begründete Wochenschrift jetzt in ihrem 10. Jahrgange vor. Jede einzelne Nummer ist 1½ bis 2 Bogen stark, bringt Original-Aufsätze, Mittheilungen aus Kliniken und Krankenhäusern, Kritiken und Referate, Verhandlungen ärztlicher Gesellschaften, Feuilleton, ministerielle Erlasse und Verfügungen, die Geburts- und Sterbelisten von Berlin, Krankenbestand in den Hospitälern, Personalien etc. Die Höhe der Auflage beträgt 3500 Exemplare. Der Jahrgang kostet 7 Thlr. 10 Sgr.

6. Jahresbericht über die Leistungen und Fortschritte in der gesammten Medicin. Unter Mitwirkung zahlreicher Gelehrten, herausgegeben von Dr. Rud. Virchow und Dr. Aug. Hirsch, unter Special-Redaktion von Dr. E. Gurlt und Dr. A. Hirsch.

Im Jahre 1866 begann Virchow, gemeinschaftlich mit Gurlt und Hirsch, die Herausgabe der neuen Folge des früheren Canstatt'schen Jahres-Berichtes. Jedes Jahr erscheinen zwei Bände: der erste enthält die Vor- und Hilfs-Wissenschaften, theoretische Medicin, Medicinal-Polizei und gerichtliche Medicin, der zweite: die eigentlich praktische Medicin in ihren einzelnen Specialfächern.

Der ganze Bericht zeichnet sich durch seine Vollständigkeit aus. Der praktische Arzt, wie der Gelehrte, findet in gedrängter Form das Wissenswerthe aus der Literatur jeden Jahres in zuverlässiger Darstellung. Der Herausgeber nimmt persönlich regsten Antheil an dem Werke; die anerkanntesten Capacitäten sind Mitarbeiter an demselben. Die Einrichtung ist derart getroffen, dass der Bericht in der ersten Hälfte des Folgejahres vollständig in der Hand des Abonnenten liegt. Der Preis des Jahrganges beträgt 11 Thaler. Die Auflage hat eine Höhe von 1750 Exemplaren.

7. Archiv für Psychiatrie und Nervenkrankheiten, redigirt von den Professoren B. Gudden, E. Leyden, L. Meyer und C. Westphal.

Das Archiv ist von Griesinger in Verbindung mit Louis Meyer und C. Westphal 1868 begründet. Es sucht den inneren Zusammenhang der psychiatrischen mit der sonstigen ärztlichen Beobachtung nachzuweisen, die wissenschaftliche Vereinigung beider durch positive und exakte Forschungen fester zu begründen, und steht durchaus auf dem neuropathologischen Standpunkte. Im ersten Bande theilte Griesinger das Ergebniss seiner ausserordentlichen Erfahrung mit. Das Archiv erscheint in zwanglosen Heften. Die Auflage umfasst 1000 Exemplare. Der einzelne Band, zu je drei Heften, kostet 6 bis 7 Thlr.

8. Archiv für Gynäkologie, redigirt von Credé und Spiegelberg.

Unter Mitwirkung vieler Fachmänner 1870 begründet, bildet das Archiv einen Sammelpunkt für die Arbeiten Deutscher Gynäkologen, bringt Original-Aufsätze, Referate und bildliche Darstellungen und erscheint jährlich in 3 Heften.

Das Archiv erscheint in 1200 Exemplaren. Der Band zu je 3 Heften kostet 5 bis 6 Thlr.

9. Magazin für die gesammte Thierheilkunde, redigirt von Gurlt und Hertwig.

Das Magazin, im Jahre 1835 begründet, erscheint in jährlich 8 Heften, bringt mit Abbildungen versehene Original-Aufsätze aus dem Gesammtgebiet der Veterinärkunde, namentlich worthvolle Beiträge zur Physiologie und pathologischen Anatomie, wissenschaftliche und praktische Mittheilungen, Forensisches und literarische Notizen. Der Jahrgang kostet 3 Thlr. Das Magazin erscheint in einer Auflage von 800 Exemplaren.

10. Mittheilungen aus der thierärztlichen Praxis, redigirt von C. Müller und F. Roloff.

Von Gerlach und Leisering 1854 begründet, erscheinen die Mittheiluugen in jährlich einem Bande im Preise von 25 Sgr. Sie dienen mehr dem praktischem Bedürfnisse, bringen klinische Mittheilungen, und berichten über neue therapeutische Erfolge. Die Auflage hat eine Höhe von 800 Exemplaren.

b. Im Verlage von G. Reimer.
Anhalter Strasse No. 12.

1. Das Archiv für pathologische Anatomie und Physiologie und für klinische Medicin.

Begründet von R. Virchow und B. Reinhardt im Jahre 1847, hielt das Archiv von Anfang an den naturwissenschaftlichen Standpunkt fest und verfolgt als Ziel: die praktische Medicin als die angewendete theoretische, die theoretische Medicin als pathologische Physiologie geltend zu machen. Das Archiv bringt Original-Arbeiten aus den bezeichneten Gebieten, erscheint in zwanglosen Heften — meist monatlich — und umfasst gegenwärtig 52 Bände à 4 Hefte. Preis des Bandes 3 Thlr. Höhe der Auflage: 900 Exemplare.

2. Deutsche Klinik, Zeitung für Beobachtungen aus deutschen Kliniken und Krankenhäusern, herausgegeben von Dr. Alexander Göschen.

Die Deutsche Klinik, im October 1849 begründet, stellt sich die Aufgabe dem praktischen Arzte mit den Fortschritten der Wissenschaft fortdauernd und schnell bekannt zu machen, ihm aus zuverlässiger Quelle in diagnostischer und therapeutischer Hinsicht Anhaltspunkte für seine praktische Thätigkeit zu geben und ihm Bewährtes anzuempfehlen. Sie bringt grössere wissenschaftliche Arbeiten, Uebersichten der Ereignisse in Kliniken und Heilanstalten, lehrreiche Krankengeschichten, interessante Mittheilungen aus Vorlesungen und klinischen Vorträgen berühmter akademischer Lehrer etc.

Ausserdem ist mit ihr als Beilage das Monatsblatt für medicinische Statistik verbunden.

Die deutsche Klinik erscheint wöchentlich; der Preis beträgt vierteljährlich 2 Thaler. Höhe der Auflage: 750 Exemplare.

3. Allgemeine Zeitschrift für Psychiatrie und psychisch-gerichtliche Medicin, unter Mit-Redaktion von Flemming und Roller, herausgegeben durch H. Laehr.

Die Zeitschrift ist durch Damerow 1844 begründet und erschien früher bei Aug. Hirschwald, seit 2 Jahren bei G. Reimer. Dieselbe umfasst gegenwärtig 29 Bände. Sie hält inmitten der divergirenden theoretisch-wissenschaftlichen Bestrebungen das höhere Einigungs-Moment der Wissenschaft und des Lebens, des Gedankens und der That, der Technik und der Administration, fest im Auge und bildete den ersten literarischen Mittelpunkt der bedeutendsten Irrenärzte Deutschlands zur Förderung der psychiatrischen Theorie und Praxis.

Die Zeitschrift erscheint jährlich in 6 Heften, und enthält Original-Arbeiten, literarische Notizen und kleinere Mittheilungen. Preis 4 Thlr. 20 Sgr. jährlich. Höhe der Auflage: 450 Exemplare.

c. Bei verschiedenen andern Verlegern erscheinen:

1. Die allgemeine medicinishe Central-Zeitung, redigirt von Dr. H. Rosenthal.

Unter der Bezeichnung: Berliner medicinische Central-Zeitung vom Neuesten und Wissenswerthen aus der gesammten Heilkunde von Dr. J. Sachs begründet, erscheint die Zeitung seit dem 7. Januar 1832, früher wöchentlich ein Mal, seit Aenderung des Titels zwei Mal.

Die Redaktion der Zeitschrift befindet sich Fehrbelliner Strasse Nr. 96.

Der Abonnements-Preis beträgt 4½ Thaler jährlich; Höhe der Auflage: 500 Exemplare.

2. Annalen des Charité-Kankenhauses und der übrigen Königlichen medicinisch-chirurgischen Lehr- und Kranken-Anstalten zu Berlin.

Im Verlage von Enslin, 1850 zuerst erschienen, brachten die Annalen Original-Aufsätze von dirigirenden Aerzten, Berichte und klinische Mittheilungen.

Der letzte Band (14.) wurde 1868 herausgegeben und ist es sehr zweifelhaft, ob die Zeitschrift, welche zuletzt nur eine Auflage von 200 Exemplaren hatte, weiter fortgesetzt werden wird.

3. Albrecht von Graefe's Archiv für Ophthalmologie, redigirt von F. Arlt, F. C. Donders und Th. Leber, im Verlag von H. Peters, Charlotten-Strasse 54.

Das Archiv war das erste Fachjournal für Augenheilkunde, und wurde von A. von Graefe im Jahre 1854 begründet. Bereits im folgenden Jahre traten Arlt und Donders als Mit-Redakteure zu demselben in nähere Beziehung. Das Archiv, ausgezeichnet durch seine exakte anatomisch-physiologischen und statistischen Untersuchungen, bringt Original-Abhandlungen mit Abbildungen, sowie eine kritische Darstellung sämmtlicher in- und ausländischer Erzeugnisse im Bereiche der Ophthalmiatrik.

4. Pharmaceutische Centralhalle für Deutschland, redigirt von Dr. H. Hager.

Erst im Verlag von Springer, jetzt im Selbstverlag des Herausgebers erscheinend, 1859 begründet, bringt die Centralhalle Original-Aufsätze aus dem Bereiche der Chemie und Pharmacie, technische Notizen, Litteratur und Kritik, Miscellen, amtliche Verordnungen etc.

Die Zeitschrift erscheint wöchentlich in einer Nummer. Preis vierteljährlich 15 Sgr. Höhe der Auflage: 800 Exemplare.

5. Monatsschrift für Ohrenheikunde, herausgegeben von Dr. Joseph Gruber, Dr. Friedrich Eugen Weber, Dr. Voltolini und Dr. N. Rüdinger.
Verlag von Wiegandt u. Hempel, Zimmerstrasse 91.

Die Monatsschrift erscheint monatlich ein Mal 1—1½ Bogen stark, seit 1867 als Beilage der allgemeinen medicinischen Central-Zeitung. Sie soll die Ohrenheilkunde zu einem nutzbaren Gemeingut aller Aerzte machen und bringt Abhandlungen über Pathologie und Therapie des Gehör-Organs mit Abbildungen etc.

Für Abonnenten der Central-Zeitung kostet die Monatsschrift 20 Sgr. jährlich; für Nicht-Abonnenten 2 Thaler.

6. Deutsche militair-ärztliche Zeitung, redigirt vom Oberstabsarzt Dr. Leuthold.
Verlag von Ernst Mittler und Sohn.

Nachdem die im Jahre 1860 begründete Preussische militair-ärztliche Zeitung, welche von Dr. Löffler und Dr. Abel herausgegeben, 2 Mal monatlich im Verlage von Aug. Hirschwald erschien, im Jahre 1863 wieder eingegangen war, wurde die Deutsche militair-ärztliche Zeitung 1872, als Fachorgan für Militair-Hygieine begründet, um den geistigen Verkehr unter den deutschen Militair-Aerzten zu vermitteln. Die Medicinal-Abtheilung des Kriegs-Ministeriums unterstützt das Unternehmen.

Die Zeitung monatlich mit einem Hefte in der Stärke von mindestens 3 Bogen erscheinend, kostet jährlich 4 Thlr., hat eine Auflage von 750 Exemplaren und bringt amtliche Bekanntmachungen, Original-Arbeiten, Referate, Kritiken, soweit sie Beziehung haben auf Militair-Medicinal-Angelegenheiten nicht nur des In- sondern auch des Auslandes.

Medicinal-Industrie.

a. Medicinischer Buchhandel.

Die bedeutendste medicinische Special-Buchhandlung nicht nur in Berlin, sondern in Deutschland überhaupt, ist die im Jahre 1816 von August Hirschwald begründete Buchhandlung, unter den Linden 68, im Besitz von Ferd. Hirschwald und Ed. und Alb. Aber.

Ausser dem Sortiments-Geschäfte, welches ein vollständiges Lager aller neueren Werke der Medicin und der gesammten Naturwissenschaften in deutscher, englischer und französischer Sprache, umfasst, und ausser dem Antiquariate, welches sowohl neuere Werke zu billigen Preisen, wie auch höchst beachtenswerthe ältere Werke der medicinischen Literatur enthält, weist der Verlag die glänzendsten Autoren-Namen auf, wie: Billroth, Busch, Casper, Griesinger, Helfft, Herrmann, Hoppe-Seyler, Klebs, Liebreich, Martin, Niemeyer, Pappenheim, Remack, Romberg, Schweigger, Traube, Virchow, Waldenburg etc.

Besonders in den letzten zwei Decennien hat der Verlag durch die umsichtige und thatkräftige Leitung des jetzigen Chefs Eduard Aber, dessen persönlicher Initiative viele der vorzüglichten Arbeiten ihre Entstehung verdanken, einen ungeahnten Aufschwung genommen.

Auch der Medicinal-Kalender, sowie die im vorigen Capitel sub a besprochenen medicinischen Zeitschriften und Journale erscheinen im Hirschwald'schem Verlage.

Neben der Hirschwald'schen ist noch die Guttmann'sche Buchhandlung zu erwähnen, welche in der Friedrichstrasse No. 97, im Besitz von Otto Enslin, ein sehr reichhaltiges antiquarisches Lager medicinischer und naturwissenschaftlicher Schriften hält, ausserdem das Antiquariat von H. C. Oliven für Medicin und Naturwissenschaft. Louisenstrasse Nr. 45.

Auch die Peiser'sche Sortiments-Buchhandlung, im Besitz von Louis Meyer, Friedrichstrasse No. 142, sowie die Landau'sche Sortiments-Buchhandlung, im Besitz von W. Gibelius, Friedrichstrasse No. 103 halten ein ansehnliches Lager medicinischer und naturwissenschaftlicher Werke.

---

b. Handel mit natürlichem, und Fabrikation von künstlichem Mineralwasser.

Die Anwendung natürlicher und künstlicher Mineralwasser ist in Berlin allgemein beliebt, und in Folge der gegenwärtig mit fast allen Kurorten hergestellten direkten Eisenbahn-Verbindungen sind frische Füllungen der natürlichen Wasser stets zur Hand. Am bedeutendsten ist der Bedarf für Berlin selbst und zur Weiter-Versendung von hier aus, betreffs der Carlsbader, Marienbader und Franzensbader Quellen, folgen demnächst die Mineralwasser von Ems, Weilbach, Salzbrunn, Schwalbach, Homburg, Kissingen und Wildungen.

Die österreichischen Brunnen, ebenso wie Vichy, sind für den Gebrauch in Berlin selbst von geringerer Bedeutung, gangbarer für Schlesien, Polen und Posen. Bitterwasser werden viel verordnet und gebraucht, voran Friedrichshall, dann Saidschitz, Pülna, Mergentheim, Huniady, Ofener etc.

Vorwiegend beherrscht seit einer langen Reihe von Jahren das Geschäft mit natürlichen Mineralwasser die Handlung von J. F. Heyl u. Co., Charlottenstrasse No. 66, welche im Jahre 1872 absetzte: 90,000 Flaschen und Krüge Emser Wasser, 60,000 do. Carlsbader, 40,000 do. Marienbader, 30,000 do. Kissinger, 30,000 do. Eger-Franzensbader, 15,000 do. Wildunger, 8000 do. Pyrmonter, 10,000 do. Schwalbacher, 7000 do. Weilbacher, 6000 do. Homburger, 5000 Adelheids-Quelle etc. Die Handlung versorgte auch zwei während der Sommermonate fleissig besuchte Trink-Anstalten im Kroll'schen Etablissement und im Garten der Wasserfreunde mit etwa 10,000 Krügen und Flaschen der diversen Quellen.

In den Tafel- und diätetischen Mineralwässern, vor allen Selterser, Appolinaris, Fachinger, Biliner etc. ist in Folge des guten künstlichen Selterser- und Soda-Wassers in Berlin kein grosser Consum, doch scheint derselbe in letzter Zeit zuzunehmen, ein Umstand, der in Berücksichtigung der auf die Dauer nicht günstigen Einwirkung des zumeist gebräuchlichen künstlichen Sodawassers vom ärztlichen Standpunkte nur erwünscht sein kann.

Ausser dem Geschäft von Heyl u. Co. besteht hierselbst das Versendungs-Comtoir für natürliche Mineralwasser des Dr. Lehmann, Besitzers der Apotheke „zum weissen Schwan", Spandauerstrasse No. 77. Die Apotheke früher im Besitz der Rose'schen Familie hatte bereits seit Ende vorigen Jahrhunderts dem Umsatz natürlicher Mineralwasser einige Aufmerksamkeit zugewendet, doch erst mit dem Jahre 1865 begann der jetzige Geschäfts-Inhaber sich eingehender dieser Branche zu widmen und derselben von Jahr zu Jahr eine grössere Ausdehnung zu geben.

Die hauptsächlich, ausser am Platze selber, nach Pommern, West-Preussen und Posen abgesetzten Brunnen waren 1872: Ems (nahezu 20,000 Krüge und Flaschen), Carlsbad, Friedrichshall, Marienbad, Salzbrunn, Eger, Kissingen, Wildungen, Pyrmont, Vichy, Schwalbach, Lippspringe, Homburg etc.

Die schon im 17. Jahrhundert wiederholt versuchte Nachbildung der natürlichen Mineralwasser wurde mit Erfolg zuerst durch Dr. Friedrich Adolph Struve 1820 in Dresden und Leipzig ausgeführt. Mit Genialität, Scharfsinn und unermüdlicher Ausdauer, begünstigt durch die in jene Zeit fallenden Fortschritte der analytischen Chemie, verfolgte Struve sein Ziel; errichtete 1823 gemeinschaftlich mit Hofrath Soltmann in der Hollmannstrasse No. 25 hierselbst eine Bereitungs- und Trink-Anstalt für künstliche Mineralwasser; 1825 eine solche in Brighton, bald darauf eine dritte in grossartigstem Massstab in Petersburg, und weitere in Moskau, Warschau, Kiew, Odessa, Riga, Königsberg, Breslau, Hannover und Cöln. Unter allen diesen Etablissements war die Anstalt in Berlin, unter der Firma: Struve u. Soltmann, von Anfang an durch den Umfang des Umsatzes und der Einrichtungen besonders hervorragend, und behauptet dieselbe auch gegenwärtig, im Besitz der

Wittwe F. Soltmann befindlich, noch die erste Stelle unter allen Mineralwasser-Fabriken in Deutschland.

Wenn auch unter den veränderten Verhältnissen der Gegenwart die Herstellung künstlicher Mineralwasser weniger bedeutungsvoll erscheint, als dies früher der Fall war, so bleibt es dennoch als ein unvergängliches Verdienst Struve's bestehen, dass er die Mineralwasser-Bildung in der Natur auf einfache chemische Vorgänge zurückführend, die Balneologie auf eine streng wissenschaftliche Basis zu stellen suchte und dieselbe durch eine grosse Reihe sorgfältig angestellter qualitativer und quantitativer Analysen dauernd bereicherte.

Auch neue, in der Natur nicht vorkommende, sehr glücklich componirte Mineralwasser führte er als neue Heilmittel ein, welche wie das kohlensaure Bitterwasser, das kohlensaure Magnesiawasser, die Natrokrene und das pyrophosphorsaure Eisenwasser sich alsbald eines ausgebreiteten Rufes und anhaltend bedeutenden Verbrauches erfreuten.

Die Menge der von der Fabrik dargestellten medicinischen Wasser beträgt gegenwärtig jährlich noch etwa 500,000 Flaschen; unter diesen nahezu 200,000 Flaschen pyrophosphorsaures Eisenwasser, nächstdem Nachbildungen von Emser, Vichy, Kissinger, Marienbader, Kreuznacher und Eger Brunnen; auch Ingredienzien zu verschiedenen Bädern, Mutterlauge etc. werden in der Fabrik zubereitet. Von künstlichem Bittersalz wurden 1872 mehr als 1000 Centner abgesetzt. An Selterser- und Soda-Wasser zu diätetischem Gebrauch setzte die Fabrik von Struve und Soltmann, obgleich in diesem Geschäfts-Zweige allein in Berlin beinahe 40 grössere und kleinere Fabriken mit derselben concurriren, im Jahre 1872 weit über 1½ Millionen Flaschen ab.

Eine Trink-Anstalt ist nicht mehr, wie früher, mit der Fabrik verbunden.

Die Preise der künstlich nachgebildeten Mineralwasser sind sämmtlich nicht unwesentlich geringer, als die der gleichartigen natürlichen Brunnen; Selterser- und Soda-Wasser liefert die Fabrik in $\frac{1}{2}$, $\frac{1}{3}$, $\frac{1}{6}$ Flaschen zu $2\frac{1}{6}$, $1\frac{1}{3}$ und $1\frac{1}{4}$ Thlr. für 25 Flaschen.

In der Fabrik sind einige 50 Arbeiter beschäftigt, ausserdem 4 Kaufleute und 4 Chemiker. Unter den letzteren befindet sich auch der seit 50 Jahren dem Geschäft angehörige verdienstvolle Chemiker Bauer.

---

c. Die Fabrikation chirurgischer Instrumente, optischer Apparate, Mikroskope etc.

In gleicher Art, wie die Chirurgie mit Begründung der Universität in Berlin sofort einen ganz ausserordentlichen Aufschwung nahm, wie von hier aus sich der Ruf der Deutschen Wundärzte alsbald über die ganze Erde verbreitete, hoben sich auch die industriellen Bestrebungen, welche sich jenem Zweig der Wissenschaft dienstbar erweisen, erlangten Umfang und Bedeutung eines Welthandels und sicherten den Hervorragendsten ihrer Vertreter durch treffliche Arbeiten und zweckmässige Erfindungen einen ehrenvollen Platz in der Geschichte der Wissenschaft selbst.

Unter den zwanzig hierselbst gegenwärtig existirenden Firmen von Bandagisten und Verfertigern chirurgischer Instrumente ist wohl unzweifelhaft die bedeutendste die von H. Windler, Dorotheenstrasse No. 3, welche als eine der ersten selbstständigen Fabriken dieser Art in Berlin, wo zuvor ausschliesslich französische Produkte den Platz behaupteten, Anfangs der 20. Jahre begründet wurde.

Durch die Umsicht und Tüchtigkeit des jetzigen Besitzers entwickelte sich unter dem Einflusse der kriegerischen Ereignisse der Neuzeit das Geschäft schnell auf das Glücklichste, so dass gegenwärtig die Erzeugnisse der Windler'schen Fabrik über die ganze Erde Verbreitung gefunden haben. Die Fabrik, welche mehr als 50 Arbeiter dauernd beschäftigt, liefert nicht allein die zur Ausübung der Chirurgie, sondern überhaupt die zu allen Zweigen der Krankenpflege (Orthopädie etc.) benöthigten Instrumente, Apparate und Utensilien in vorzüglichster Beschaffenheit. Der Export ist namentlich nach Russland ausserordentlich bedeutend, demnächst nach den Niederlanden und Amerika. Alle drei Jahre erscheint im Selbstverlag von H. Windler ein illustrirter Catalog, in welchem neuere Erfindungen des In- und Auslandes mitgetheilt werden.

Neben der genannten sind als die bedeutendsten gleichartigen Berliner Firmen zu nennen: das früher Lutter'sche Geschäft (jetziger Inhaber: Chr. Schmidt), Gr. Friedrichstrasse 105 c; das früher Kittel'sche Geschäft (jetziger Inhaber: J. Thamm) Charitéstrasse No. 4; J. Reim, Luisenstrasse No. 27, 28; F. Goldschmidt, Wilhelmstrasse Nr. 84, letztere vorzüglich für orthopädische Apparate, ferner: C. E. Pfister, Friedrichstrasse No. 215, und F. Treschinsky, Krausenstrasse No. 62, welche sich ausschliesslich mit Anfertigung künstlicher Gliedmassen beschäftigen, sowie H. Hauptner, Charlottenstrasse Nr. 74, welcher besonders thierärztliche Instrumente fertigt. Eine Reihe kleinerer Firmen liefert desgleichen zum grössten Theil tüchtige und lobenswerthe Arbeiten.

Im Anschluss an die Augenheilkunde, für welche zuerst durch Jüngken's, später durch v. Graefe's Einfluss, zumal nach Helmholtz's Erfindung des Augenspiegels, Berlin alsbald die wichtigste Bildungsstätte wurde, entwickelte sich die Fabrikation der optischen Hilfsapparate für ophthalmologische Zwecke, sowie die Herstellung der verschiedenartigen Correktionsgläser, von welchen nunmehr, nicht wie früher, nur sphärische, sondern auch prismatisch und cylindrisch-geschliffene zur Verwendung kamen, während auch der Handel mit den gewöhnlichen Brillen, der zuvor in den Händen roher Empiriker sich befunden hatte, einen wissenschaftlichen Charakter bekam.

Als Hauptvertreter der optischen Industrie in Berlin ist die Firma Paetz u. Flohr, unter den Linden No. 14, im Jahre 1852 begründet, zu nennen. Dieselbe, stets den Fortschritten der Wissenschaft folgend, erlangte schnell eine ganz ausserordentliche Bedeutung, und wie gegenwärtig kaum ein Land existiren dürfte, wohin nicht die Deutsche Augenheilkunde vorgedrungen ist, verbreiteten sich auch überallhin die Produkte der Fabrik von Paetz u. Flohr. Die Fabrik selber befindet sich in dem altberühmten Brillenorte Rathenow und beschäftigt eine bedeutende Anzahl der tüchtigsten Glasschleifer.

Ausser Paetz und Flohr sind an bedeutenden gleichartigen Firmen zu erwähnen: Th. Dörffel, Dorotheenstrasse No. 18; E. Petitpierre, Unter den Linden No. 33; A. Meissner (Geschäfts-Inhaber, J. H. Müller und F. C. Reinecke) Gr. Friedrichstrasse No. 71; C. Lüttig, Poststrasse No. 11; Amuel's Nachfolger W. Teschner, Gr. Friedrichstrasse No. 180, denen sich zahlreiche kleinere Fabrikanten anschliessen, die jedoch ihrem Geschäfte weniger den specifischen Charakter zu wahren wussten.

Speciell für Mikroskopie Spektral-Analyse und Polarisation arbeitet die, 1846 von Pawlowski begründete optische und mechanische Werkstatt von Fr. Schmidt u. Haensch, Neue Schönhauser-Strasse No. 2, die gleichzeitig als Versuchswerkstatt für wissenschaftliche Apparate dient, und aus welcher eine ganze Reihe neuer Instrumente hervorging.

Die Fabrik, die erste und einzige ihrer Art in Deutschland, beschäftigt einige 40 Mechaniker und Glasschleifer; ihre Leistungen sind gleichartig vortreffliche, wie in Bezug der werthvollsten Mikroskope im Preise von 180 Thaler bis herunter zu den kleinsten, im Preise von 12 Thaler, auf welche u. A. auch Virchow's Schrift über die Lehre von den Trichinen Bezug nimmt.

Die allgemein in den Militair-Lazarethen eingeführten Mikroskope (im Preise von 25 Thaler) gingen gleichfalls aus der Fabrik von Schmidt und Haensch hervor.

Am besten geeignet für den Gebrauch des praktischen Arztes erscheint Mikroskop Nr. 8, welches im Preise von 65 Thalern, jedem Zwecke entspricht, und mit allen gebräuchlichen Hilfsapparaten, wie Polarisation etc. zu arbeiten gestattet.

Sämmtliche Neben-Apparate zum Mikroskop, eine grosse Anzahl mikroskopischer Präparate und Test-Objekte, sowie Utensilien zum Präpariren von Objekten, botanische Bestecke etc. werden in der Fabrik gefertigt.

Besondere Aufmerksamkeit ist neuerdings Seitens der Geschäfts-Inhaber, unter der Aegide Carl Vierordt's (cfr. Anwendung des Spektral-Apparats zur Photometrie der Absorptions-Spektren. Tübingen 1873), auf Construktion und Verbesserung der Spektral-Apparate verwendet.

Die Apparate, nach Kirchhoff und Bunsen, Jansen und

Zenker construirt, variiren im Preise von 75—600 Thaler. Auch die Apparate zur Demonstration von Spektralversuchen, Polarisations-Apparate nach Dove, Noerremberg, Soleil-Scheibler etc. namentlich auch nach Hoppe und Seyler für Traubenzucker und Albumin, das Polaristrobometer nach Wild (cfr. Ueber ein neues Polaristrobometer von Professor Dr. H. Wild, Bern 1865) zur Zuckerbestimmung etc. sind aus der Fabrik zu beziehen.

Unter den sonstigen Firmen, welche betreffs Herstellung von Mikroskopen Bedeutung haben, dürfte besonders: H. Schieck, Hallesche Strasse No. 14 zu erwähnen sein. Auch sei noch bemerkt, dass vor 2 Jahren Hartnack, dessen unübertreffliche Leistungen auf diesem Gebiete bekannt sind, nach dem nahegelegenen Potsdam übergesiedelt ist.

Die zur Elektrotherapie nothwendigen magneto-elektrischen und galvanischen Apparate werden, ausser von einzelnen Mechanikern, in grösserem Umfange nur von der Fabrik von Keiser u. Schmidt, Oranienburger-Strasse No. 27 hergestellt. Die Fabrik besteht seit 1854 und beschäftigt in 4 gesonderten Abtheilungen, unter denen eine speciell-medicinische, mehr als 100 Arbeiter.

Eine grosse Zahl neuer und Verbesserungen alter Construktionen ging aus der Fabrik hervor. Von besonderer Wichtigkeit für Aerzte sind die neuen transportablen und stationairen Induktions-Apparate, die in 11 verschiedenen Constructionen, darunter auch eine nach Angabe Hitzig's ausgeführte, in den Preisen von 5—14 Thalern vorhanden sind; desgleichen höchst zweckmässige constante Batterieen, unter diesen eine in Spindenform, welche bei kleinem Volumen kräftige Wirkung, ausreichend zu allen Zwecken der Elektrotherapie, äusserst, billig zu unterhalten ist, und ein Jahr hindurch gleichmässige Kraft, und einen jederzeit in jeder Stärke regulirbaren Strom hervorbringt. Bei richtiger Behandlung bleibt diese Batterie, bei jährlich einmaliger Füllung, 3—10 Jahre hindurch, brauchbar. Die Batterie mit 24 Elementen, Stromwähler, Galvanometer und allen medicinischen Neben-Apparaten kostet 75 Thaler.

Auch galvanokaustische Batterien, mit Besteck und Neben-Apparaten zu 30 Thaler, sowie Rotations-Apparate, im Preise von 10—65 Thaler, gehen in ausgezeichneter Ausführung aus der Fabrik hervor. Desgleichen werden in derselben die zur objektiven Darstellung der Spektral-Analyse mittelst elektrischen Lichtes erforderlichen Apparate verfertigt.

Veränderungen während des Druckes, Berichtigungen und Nachträge.

An die Stelle des kürzlich in den Ruhestand getretenen Direktor der Königlichen Bibliothek, Geh. Regierungs-Rath Fr. Pertz ist interimistisch Professor Lepsius berufen. (cfr. Seite 31)

Am 1. April c. schied der Geh. Reg.-Rath Dr. Esse definitiv aus seinem Amte aus; an seine Stelle traten der Generalarzt Dr. Mehlhausen als ärztlicher Direktor und der Staatsanwalt Spinola als Verwaltungs-Direktor. (cfr. Seite 77.)

Die Curkosten sind in dem Charité-Krankenhause seit 1. Juni c. für somatische Kranke auf 20. Sgr. täglich erhöht; für Geisteskranke aus Berlin betragen dieselben 1 Thaler, für Solche von auswärts 1 Thaler 10 Sgr. (cfr. Seite 78 und 79.)

Der Umbau des pathologischen Instituts, für welchen bereits

90,000 Thaler angewiesen wurden, ist in Angriff genommen; ein Seitenflügel des Neubaues soll bis zum Herbst vollendet sein. (cfr. Seite 53.)

Auf der medicinischen Klinik fungiren als Civil-Assistenten Dr. Ewald und Dr. Hofmann; die Stelle des im März c. verstorbenen ersten Assistenten Dr. Bock ist gegenwärtig noch nicht wieder besetzt. (cfr. Seite 91.)

Dr. Obermeier, zweiter Assistent an der psychiatrischen Klinik ist ausgeschieden, Dr. Samt an seine Stelle getreten. (cfr. S. 106.)

Die Stellung eines dirigirenden Arztes der Abtheilung für kranke Gefangene hat Professor Dr. Virchow niedergelegt. Die Station ist als selbstständige Abtheilung eingegangen: die ärztliche Behandlung auf derselben leitet interimistisch Professor Dr. Lewin. (cfr. Seite 85.)

Durch Allerhöchste Cabinets-Ordre d. d. 6. Febr. ist eine sechsmonatliche Dienstzeit mit der Waffe für Mediciner obligatorisch geworden und durch diese Neuerung die Bürgschaft einer weiteren glücklichen Entwickelung des Militair-Sanitäts-Wesen gegeben. Den im Officiersrange stehenden Aerzten ist der Name: Sanitäts-Officier-Corps beigelegt und ihnen damit das Recht eines Vorgesetzten der Soldaten eingeräumt, was für ihre Autorität und Wirksamkeit von weittragendster Bedeutung ist. (cfr. S. 205 u. 207.)

An die Stelle des am 19. Mai c. verstorbenen Stadt-Polizei-Physikus, Geh. Sanit.-Rath Dr. Hammer ist der Geh. Sanit.-Rath Dr. Koblanck berufen. (cfr. Seite 192, 359, 364.)

Der Geh. Med.-Rath Prof. Dr. Moritz Heinrich Romberg verschied nach langen und schweren Leiden am 16. Juni c. im Alter von 77 Jahren. (cfr. Seite 354.)

Der Geh. Sanit.-Rath C. W. Berend verstarb am 25. Juni c. (cfr. Seite 307.)

Der Königliche Universitäts-Gärtner Heinrich Sauer starb am 27. Juni c. (cfr. Seite 28.)

Anstatt: Dr. Caspar (S. 224, 234) lies: Dr. Casper.

Anstatt: Prof. Hartwig (S. 156 u. 159) lies: Prof. Hertwig.

Anstatt: 12. November 1865 (S. 161) lies: 12. November 1685

Namen- und Sach-Register.

A.

B.

C.

D.

E.

F.

G.

H.

J.

K.

L.

M.

N.

O.

P.

R.

S.

zunächst ein historischer Abriss über die verschiedenen Bestrebungen, das Leben zu verlängern, vom Alterthume bis Mesmer und Cagliostro gegeben, dann das Wesen der Lebenskraft und die Gesetze, nach welchen sie die Lebensdauer bei Pflanzen, Thieren und Menschen im Allgemeinen regelt, dargestellt; im zweiten Theile werden mit speciellem Bezug auf das körperliche, geistige, sociale Leben des Menschen alle diejenigen Momente der Betrachtung unterzogen, die dasselbe sowohl zu verkürzen als zu verlängern im Stande sind. Hier werden in wahrhaft freundlicher, nicht pedantischer Weise Rathschläge ertheilt, die heute ihre Geltung haben, wie zu jeder Zeit. — Steinthal, der langjährige Vorsitzende der Hufeland'schen Gesellschaft, hat in dankbarer Pietät für den Verfasser das Buch einer neuen Durchsicht unterzogen und mit zeitgemässen Anmerkungen versehen."

Der einjährig freiwillige Arzt und der Unter-Arzt in der Königl. Preussischen Armee. Nach amtlichen Quellen und den neuesten Bestimmungen zusammengestellt und bearbeitet von Stabs-Arzt Dr. R. Schäffer. 10 Sgr.

Die Rückgratsverkrümmung und die Heilgymnastik. Von Dr. Ad. Löwenstein. 8 Sgr.

Die Grundzüge der Gesellschaftswissenschaft oder physische, geschlechtliche und natürliche Religion. Eine Darstellung der wahren Ursachen und der Heilung der drei Grundübel der Gesellschaft: der Armuth, der Prostitution und der Ehelosigkeit. Von einem Doctor der Medicin. 25 Sgr.

(Aus einer Besprechung in „Schmidt's Jahrbücher der gesammten Medicin"): Das Motto des Vfs.: „Die Krankheiten der Gesellschaft können ebensowenig als die Krankheiten des Körpers verhindert oder geheilt werden, ohne dass man offen von ihnen spricht" (John Stuart Mill) und die Widmung des Buches „den Armen und Leidenden" sind ausreichend zur Kennzeichnung der Tendenz des Vfs. In der That befleissigt sich derselbe einer Kunst des Geradeheraussagens, einer unumwundenen Parrhesie, wie sie in unserem Zeitalter selten vorkommt und welche, wahrscheinlich in den meisten Kreisen der sogenannten gebildeten Gesellschaft als sehr anstössig, very shoking, wo nicht als cynisch bezeichnet werden wird, obschon sie dies eigentlich nicht ist. Der Vf. nennt eben nur die Dinge mit Namen, welche wir Aerzte unter uns und den Patienten gegenüber auch ohne Schleier besprechen müssen, welche aber von der feinen Gesellschaft nach dem Pariser Sprüchwort „ça se fait, mais ça se ne dit pas" behandelt wird.

Vf. ist dem Titel zufolge und nach seiner eingeweihten Kenntniss des fraglichen Gegenstandes ein prakticirender Arzt, dem Vernehmen nach sogar einer der angeseheneren Aerzte Londons. Er verdient also umsomehr die Aufmerksamkeit seiner Collegen, als dieselben erstens aus dem Titel kaum errathen würden, dass dies ein Buch für Aerzte ist, — und als zweitens nur die ärztlichen Collegen vor der Hand auf einer Bildungsstufe stehen dürften, welche es gestattet, die Ansichten und Bestrebungen des Vfs. vorurtheilslos zu würdigen, die Wahrheit der von ihm zu Grunde gelegten Thatsachen zu prüfen, bez. zu bestätigen, und seine Folgerungen, wie seine Vorschläge wohlerwogen entweder anzuerkennen, oder zurückzuweisen, oder zu beschränken und zu amendiren. Wahrscheinlich wird von verschiedenen ärztlichen Beurtheilern der Eine Dieses, der Andere Jenes, der Dritte das Dritte thun. Und Dieses wird am Besten sein, um die vom Vf. angeregten, jedenfalls äusserst wichtigen socialen Fragen zunächst unter den Leuten, die etwas davon verstehen — d. h. unter den Aerzten — zur Erörterung, Sichtung und Schlichtung zu bringen!

Glaubensbekenntniss eines modernen Naturforschers. 5 Sgr.

„Grosse Bücher empfiehlt man mit Bedenken, mittlere schüchtern, kleine gar nicht", meint Börne. Diesmal hat er Unrecht. Wir empfehlen ein winziges Buch von 31 Seiten mit dem grössten Nachdruck. Wenn müde Referenten sich durch stossweise Drucksachen durchgearbeitet haben und dann noch Lust haben, ein Büchlein einmal, zweimal, immer wieder zu lesen, so ist das gewiss kein kleiner Beweis für den Inhalt. Behandelt dieser aber die Entstehung der Weltkörper, der Erde, der Vegetation und des Menschen nachseiten seiner Vergangenheit und Zukunft, so muss das doch sehr interessant abgefasst sein, wenn sichs spannender wie mancher Roman lesen soll, — und so ist es. Der Titel lautet „Glaubensbekenntniss eines modernen Naturforschers" (Berlin, Elwin Staude, Preis 5 Sgr.), als Autor nennt man (ob mit Recht?) Virchow. Jedem, der nach Wahrheit verlangt in obigen Fragen, und der die Kraft fühlt, sie zu ertragen, wird sein Gemüth von manchem Zweifel durch dieses Schriftchen befreien können. „Valere aude". (Dresdener Nachrichten.)

J. Kant von der Macht des Gemüths durch den blossen Vorsatz seiner krankhaften Gefühle Meister zu sein. Ein Schreiben an Chr. W. Hufeland über dessen Buch: „Die Kunst das menschliche Leben zu verlängern." Herausgegeben von Dr. Joh. Rigler. 7½ Sgr.

Botkin, Dr. S., Prof. in St. Petersburg. Medicinische Klinik in demonstrativen Vorträgen. I. Heft. Zur Diagnostik, Entwickelungsgeschichte und Therapie der Herzkrankheiten. 8. 1867. 1 Thlr.

— — Dasselbe. 2. Heft. Ueber das Fieber im Allgemeinen — Flecktyphus. 8. 1869. 1 Thlr.

Casper's, J. L., Practisches Handbuch der gerichtlichen Medicin. Neu bearbeitet und vermehrt vom Prof. Dr. Liman. 5. Auflage. 2 Bände. gr. 8. 1871. 11 Thlr. 10 Sgr.

Cohnheim, Prof. Dr. **Jul.**, Untersuchungen über die embolischen Processe. gr. 8. Mit einer Tafel in Farbendruck. 1872. 1 Thlr. 10 Sgr.

— — Neue Untersuchungen über die Entzündung. gr. 8. 24 Sgr.

Cohnstein, Dr. **J.**, Lehrbuch der Geburtshülfe für Studirende und Aerzte. gr. 8. Mit 20 Holzschnitten. 1871. 1 Thlr. 25 Sgr.

Erichsen, John E., Practisches Handbuch der Chirurgie. Nach dem Manuscripte der vierten Auflage mit Bewilligung des Verfassers übersetzt von Dr. Oskar Thamhayn, Arzt in Halle. 2 Bde. Lex.-8. Mit 230 Holzschnitten. 1864. 6 Thlr. 20 Sgr.

Esmarch, Geh. Rath Dr. **F.**, Verbandplatz und Feldlazareth. Vorlesungen für angehende Militairärzte etc. 2. Auflage. Mit 7 Tafeln und 48 Holzschnitten. gr. 8. 1871. 1 Thlr. 26 Sgr.

Eulenburg, Dr. **Alb.**, Lehrbuch der functionellen Nervenkrankheiten auf physiologischer Basis. gr. 8. 1871. 4 Thlr. 20 Sgr.

— — Die hypodermatische Injection der Arzneimittel. Nach physiologischen Versuchen und klinischen Erfahrungen bearbeitet. Eine von der Hufeland'schen medicinisch-chirurgischen Gesellschaft gekrönte Preisschrift. Mit 1 lithograph. Tafel. Zweite umgearbeitete und bedeutend vermehrte Auflage. gr. 8. 1867. 2 Thlr.

— — und Dr. **Paul Guttmann**, Die Pathologie des Sympathicus auf physiologischer Grundlage bearbeitet. gr. 8. 1873. 1 Thlr. 10 Sgr.

Feser, Prof. **Joh.**, Lehrbuch der theoretischen und practischen Chemie für Aerzte, Thierärzte und Apotheker. gr. 8. Mit 1 farbigen Spectraltafel und vielen in den Text eingedr. Holzschn. Erste Hälfte. 1872. 2 Thlr. Zweite Hälfte. 1873. 3 Thlr. 20 Sgr.

Friedländer, Dr. **C.**, Untersuchungen über Lungenentzündung. gr. 8. 10 Sgr.

Friedreich, Prof. Dr., Ueber die progressive Muskelatrophie. 4°. Mit 11 lithograph. Tafeln. 7 Thlr. 10 Sgr.

Griesinger's, Wilh., Gesammelte Abhandlungen. Zwei Bände. gr. 8. Mit Tafeln und Holzschnitten. 1872. 6 Thlr. 20 Sgr.

Gurlt, Prof. Dr. **E.** Leitfaden für Operationsübungen am Cadaver und deren Verwerthung beim lebenden Menschen. Zweite Auflage. 8. cart. 1870. 1 Thlr.

— — Handbuch der Lehre von den Knochenbrüchen. Mit zahlreichen in den Text gedruckten Abbildungen. gr. 8. 1862—65. I. Band. 6 Thlr. II. Band. 1 Abth. 2 Thlr. 25 Sgr. II. Band. 2. Abth. 3 Thlr. 20 Sgr.

Guttmann, Docent Dr. **Paul**, Lehrbuch der klinischen Untersuchungsmethoden für die Brust- und Unterleibsorgane mit Einschluss der Laryngoskopie. gr. 8. 1872. 2 Thlr. 15 Sgr.

Helfft's, Dr. **H.**, Handbuch der Balneotherapie. Practischer Leitfaden bei Verordnung der Mineral-Quellen, Molken, Seebäder, klimatischen Kurorte etc. Siebente Auflage, herausgegeben von Geh. Rath Krieger. Mit einer Heilquellen-Karte von Kiepert. gr. 8. 1870. 3 Thlr. 20 Sgr.

Henoch, Prof. Dr. **Ed.**, Klinik der Unterleibs-Krankheiten. Dritte gänzlich umgearbeitete Auflage. gr. 8. 1863. 4 Thlr. 20 Sgr.

— — Beiträge zur Kinderheilkunde. gr. 8. 1861. 1 Thlr. 10 Sgr.

— — Beiträge zur Kinderheilkunde. Neue Folge. gr. 8. 1868. 2 Thlr. 20 Sgr.

Hering, Th., pract. Arzt in Warschau, Histologische und experimentelle Studien über die Tuberkulose. Mit 6 lithograph. Tafeln. gr. 8. 1 Thlr. 20 Sgr.

Herrmann, Prof. Dr. **L.** Grundriss der Physiologie des Menschen. Mit in den Text gedr. Holzschnitten. Vierte Auflage. gr. 8. 1872. 4 Thlr.

Hoffmann, Aug. Wilh., Prof. Dr., Die organische Chemie und die Heilmittellehre. Rede. 8. 1871. 8 Sgr.

Hoppe-Seyler, Prof. Dr. **F.**, Handbuch der physiologisch- und pathologisch-chemischen Analyse, für Aerzte und Studirende. Dritte Auflage. Mit 14 Holzschnitten und 1 Tafel in Farbendruck. gr. 8. 1870. 3 Thlr. 20 Sgr.

Kissel, Med.-Rath Dr. **C.**, Denkwürdigkeiten aus der ärztlichen Praxis. gr. 8. 1872. 5 Thlr. 20 Sgr.

Klebs, Prof. Dr. **E.**, Handbuch der pathologischen Anatomie. gr. 8. Mit Holzschnitten.

1. Lief.: Haut, Gesichtshöhlen, Speiseröhre, Magen. gr. 8. 1868. 1 Thlr. 10 Sgr.
2. Lief.: Darmkanal, Leber. Mit 54 Holzschnitten. gr. 8. 1869. 2 Thlr.
3. Lief.: Pancreas, Nebennieren, Harnapparat. Mit 30 Holzschnitten. gr. 8. 1870. 1 Thlr. 10 Sgr.

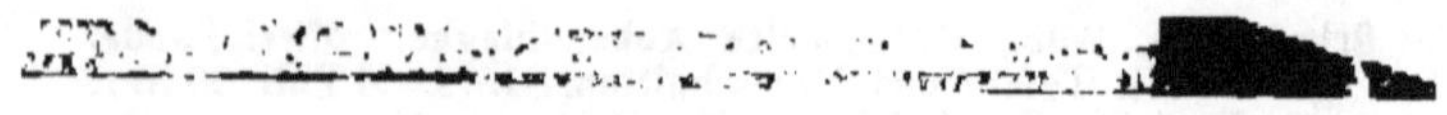

v. Langenbeck, Geh. Rath. Prof. Dr. B., Ueber die Schussfracturen der Gelenke und ihre Behandlung. Rede. 8. 1868. 12 Sgr.

Lewin, Prof. Dr. Georg, Die Behandlung der Syphilis mit subcutaner Sublimat-Injection. Mit 1 lithograph. Tafel. gr. 8. 1869. 1 Thlr. 20 Sgr.

— — Klinik der Krankheiten des Kehlkopfes. 1. Band. Die Inhalations-Therapie in Krankheiten der Respirations-Organe mit besonderer Berücksichtigung der durch das Laryngoscop ermittelten Krankheiten. Mit 25 Holzschnitten. 2. verbesserte Auflage. gr. 8. 1865. 3 Thlr. 10 Sgr.

Liebreich, Dr. Rich., Atlas der Ophthalmoscopie. Darstellung des Augengrundes im gesunden und krankhaften Zustande, enthaltend 12 Tafeln mit 59 Figuren in Farbendruck nach der Natur gemalt und erläutert. Zweite verbesserte Aufl. Fol. 1870. 8 Thlr.

Liman, Prof. Dr. Carl, Zweifelhafte Geisteszustände vor Gericht. Erstattete Gutachten, für Aerzte und Richter bearbeitet. gr. 8. 1868. 2 Thlr. 20 Sgr.

Loeffler, Dr. F., Königl. preuss. Generalarzt. Das Preussische Militair-Sanitätswesen und seine Reform nach der Kriegserfahrung von 1866. Auf Allerhöchste Anregung und mit Benutzung amtlicher Quellen. I. Theil: Die freiwillige Krankenpflege und die Genfer Convention. gr. 8. 1868. 20 Sgr. II. Theil: Der Sanitätsdienst und seine Organisation. gr. 8. 1869. 2 Thlr. 20 Sgr.

Martin, Geh. Rath Prof. Dr. E., Hand-Atlas der Gynäkologie und Geburtshülfe. 71 Tafeln, enthaltend 303 Figuren in Lithographie und Buntdruck. Mit erklär. Text. hoch 4. cart. 1861. 6 Thlr. 20 Sgr.

— — Die Neigungen und Beugungen der Gebärmutter nach vorn und hinten. Klinisch bearbeitet. gr. 8. Zweite Auflage. 1870. 1 Thlr. 20 Sgr.

Meyer, San.-Rath Dr. Mor., Die Electricität in ihrer Anwendung auf practische Medicin. Dritte gänzlich umgearbeitete Auflage. 8. Mit Holzschnitten. 1868. 2 Thlr. 20 Sgr.

Mosler, Prof. Dr., Die Pathologie und Therapie der Leukaemie. Klinisch bearbeitet. gr. 8. 1872. 2 Thlr.

Niemeyer, Prof. Dr. F. v., Lehrbuch der speciellen Pathologie und Therapie, mit besonderer Rücksicht auf Physiologie und pathologische Anatomie. Achte vermehrte und verbesserte Auflage. 2 Bände. Lex.-8. 1871. 10 Thlr.

Nothnagel, Dr. H., Handbuch der Arzneimittellehre. gr. 8. 1870. 4 Thlr. 20 Sgr.

Pappenheim, Dr. L., Reg.- und Med.-Rath. Handbuch der Sanitäts-Polizei. Nach eigenen Untersuchungen. Zweite neu bearbeitete Auflage. gr. 8. 1868—70. Zwei Bände. 8 Thlr. 20 Sgr.

Pehlmann, Dr. O., Die chemisch-mikroskopische Untersuchung des Harns auf seine wichtigsten krankhaften Veränderungen. Zum Gebrauche für praktische Aerzte und Militair-Lazarethe. Zweiter Abdruck. 8. 1870. 8 Sgr.

Quincke, Docent Dr. H., Balneologische Tafeln. Graphische Darstellung der Zusammensetzung und Temperatur der wichtigsten Heilquellen. gr. 8. 11 Tafeln in Buntdruck. 1872. 1 Thlr. 26 Sgr.

Ravoth, Docent Dr. F. W., Compendium der Bandagenlehre. Mit 138 Holzschnitten. Zweite Auflage. gr. 8. 1870. 28 Sgr.

Rigler, Dr. Joh., Bemerkungen über die Freigebung der ärztlichen Praxis. gr. 8. 1872. 8 Sgr.

Rosenstein, Prof. Dr. S., Die Pathologie und Therapie der Nierenkrankheiten. Klinisch bearbeitet. gr. 8. Zweite Auflage. 1870. 3 Thlr. 10 Sgr.

Rosenthal, Prof. Dr. J., Electricitätslehre für Mediciner. Zweite verm. Auflage. Mit 55 Holzschnitten. gr. 8. 1869. 1 Thlr. 15 Sgr.

Roth, Generalarzt Dr. W., und Ober-Stabsarzt Dr. **Lex**, Handbuch der Militair-Gesundheitspflege. gr. 8. I. Band. 1. Liefer. 1872. 2 Thlr. 10 Sgr. 2. Lieferung. 1872. 3 Thlr.

Schweigger, Prof. Dr. C., Handbuch der speciellen Augenheilkunde. 2. Auflage. gr. 8. 1873. 4 Thlr.

Sell, Dr. E., Grundzüge der modernen Chemie. Nach der zweiten Auflage von A. Naquet's principes de chimie. deutsch bearbeitet und herausgegeben. kl. 8. Mit vielen in den Text eingedruckten Holzschnitten. I. Band: Anorganische Chemie. II. Band: Organische Chemie. 1868—70. 5 Thlr.

Simon, Dr. O., Die Localisation der Hautkrankheiten. Histologisch und klinisch bearbeitet. gr. 8. Mit 5 Tafeln. 1 Thlr. 26 Sgr.

Sonnenschein, Prof. Dr. F. L., Handbuch der gerichtlichen Chemie. Nach eigenen Erfahrungen bearbeitet. Mit 6 Tafeln. 8. 1869. 4 Thlr.

Steffen, Dr. A., Klinik der Kinderkrankheiten. 1. Bd. bis II. Bd. 2. Liefg. gr. 8. 1865—70. 7 Thlr.

Tarnowsky, Prof. Dr. B., Vorträge über venerische Krankheiten. (Der Tripper und seine Complicationen.) gr. 8. Mit 7 meist colorirten Tafeln. 1872. 3 Thlr. 10 Sgr.

**

Thomas, Prof. Dr. **T. G.,** Lehrbuch der Frauenkrankheiten. Nach der zweiten Auflage des Originals übersetzt von Dr. M. Jaquet. gr. 8. Mit 225 Holzschnitten. 1873. 4 Thlr. 20 Sgr.

Tobold, Sanitätsrath Dr. **Adalb.,** Lehrbuch der Laryngoskopie und des local-therapeutischen Verfahrens bei Kehlkopfskrankheiten. Zweite erweiterte Auflage. Mit 45 Holzschnitten. gr. 8. 1869. 1 Thlr. 15 Sgr.

— — Die chronischen Kehlkopfskrankheiten mit specieller Rücksicht auf laryngoskopische Diagnostik und locale Therapie. Mit 20 Holzschnitten. 8. 1866. 1 Thlr. 18 Sgr.

Traube, Geh. Med.-Rath Prof. Dr. **L.,** Die Symptome der Krankheiten des Respirations- und Circulations-Apparats. Vorlesungen, gehalten an der Friedr.-Wilh.-Universität zu Berlin. Erste Lieferung. gr. 8. 1867. 1 Thlr. 10 Sgr.

— — Gesammelte Beiträge zur Pathologie und Physiologie. In zwei Bänden. Experimentelle und klinische Untersuchungen. gr. 8. Mit 10 Tafeln. 2 Bände. complet. 1871. 10 Thlr. 20 Sgr.

Virchow, Prof. Dr. **Rudolph,** Die krankhaften Geschwülste. 30 Vorlesungen, gehalten während des Winter-Semesters 1862 bis 1863. I. Bd., II. Bd. und III. Band. 1. Hälfte. Mit 243 Holzschnitten und 2 Titelkupfern. gr. 8. 1863—1867. 14 Thlr. 10 Sgr. (Bd. I. ist vergriffen.)

— — Die Cellularpathologie in ihrer Begründung auf physiologische und pathologische Gewebelehre. Vierte neu bearbeitete und stark vermehrte Auflage. gr. 8. Mit 157 Holzschnitten. 1871. 4 Thlr. 20 Sgr.

— — Reinigung-Entwässerung Berlin's. Generalbericht über die Arbeiten der städtischen gemischten Deputation für die Untersuchung der auf die Kanalisation und Abfuhr bezüglichen Fragen. 8. Mit Tafeln und Tabellen. 1 Thlr. 20 Sgr.

Waldenburg, Prof. Dr. **L.,** Die Tuberculose, die Lungenschwindsucht und Scrofulose. Nach historischen und experimentellen Studien bearbeitet. gr. 8. 1869. 3 Thlr. 20 Sgr.

— — und Dr. **C. E. Simon,** Handbuch der allgemeinen und speciellen Arzneiverordnungslehre. Mit besonderer Berücksichtigung der neuesten Arzneimittel und der neuesten Pharmacopoeen. Achte nach der Pharmacopoea Germanica neu bearbeitete Auflage der Arzneiverordnungslehre von Posner und Simon. gr. 8. (Unter der Presse.)

Weber-Liel, Dr. **F. E.,** Ueber das Wesen und die Heilbarkeit der häufigsten Form progressiver Schwerhörigkeit. 8. Mit 6 Holzschnitten und 4 lithograph. Tafeln. 1 Thlr. 25 Sgr.

Winckel, Prof. Dr. F., die Pathologie und Therapie des Wochenbetts. Ein Handbuch für Studirende und Aerzte. Zweite veränderte Auflage. gr. 8. 1869. 3 Thlr.

Ziemssen, Prof. Dr. H., Die Electricität in der Medicin. Studien. Vierte ganz umgearbeitete Auflage. Erste Hälfte. (Physikalisch-physiologischer Theil.) gr. 8. Mit 53 Holzschnitten und 1 lithogr. Tafel. 1872. 2 Thlr. 10 Sgr.

Journale für 1873

aus dem Verlage von August Hirschwald in Berlin.

Archiv für klinische Chirurgie. Herausgeg. von Geh. Rath Dr. B. v. Langenbeck, redigirt von Prof. Th. Billroth und Prof. E. Gurlt (in zwanglosen Heften). Preis eines Heftes etwa 2 Thlr.

Archiv für Psychiatrie und Nervenkrankheiten. Herausgeg. von den Professoren Gudden, Leyden, Meyer und Westphal (in zwanglosen Heften) à Heft 1½ — 2 Thlr.

Archiv für Gynäkologie. Redigirt von Credé und Spiegelberg. Mit zahlreichen Tafeln. (In zwanglosen Heften). à Heft 1½—2 Thlr.

Berliner klinische Wochenschrift, Organ für practische Aerzte. Mit Berücksichtigung der preuss. Medicinal-Verwaltung und Medicinal-Gesetzgebung nach amtlichen Mittheilungen. Redacteur Prof. Dr. L. Waldenburg (wöchentlich 1½ Bogen in gr. 4.). Preis: vierteljährlich 1 Thlr. 25 Sgr.

Centralblatt für die medicinischen Wissenschaften. Redigirt von Prof. Dr. J. Rosenthal und Dr. H. Senator. (Wöchentlich 1—2 Bogen.) Preis des Jahrg. 5½ Thlr.

Jahresbericht über die Leistungen und Fortschritte in der gesammten Medicin. Unter Mitwirkung zahlreicher Gelehrten herausgeg. von R. Virchow und A. Hirsch. Unter Special-Redaction von Prof. E. Gurlt und Prof. A. Hirsch. Bericht für das Jahr 1872. (Jährlich 2 Bde. in 6 Abth., etwa 160 Bogen in 4.) Preis 12 Thlr. 10 Sgr.

Graevell's Notizen für praktische Aerzte über die neuesten Beobachtungen in der Medicin mit besonderer Berücksichtigung der Krankheitsbehandlung zusammengestellt. Unter Mit-

www.ingramcontent.com/pod-product-compliance
Lightning Source LLC
Chambersburg PA
CBHW021343210326
41599CB00011B/731

* 9 7 8 3 7 4 2 8 0 7 4 7 2 *